Antonino Ferro
Psychoanalyse als Erzählkunst und Therapieform

Das Anliegen der Buchreihe Bibliothek der Psychoanalyse besteht darin, ein Forum der Auseinandersetzung zu schaffen, das der Psychoanalyse als Grundlagenwissenschaft, als Human- und Kulturwissenschaft und als klinische Theorie und Praxis neue Impulse verleiht. Die verschiedenen Strömungen innerhalb der Psychoanalyse sollen zu Wort kommen, und der kritische Dialog mit den Nachbarwissenschaften soll intensiviert werden. Bislang haben sich folgende Themenschwerpunkte herauskristallisiert:

Die Wiederentdeckung lange vergriffener Klassiker der Psychoanalyse – wie beispielsweise der Werke von Otto Fenichel, Karl Abraham, W. R. D. Fairbairn, Sándor Ferenczi und Otto Rank – soll die gemeinsamen Wurzeln der von Zersplitterung bedrohten psychoanalytischen Bewegung stärken. Einen weiteren Baustein psychoanalytischer Identität bildet die Beschäftigung mit dem Werk und der Person Sigmund Freuds und den Diskussionen und Konflikten in der Frühgeschichte der psychoanalytischen Bewegung.

Im Zuge ihrer Etablierung als medizinisch-psychologisches Heilverfahren hat die Psychoanalyse ihre geisteswissenschaftlichen, kulturanalytischen und politischen Ansätze vernachlässigt. Indem der Dialog mit den Nachbarwissenschaften wiederaufgenommen wird, soll das kultur- und gesellschaftskritische Erbe der Psychoanalyse wiederbelebt und weiterentwickelt werden.

Stärker als früher steht die Psychoanalyse in Konkurrenz zu benachbarten Psychotherapieverfahren und der biologischen Psychiatrie. Als das anspruchsvollste unter den psychotherapeutischen Verfahren sollte sich die Psychoanalyse der Überprüfung ihrer Verfahrensweisen und ihrer Therapie-Erfolge durch die empirischen Wissenschaften stellen, aber auch eigene Kriterien und Konzepte zur Erfolgskontrolle entwickeln. In diesen Zusammenhang gehört auch die Wiederaufnahme der Diskussion über den besonderen wissenschaftstheoretischen Status der Psychoanalyse.

Hundert Jahre nach ihrer Schöpfung durch Sigmund Freud sieht sich die Psychoanalyse vor neue Herausforderungen gestellt, die sie nur bewältigen kann, wenn sie sich auf ihr kritisches Potenzial besinnt.

Bibliothek der Psychoanalyse
Herausgegeben von Hans-Jürgen Wirth

Antonino Ferro

Psychoanalyse als Erzählkunst und Therapieform

Aus dem Italienischen von Klaus Laermann

Psychosozial-Verlag

Titel der Originalausgabe: »La psicoanalisi come letteratura e terapia«

Bibliografische Information der Deutschen Nationalbibliothek
Die Deutsche Nationalbibliothek verzeichnet diese Publikation in der Deutschen Nationalbibliografie; detaillierte bibliografische Daten sind im Internet über <http://dnb.d-nb.de> abrufbar.

Deutsche Erstveröffentlichung

E-Mail: info@psychosozial-verlag.de
www.psychosozial-verlag.de

Umschlagabbildung: J.W. Waterhouse:
»Sketch of Circe« c. 1911–14, oil on canvas, 74x109cm (Ausschnitt)
Umschlaggestaltung & Satz: Hanspeter Ludwig, Gießen
www.imaginary-world.net
Printed in Germany
ISBN 978-3-89806-795-9

Meinem Vater,
meinem Analytiker

riverrum, past Eve and
Adam's … brings us …
back to Howth Castle and Environs.
(James Joyce)

Inhalt

Kapitel 1

Narrationen und Deutungen

Der Begriff »Narration«, der in der Psychoanalyse verwendet wird, ist insofern durchaus mehrdeutig, als er einen vorab allzu genau festgelegten oder aber einen zu weiten Bedeutungshof besitzt.

a) Man kann darunter jene *Erzählungen* verstehen, welche die Patienten im Verlauf ihrer Analyse vorbringen, während sie ihren Familienroman oder, wenn man so will, ihre Innenwelt schildern.
b) In symmetrischer Entsprechung hierzu kann man darunter jene Interventionen fassen, in denen der Analytiker eine Erweiterung in das Feld des »Mythos«[1] (Bion 1963) hinein vornimmt, indem er von der Reihe C des Rasters aus etwas Bedeutsames erzählt.
c) Daneben kann dieser Begriff sich auch auf die besondere Qualität jener Deutungen des Analytikers beziehen, die in erster Linie offen und ungesättigt sind. Sie schließen einen Sinn nicht ein, sondern eröffnen die Möglichkeit späterer Erweiterungen (also sogenannter *narrativer Deutungen*, Ferro 1996a).
d) Außerhalb der Therapie kann man unter »Narrationen« jene Erzählungen verstehen, die szenisch besonders wirkungsvoll Werke verwenden, die psychoanalytische Implikationen deutlich werden

1 Um wirksam zu werden, muss eine Deutung Bion (1963) zufolge auf das Feld des »Mythos, des Sinns und der Leidenschaft« ausgreifen.

lassen. Freud unternimmt dies beispielsweise mit der Erzählung vom Sandmann oder mit dem »Motiv der Kästchenwahl«.

e) Schließlich kann man unter diesem Begriff die Konstruktion einer narrativen Wahrheit (Spence 1982) anstelle einer unerkennbaren historischen Wahrheit verstehen.

Meine Verwendung des Begriffs der Narration kann zwar in gewissem Ausmaß und in manchen Bereichen mit den genannten Verwendungsweisen überlappen, doch ich beziehe mich auf eine ganz und gar andere Bedeutung: *Ich verstehe unter Narration jenes Vorgehen des Analytikers während der Therapie, bei dem er ganz und gar dialogisch und ohne besondere, durch Deutungen gesetzte Zäsuren gemeinsam mit dem Patienten »einen Sinn konstruiert«*. Es ist, als würden Analytiker und Patient zusammen ein *Theaterstück* entwerfen, dessen Handlungsstränge sich aufeinander beziehen, sich in ihrer Komplexität steigern und sich entwickeln. Dies geschieht zuweilen in einer Art und Weise, die keiner der beiden an der Narration Beteiligten vorhersehen und für möglich halten konnte. Denn keiner von beiden ist im Besitz einer vorab feststehenden Wahrheit. Bei dieser Vorgehensweise tritt eine *ko-narrative Transformation*[2] oder sogar eine *transformative Ko-Narration* an die Stelle der Deutung (Ferro 1997c).

Es ist für mich eine offene Frage, ob an einem bestimmten Punkt eine von Sinn gesättigte Deutung nützlich ist (Schön 1997). Mein analytisches Über-Ich oder Ichideal sagt mir oft, dass dem so ist. Der »gute Geschmack« und die Achtung vor der Kreativität eines anderen sagen mir dagegen, dass dem nicht so ist; denn eine derartige Entschlüsselung der »wahren Wahrheit« erinnert mich an die Interpretationen jener Kritiker, die behaupten, die wahre Bedeutung eines Kunstwerks zu enthüllen.

Die ko-narrative Transformation und mehr noch die transformative Ko-Narration, die bei einer genuin dialogorientierten Zusammenarbeit von Patient und Analytiker entstehen, sind mithin Kinder des Geistes beider. Sie erzeugen neue und offene Sinnzusammenhänge und setzen

2 Corrao (1991) hat den verschiedenen Arten der Transformation die narrative hinzugefügt.

nicht jene Anteile und Funktionsweisen des Patienten aufs die Spiel, die noch nicht zu voller Rezeptivität und Eigenständigkeit in der Lage sind (Di Chiara 1985, 1992).

In einer bekannten jüdischen Geschichte wird einem Kind aus einer armen Familie unter großen Opfern seiner Eltern der Schulbesuch ermöglicht. Doch nach wenigen Tagen erklärt das Kind ganz entschieden, nicht mehr zur Schule gehen zu wollen. Auf die verwunderte Frage des Vaters, warum es zu dieser Entscheidung gekommen ist, antwortet es: »Weil man mir in der Schule Dinge beibringt, die ich nicht weiß.«

Ich glaube, genau dies ist das Problem, das sich nicht allein durch Rückgriff auf eine Ko-Narration vermeiden lässt, sondern das geradezu vermieden werden muss, weil *in der Analyse niemand vorab im Besitz von Wahrheiten über den Patienten ist* (wir sind im -K, also im Nichtwissen und in der Spalte 2 des Rasters)[3], sondern weil es in der Analyse einen Sinn *(senso)* gibt, der sich nur im Konsens *(con-senso)* entwickeln kann (die Entwicklung von ♀ ♂, von ♀ und von ♂).

Der Status der Charaktere[4] in den Narrationen (wie in den Diskursen insgesamt) reicht von einer äußerst konkreten und sehr genauen historischen Referenzialität (etwa einer psychologistischen Lektüre der Charaktere in Manzonis *I Promessi Sposi*) über die Selbstzentriertheit der Charaktere in den Aspekten und Bestandteilen eines inneren Dialogs (nach Art des *Ulysses* von Joyce) bis hin zur Darstellung komplexer semantischer Zusammenhänge und Transformationen sowie einem sich ständig verändernden offenen Werden des Sinns, wie wir es in dem literarischen Wunder des *Finnegans Wake* von Joyce finden.

In der Ko-Narration »tanzen« Analytiker und Patient auf der Reihe C des Rasters, bis ihnen der Übergang von Reihe C nach Reihe D gelingt, wenn es denn dazu kommt – und so fort.

---

3 -K bezeichnet das Gegenteil authentischen Wissens. Die Spalte 2 des Rasters von Bion ist die der Lügen (auch der deutenden Lügen), die dem Ziel dienen, der von einer Wahrheit ausgelösten Angst auszuweichen.

4 A.d.Ü.: Hier und im Folgenden wird das mehrdeutige italienische *personnagio* der Einheitlichkeit halber nicht als *Figur*, *Person* oder gar *Persönlichkeit*, sondern als *Charakter* wiedergegeben.

Scheinbare Abschweifung zu einem klinischen Modell

Ich verwende den Begriff »Modell« rein provisorisch und validiere ihn mehr oder weniger je nach der Zahl der Probleme, die er mir zu lösen hilft. Besser gesagt, ich betrachte ihn als provisorische und ungesättigte Narration: Ich stelle mir nicht die Frage, ob es Beta-Elemente, eine Alpha-Funktion oder Alpha-Elemente gibt, sondern halte diese Bezeichnungen für eine Art Narration zur Beschreibung eines psychischen Funktionszusammenhangs. Und diese Narration erscheint mir zur Lösung von seelischen und emotionalen Problemen hinreichend nützlich. Ich bin bereit, mich jedes anderen Modells zu bedienen, das sich zu diesem Zweck als tauglich (oder als tauglicher) erweisen mag.

Nach dem Modell von Bion stehen die schwersten Pathologien mit einer unzureichenden (oder fehlenden) Alpha-Funktion und einem Vorherrschen von Beta-Elementen in Verbindung, die unablässig auf unterschiedliche Weise ausgestoßen werden, weil sie keine Möglichkeit einer Transformation finden. Entscheidend ist mithin nicht so sehr die Anhäufung von Beta-Elementen, sondern der Mangel einer Alpha-Funktion. Diese Schädigung entsteht aus dem ganz frühen Scheitern »sozialer« Beziehungen, das keine Introjektion einer Alpha-Funktion erlaubt, der frühesten Grundlage einer wie immer gearteten Form des »Seelischen«.

Nicht immer ist die Störung der Herausbildung einer Alpha-Funktion so total. Es gibt hier vielmehr mögliche Abstufungen. Liegt eine minimal funktionierende Alpha-Funktion vor, können jene *Panikattacken* (Ferro 1996a) auftreten, die ich als »Krakatoa-Syndrom«[5] bezeichnen möchte. Dabei kommt es zu einem unvorhergesehenen Ausbruch von Beta-Elementen, von Protoemotionen, die keinen Abfluss in einer Alpha-Funktion finden, die sie aufzunehmen und zu transformieren in der Lage wäre, und die dann den Geist verheerend überfluten. Solche Patienten brauchen ein ungemein konstantes *Setting*, da jede Veränderung jene

5 Ich beziehe mich hier selbstverständlich auf den Film *Krakatoa. East of Java* von Bernard L. Kowalski (1969), der den furchtbaren Ausbruch dieses zwischen Sumatra und Java gelegenen Vulkans zeigt, bei dem 1883 viele Inseln Indonesiens überschwemmt wurden.

miteinander verklebten und in den Schichten des *Setting* gebundenen Kerne (also Klumpen von Beta-Elementen) aktiviert, die erneut hervortreten und in die Szene hineinbrechen können. Mit größter Aufmerksamkeit reagieren solche Patienten auf jede Änderung im Seelenleben des Analytikers, weil dieses einem halb durchlässigen Damm gegen die miteinander verklebten Kerne entspricht und diese Kerne durch ein System von Schleusen (eine zunehmende Alphabetisierung) in Bausteine des Denkens (die Alpha-Elemente) zu transformieren vermag. Wenn der »Damm« Zeichen gibt, schlecht zu funktionieren, führt dies natürlich zu einer Panik, und es kündigt sich die Möglichkeit einer Überflutung an. Innerpsychisch ist dann eine kaum ausreichende, eben gerade nicht wirksame Alpha-Funktion gegeben, die periodisch durch eine Anhäufung von Beta-Elementen überwältigt wird. Diese Anhäufungen, die auch als »Betalomi« (Barale, Ferro 1992) bezeichnet werden, erscheinen mir wie die gallertartige Masse in dem großartigen Film *The Blob* von Irvin S. Yerworth Jr. aus dem Jahre 1958. In diesem Film beginnt eine gallertartige Masse aus den Resten eines auf die Erde gefallenen Asteroiden in immer größerem Ausmaß alles zu verschlingen. Nichts vermag sie aufzuhalten, bis man entdeckt, dass sie bei Kälte zufrieren kann. Eine unendliche Vielzahl psychoanalytischer Übungen und Lektüren sind im Anschluss an dieses Problem einer »Masse« möglich.

Auf einen ähnlichen Mechanismus, wenn auch von geringerer Reichweite, berufe ich mich bei hypochondrischen Störungen. Bei ihnen fungieren das »Fieber«, der »Tumor« oder der »Infarkt« als narrative Signalgeber für die fortdauernde Gefahr, dass eine kaum ausreichende Alpha-Funktion durch das Auftreten von emotionalen Fieberzuständen, Anhäufungen von Beta-Elementen (Betalomi) oder emotionalen Durchbrüchen überwältigt werden kann. Es ist, als wäre hier wie in dem Film *Jurassic Park*[6] unausgesetzt ein anderes Szenario voller Protoemotionen gegeben, die periodisch in das konkrete Alltagsleben hereinbrechen

6 In diesem Film von Steven Spielberg (1993) geht es darum, dass in einem Vergnügungspark die elektrischen Abwehrvorrichtungen ausgeschaltet wurden, die dessen Sicherheit garantieren sollten. Daraufhin beginnen in dem Park die aus einigen DNA-Fragmenten zu neuem Leben erweckten Dinosaurier alles zu zerstören und zu verschlingen.

könnten. Dann dienen Thermometer, medizinische Untersuchungen, Röntgenaufnahmen und die verschiedensten Nachweise »nur« (aber ist das wenig?) zur Eindämmung und zum Schutz gegen die Nähe und Gefahr jenes anderen emotionalen Szenarios, von dem man fürchtet, es könnte unvorhergesehen in das vertrautere hereinbrechen.

Analoge Erwägungen dürften auch für Zwangssyndrome gelten, bei denen es um eine Verstärkung des Damms geht oder darum, die bedrohliche Anhäufung »unverdauter Fakten« unausgesetzt unter Kontrolle zu halten, sowie für Phobien, bei denen die »unverdauten Fakten« durch die Undurchlässigkeit der »phobischen Schicht«, einer Kultur aus Beta-Elementen, zusammengehalten und gebändigt werden.

Alle Pathologien könnten nach diesem Modell des Geistes beschrieben werden. Nützlich erweist es sich zum einen bei Überlegungen zur Genese einer Störung, zum anderen zur sofortigen Untersuchung eines Beziehungsgeflechts innerhalb der Analyse. Die wird dann zu jenem Ort, an dem sich zum ersten Mal bisher nicht in Erscheinung getretene seelische Tatsachen zeigen können. Und das ist jener anfängliche »Bigbang«, die Initialzündung der Seele, zu der es nur kommen kann, wenn eine Beziehung zu einer anderen Seele vorhanden ist, von der ein Funke überspringt: Die ausgestoßenen Beta-Elemente werden aufgenommen und transformiert zurückerstattet zu Alpha-Elementen, die vor allem durch jene Alpha-Qualität *(alfità)* angereichert sind, welche in der Folge die autonome Zündung einer Alpha-Funktion gestattet (Bion 1962).

Es geht also darum, diese Abfolge sehr früher psychischer Ereignisse in Gang zu setzen. In glücklicheren Fällen kommt es darauf an, jenen unverdauten Fakten »Verdaulichkeit« zu verleihen, die sich mit der Zeit als eine gewisse Menge von Beta-Elementen angehäuft haben. Diese Elemente haben keine Transformierbarkeit erlangt und sind noch nicht zu Alpha-Elementen transformiert worden (Gaburri, Ferro 1988). Damit dies geschehen kann, muss die »Krankheit«, deren Träger der Patient ist, *das Feld infizieren*. Das Feld muss also gewissermaßen die Krankheit des Patienten übernehmen und selbst erkranken. Und da setzt dann eine Transformation des Feldes an, die zu dessen Heilung führt. Ist diese Heilung vollzogen, wird sie vom Patienten in seine Innenwelt introjiziert und in seine Lebensgeschichte reintegriert.

»Aber *ich* mache das nicht ..., denn alles, was *du* gemacht hast, stand geschrieben und musste passieren.« »Nichts stand geschrieben, Shamael, nichts, was nicht bei anderer Gelegenheit neu geschrieben werden muss!«

Zu all diesen Vorgängen kann es nur über Narrationen, also durch jene unausgesetzten narrativen Transformationen kommen, aus denen das Feld der Analyse gewoben ist. So sagt etwa ein Patient: »Ich habe starke Halsschmerzen. Der Arzt sagt mir, dass ich an einer meiner Mandeln seit langem eine schwere Verletzung habe, die erneut vereitert ist. Sie schmerzt, und ich kann nicht richtig schlucken.«

Wenn es sich um einen Patienten mit einer *gesunden Alpha-Funktion* handelt, dessen Analyse bereits weit fortgeschritten ist, könnten wir – möglicherweise – auf einen unserer analytischen Deutungscodes zurückgreifen und ihm eine »andere« Lesart seiner Mitteilung vorschlagen: Es gibt da so etwas wie eine alte Verletzung, die wieder aufgebrochen ist, etwas, von dem er geheilt zu sein glaubte und das nun erneut weh tut. Also spricht er wohl von einem emotionalen Leiden, das sich uns hier mitteilt, indem es ein körperliches Register zieht.

Haben wir es jedoch mit einem Patienten zu tun, dessen Analyse noch am Anfang steht, oder mehr noch, dessen Alpha-Funktion bzw. Apparat zum Denken der Gedanken (PS ↔ D; ♀ ♂) nicht voll entwickelt sind, müssen wir, glaube ich, einen anderen Weg einschlagen. *Wir* müssen uns dann in die Welt seiner Mandeln, seiner alten Wunden und seines Eiters versetzen und einstweilen seine *Narreme* aufgreifen, um die Beta-Elemente des Feldes weniger toxisch erscheinen zu lassen und ihm ein gewisses Maß an Alpha-Qualität *(alfità)* zur Verfügung zu stellen, das er zu introjizieren vermag. Die erste Deutung dagegen, wie »wahr« sie (nach unserem psychoanalytischen Code) auch immer sein mag, setzt sich als -K, insofern sie nur unserem Geist entspringt (Riolo 1989; Vallino 1990, 1991). In einer persekutorischen Urszene rufen wir mit ihr eine unserer Theorien als Verbündete auf und überfordern damit letzten Endes (indem wir auch Eifersucht und Neid erwecken) nicht nur den Apparat zum Denken der Gedanken, sondern auch die unzulängliche Alpha-Funktion des Patienten.

Wir tun, was mir ein Patient nach einer meiner allzu gesättigten und erschöpfenden Deutungen unter Berufung auf eine Szene aus dem Film von Wim Wenders *Der Himmel über Berlin* (1987) erklärte: Nach seiner Darstellung entnehmen in diesem Film Engel mit ihren Federn den Menschen die Substanz und lassen ihnen die Schwere ihrer Materialität. Wir dürfen keine anorektischen Engel sein, die den Patienten ihre »Materialität« und deren Schwere lassen, sondern müssen verstehen, vom »Material« ihrer Narrationen angesteckt zu werden und uns dorthin zu begeben, wohin sie uns führen. Mit der Zeit können wir ihnen beibringen, mit allen Signalen, die der Geist uns durch seine Funktionen und Fehlfunktionen sowie durch tausend Dialekte von sich übermittelt, eben diesen Geist zu denken (De Leon De Bernardi 1988, 1991).

Doch man bringt einem Kind das Radfahren auch nicht dadurch bei, dass man ihm einen gelingenden Ausbruchsversuch des Radrennfahrers Fausto Coppi (1919–1960) aus dem Feld seiner Konkurrenten zeigt. Man muss vielmehr dem Kind eine Hilfestellung bieten, es stützen, auf sein Gleichgewicht achten sowie auf die Schlaglöcher, die Steine und die abschüssigen Strecken, bis es gelernt hat, »sein« Gleichgewicht selbst zu halten.

Erkrankt das Feld nicht an der Krankheit des Patienten, kann all das, was nicht erkrankt, auch nicht geheilt werden. Es bleibt dann gleichsam ein »unverdautes Faktum« des Patienten. Trotzdem glaube ich, dass es immer ein bestimmtes Maß an Undurchlässigkeit des Feldes gibt, das sich direkt proportional zu den unanalysierten/unanalysierbaren Rückständen verhält.

Ein anderes und keineswegs geringfügiges Problem besteht in der möglichen Phobie des Analytikers, an der Grundvoraussetzung des Feldes »selbst zu erkranken«. Er setzt diese Phobie als Kriterium der Analysierbarkeit ein, um jene Patienten von einer Behandlung auszuschließen, an deren Krankheit er nicht erkranken will. Dies kann auch für einzelne Aspekte jener Patienten gelten, die er in Analyse nimmt. Möglicherweise akzeptiert er die Arbeit an ihren neurotischen, nicht aber an ihren psychotischen oder (noch wahrscheinlicher) an ihren autistischen Anteilen.

Doch das wirft eine weitere Frage auf: Gibt es Zeiten, in denen es notwendig wird, durch eine Deutung ganz entschieden und radikal eine Zäsur zu setzen, eine manifeste Mitteilung des Patienten zu verneinen und hinter ihr einen ganz anderen tieferen Sinn aufzudecken? Ich verfahre gelegentlich so, und die Analyse gewinnt dadurch oft neuen Antrieb. Denn selbst wenn dies beim Patienten zu Reaktionen der Wut und der Frustration führt, bringt es Bewegung ins Feld. Diese Vorgehensweise erinnert mich stark an das, was Bleger (1966) über die vom Analytiker herbeigeführten Brüche im *Setting* der Analyse schreibt. Sie sind letzten Endes nützlich und nicht zu vermeiden, können aber gewiss nicht planvoll herbeigeführt werden.

Ich glaube jedoch, dass dies von den emotionalen und seelischen Nöten und Bedürfnissen des Analytikers abhängig ist. Mir gefällt der Gedanke, der Analytiker könnte wie Michelangelo mit einer wirkungsmächtigen Technik des Unvollendeten arbeiten, oder wie ein großer Erzähler, der es verstünde, die *Narreme* und Berichte des Patienten wie des Feldes zum Leben zu erwecken. Er müsste frei sein, sich von der Verankerung in seinem psychoanalytischen Wissen zu lösen, um über die Säulen des Herakles und des analytisch bereits Bekannten hinauszusegeln zu den neuen Welten eines noch nicht Gedachten, aber Denkbaren und zu jenen Gedanken auf der Suche nach einem Denker, die jenseits des Ozeans unseres Geistes auf uns warten.

Der Narzissmus des Analytikers und die Deutung

Auf dem Kongress der EPF [European Psychoanalytical Federation] in Estoril hat Brenman 1977 einen schönen Vortrag über den Narzissmus des Analytikers gehalten. In ihm zeigt er mit bewundernswerter Klarheit, wie der Narzissmus des Analytikers der analytischen Arbeit ins Gehege kommen kann und wie der Patient signalisiert, dass es sich dabei um eine störende Einmischung handelt.

Ich möchte diese Beobachtung unter dem Aspekt der Frage behandeln, ob der Analytiker nicht jedes Mal dann eine narzisstische Haltung einnimmt, wenn er sich ganz entschieden und eindeutig als Interpret dessen präsentiert, was *mit* dem Patienten geschieht (Kancyper 1990; Marinetti 1996). Dieser Aspekt eines »starken Interpreten« der Wahrheit eines Anderen wird bereits in gewissem Umfang abgeschwächt durch die von Willy und Madeleine Beranger (1960, 1961–62, 1964, 1969, 1983, 1988, 1992, 1994) vorgetragenen Konzepte des Feldes. Hier versetzt sich der Analytiker mit seinem zweiten Blick in die Position eines Interpreten, allerdings nur in Bezug auf das, was mit dem analytischen »Paar« geschieht, und zwar immer dann, wenn sich ein entschiedener Widerstand (eine Bastion) bildet.

Ich möchte noch darüber hinausgehen und die These vertreten, dass auch unter dem Gesichtspunkt des Feldes (bei dem die übertriebene Asymmetrie zwischen Analytiker und Patient bereits abgeschwächt erscheint) eine »starke und unmissverständliche« Deutung von Seiten des Analytikers das Erkennen blockieren kann (Di Chiara 1990, 1997). Denn sie bleibt gebunden an die Spalte 2 des Rasters von Bion und damit letztlich im Blick auf sie in -K (Gaburri 1987, 1992).

Ein Analytiker, der sich in die Rolle eines »Dekodierers« der Texte des Patienten versetzt, verfährt wie jenes Kind, das ich schon früher zitiert habe (Ferro 1992). Es sagte mir nach einer vorschnellen und von Sinn gesättigten Übertragungsdeutung: »Ich habe im Fernsehen Wissenschaftler gesehen, die ein Ei in kleine Scheibchen geschnitten haben, um zu sehen, was drin war. Schade, denn sie haben damit das Küken daran gehindert, aus dem Ei zu schlüpfen.«

Verfahren müsste ein Analytiker dagegen ähnlich wie Alda Merini, die in ihrem Werk *Sogno e poesia* den Sinn von Gemälden jeweils durch ein Gedicht erklärt.[7] Dies hindert nicht daran, dass die Analyse *notwendig ein bestimmtes Maß an situativer Asymmetrie* insofern haben muss, als *die Verantwortung für den Fortgang der Analyse und der Therapie* beim Analytiker liegt. Beispielhaft genau umrissen hat dies Di Chiara (1979) in einer Arbeit über den analytischen Status von Patienten.

Eine erweiterte Perspektive

Ich muss an diesem Punkt einen Exkurs einfügen und daran erinnern, dass das Thema der Deutung in der Psychoanalyse (Freud

7 A. d. Ü.: Alda Merini ist eine 1931 geborene italienische Lyrikerin.

1925, 1937; Etchegoyen 1986, 1996; Eizirik 1993, 1996; Kernberg 1993, 1996; Ferro 1995a) nicht unabhängig von dem der »Interpretation« in der Erzählforschung gesehen werden kann, auch wenn es nur eines von deren Unterthemen darstellt, das allerdings absolut einmalige Eigenarten besitzt (Eco 1962, 1995). Im Übrigen ist der Begriff »Interpretation« keineswegs von den Theoretikern der Literaturwissenschaft des 20. Jahrhunderts erfunden worden, sondern wurde im westlichen Denken bereits in den Kontroversen darüber entwickelt, wie der Sinn der Worte Gottes zu ermitteln sei (Collini 1995).

Betrachten wir dagegen nur die neueste Entwicklung, so konzentriert sich hier das Interesse »auf die Natur des Sinns sowie auf die Möglichkeiten und Grenzen der Interpretation« (Eco 1990), und zwar mit wachsender Beachtung der Rolle des Lesers im Prozess einer Hervorbringung des Sinns bis hin zu dessen Dekonstruktion (De Man 1971, 1986; Derrida 1977; Miller 1980; Culler 1982; Arrigoni/Barbieri 1998). Und die autorisiert den Leser, immer weitere Ableitungen von Sinn zu erzeugen bis zu unkontrollierten und entgrenzten Lektüren. In diesen grenzenlos aufgefächerten Verfahren nahm Umberto Eco (1990) hinsichtlich der »Grenzen« möglicher Interpretationen eine grundlegende und bedeutsame Position ein. Denn er verwies darauf, dass es sich bei bestimmten Lektüren um »Überinterpretationen« handelt. Ihm zufolge gibt es eine Dialektik »zwischen den Rechten von Texten und den Rechten ihrer Interpreten«. Eco unterstrich, dass »die Behauptung, ein Text habe buchstäblich keine Grenzen, nicht bedeutet, jeder interpretative Akt könne glücken«. Anders gesagt, zwischen der Intention eines Autors und der eines Interpreten gibt es ihm zufolge die *Intention des Textes*, die es zu ermitteln gilt. Die Kriterien, um die Intention eines Textes festzustellen, werden wie folgt benannt:

a) das Kriterium der Kohärenz (die Feststellung eines *Themas*, die es erlaubt, gleiche und ähnliche Themenstellungen zu ermitteln);
b) das Kriterium der Ökonomie (nicht bis zum Befremden und zur Verwunderung des Lesers Details hervorzuheben, die nicht miteinander zusammenhängen).

Doch kehren wir zurück zur Besonderheit der Deutung in der Psychoanalyse. Ihr Charakteristikum ist, dass sie einem Text gilt und ihn mit bestimmt, der sich seinerseits unablässig danach transformiert, wie sich der Interpret zu ihm verhält. Das ist jedoch nicht immer so gesehen worden. Im strukturalen Ansatz (Arlow 1985) stellte man sich den Analytiker als neutralen Interpreten vor, der einen zunächst vorhandenen und dann verloren gegangenen Text aufdecken und enthüllen sollte. Es genügt hier, auf die Metaphorik der Archäologie oder sogar an die einer »lebenden Archäologie« (Green 1973) zu verweisen. Doch auch bei einem mehr auf die inneren Objekte eines Patienten abgestellten Ansatz glaubt man letztlich an die Möglichkeit einer neutralen Lektüre der inneren Wirklichkeit des Patienten, eben seiner inneren Objekte und seiner Fantasien.

Erst mit den Theorien des Feldes gelangen wir zu einer Ko-Konstruktion und Ko-Determination dessen, was in der Analyse ins Leben tritt. Bereits im Denken der Barangers und sehr viel mehr noch in dem von Corrao (1981, 1986, 1987, 1992), Bezoari, Ferro (1990a, 1990b, 1991a, 1991b, 1992a, 1992b) sowie in der gesamten italienischen Schule, die sich auf das Konzept des Feldes beruft (Chianese 1997), erscheint der Text als Funktion der jeweiligen Interaktionen zwischen Analytiker und Patient sowie des emotionalen Feldes, das sie im analytischen *Setting* ins Leben rufen. Unter diesem Gesichtspunkt betrachte ich das Feld (Baranger und Baranger 1961–62, 1964, 1969; Ferro 1993c, 1994b, 1994d) als Matrix möglicher Geschichten.

Denn es oszilliert ständig zwischen den »negativen Fähigkeiten« des Analytikers (Bion 1970), also seinem permanenten Verharren im Zweifel, im PS (in einem besonderen »PS«, wie Bion klarstellt, das frei ist von den Merkmalen der Persekution), mithin in einer Bereitschaft zur Öffnung auf unendliche Geschichten (oder unendliche Sinngebungen) einerseits und der Option auf eine »ausgewählte Tatsache« andererseits. Diese verkörpert die entschiedene Wahl einer Deutungshypothese, die sich aus einer Emotion ergibt. Und diese Wahl vereinigt, was im PS verstreut war, in einer *Gestalt* [A.d.Ü.: im Original deutsch], welche Schluss macht mit den möglichen Sinngebungen zugunsten des einen dann herrschenden Sinns. Diese Deutungshypothese reorganisiert ganz eindeutig und unter einem gegebenen Vertex[8], was sich im Feld entwickelt hat. Ein solches Verfahren vollzieht sich auf der Reihe D des Rasters, und es zieht Trauer um das nach sich, was nicht ist.

Hier liegt etwas vor, das man in der Erzählforschung als »offenes Kunstwerk« sowie als eine »Narkotisierung« möglicher anderer Geschichten bezeichnet, die erforderlich wird, um sich auf den Fortgang einer einzigen Geschichte einlassen zu können. Vorgeführt wird dies in Diderots (1796) *Jacques le fataliste* (Ferro 1992). Bekanntlich geht es hier um »die Geschichte der Liebe von Jacques zu Denise«, eine Geschichte, die der Diener auf Verlangen seines Herrn gleich zu Anfang des Buches zu erzählen beginnt, ohne sie je zu Ende führen zu können … Jedes Mal wenn er erneut ansetzt, die Geschichte zu erzählen, wird er von einem Ereignis unterbrochen, von einer Abschweifung, um die sein Herr ihn bittet, oder von einem Gesprächsteilnehmer, der das Wort ergreifen will. Nach dem Auftritt einer neuen weiblichen Figur unterbricht der Autor die Erzählung und wendet sich an den Leser:

> »Was könnte aus diesem Abenteuer nicht alles unter meinen Händen werden, wenn ich's mir einfallen ließe, Sie, geneigter Leser, zur Verzweiflung zu bringen! Ich würde dieser Frau Bedeutung leihen; ich würde aus ihr eine Pfarrersnichte aus dem Nachbardorf machen; ich würde die Bauern des Dorfes sich zusammenrotten lassen; ich würde es zu Kämpfen und Liebschaften kommen lassen; denn schließlich war diese Bäuerin unter der Wäsche nicht übel anzuschauen. Jacques und sein Herr hatten es wohl bemerkt; nicht immer bietet sich der Liebe eine so verführerische Gelegenheit. Warum sollte sich Jacques nicht ein zweites Mal verlieben? Warum sollte er nicht ein zweites Mal Rivale, ja bevorzugter Rivale seines Herrn sein? – War er es denn schon einmal? – Immer diese Fragen! Sie wollen also nicht, dass Jacques den Bericht von seiner Liebschaft fortsetzt? Erklären Sie sich, ein für allemal! Wird Ihnen seine Geschichte Vergnügen bereiten oder nicht? Wenn ja, dann setzen wir die Bäuerin wieder auf die Kruppe hinter den Lenker des Rosses, lassen die beiden ziehen und kehren zu unseren Reisenden zurück« (Diderot 1967, S. 7f.).

8 A. d. Ü.: Das italienische *vertice* wird hier zumeist nicht als *Scheitelpunkt* oder *Blickwinkel* übersetzt, sondern in Anlehnung an Bions Sprachgebrauch als *Vertex*.

Mit anderen Worten: der Autor verzichtet auf alle nur möglichen Geschichten *zugunsten der einen Geschichte, die es ihn zu erzählen drängt* und die den Verlust anderer erzählerischer Möglichkeiten mit sich bringt: Trotzdem endet der Roman mit drei möglichen Schlüssen, zwischen denen sich der Leser je nach Geschmack entscheiden kann. Öffnung und Schließung des Sinns müssen mithin gegeneinander unablässig so oszillieren wie PS ↔ D in den Theorien von Bion (1962, 1963, 1965, 1974, 1975, 1980). *Jacques le fataliste* weist folglich einen Weg zwischen der Skylla grenzenloser Öffnung des Sinns und der Charybdis seiner vollkommenen Sättigung, Vorherbestimmtheit und Vorhersehbarkeit.

Eine grenzenlose Öffnung des Sinns würde zu jener Situation führen, die Borges in seiner außerordentlichen Geschichte *Der Garten der Pfade, die sich verzweigen* (1941) beschreibt, die im Leser durch das Fehlen jeglicher Begrenzungen von Beginn Verwirrung und agoraphobe Angst erzeugt:

> »In allen erdichteten Werken entscheidet sich ein Mensch angesichts verschiedener Möglichkeiten für eine und scheidet die anderen aus; im Werk des schier unentwirrbaren Ts'ui Pên entscheidet er sich – gleichzeitig – für alle. Er schafft sich auf diese Weise verschiedenerlei Zukünfte, verschiedenerlei Zeiten, die ebenfalls auswuchern und sich verzweigen [...]. Fang [...] hütet ein Geheimnis, ein Unbekannter klopft an seine Türe: Fang beschließt ihn zu töten. Natürlich gibt es verschiedenerlei Lösungen. Fang kann den Eindringling töten, der Eindringling kann Fang töten, beide können davonkommen, beide können sterben usw. Im Werk von Ts'ui Pên kommen sämtliche Lösungen vor, jede einzelne ist der Ausgangspunkt neuer Verzweigungen.«

Es bilden sich unendliche Zeitreihen, »ein wachsendes, schwindelerregendes Netz auseinander- und zueinanderstrebender und gleichgerichteter Zeiten.« In gewisser Hinsicht leitet uns diese Geschichte zu Übungen an, die wir außerhalb der Therapie anhand des Rasters von Bion machen können, das so unbegrenzt offen und vielfältig einsetzbar ist wie die Übungen eines Musikers außerhalb des Konzerts. Doch die Erzählung von Borges »schließt« an einem bestimmten Punkt: »Dieses Webmuster aus Zeiten, die sich einander nähern, sich verzweigen, sich schneiden oder jahrhundertelang nicht voneinander wissen, umfasst *alle* Möglichkeiten« (Borges 1992a, S. 38 und 40). Man fällt also hier direkt in das spiegelbildliche Gegenteil dessen, was die Erzählung zu verheißen schien, nämlich in die Klaustrophobie des ganz und gar Vorgesehenen. Die liefert Borges ebenso wundervoll in einer anderen Erzählung unter dem Titel *Die Bibliothek von Babel* (1941). In ihr beschreibt er eine totale Bibliothek, deren

> »Regale alle irgend möglichen Kombinationen der über zwanzig orthografischen Zeichen (deren Zahl wenn auch außerordentlich groß, nicht unendlich ist) verzeichnen sowie alles, was sich irgend ausdrücken lässt: in sämtlichen Sprachen [...] den echten Katalog der Bibliothek und Tausende und Abertausende falscher Kataloge, den Nachweis ihrer Falschheit, den Nachweis der Falschheit des echten Katalogs [...] die Einschaltungen jedes Buches in allen Büchern« (Borges 1962, S. 102).

Entweder stecken wir also in dem klaustrophoben und fruchtlosen Zirkel bereits gesättigter Theorien bzw. eines »Schon Freud hat gesagt...« oder wir befinden uns in einem Text, der nur entschlüsselnde Umschreibungen erwartet nach Art der unbewussten Körperfantasie bei Melanie Klein.

Doch kehren wir zurück zum Feld. In ihm sind sowohl »unvorhersehbare Öffnungen« wie » notwendige Schließungen« des Sinns (Bion Talamo 1987; Rocha Barros 1994) nötig. Unter diesem Gesichtspunkt führt die Verkettung »ausgewählter Tatsachen« zur Entwicklungsgeschichte des Paars von Analytiker und Analysand in einem der ihm eigenen Dialekte: dem der Geschichte, dem seiner inneren Welt, dem der Beziehung oder dem des Feldes. Die Grenze möglicher Geschichten (Ferro 1996a) liegt darin, dass sie, so weit es geht, aus der Übertragung (verstanden als Wiederholung und Projektion von Fantasien), aus den Emotionen (oder Protoemotionen) oder den Beta-Elementen des Patienten entstehen sollten. Diese Geschichten sollten in der Richtung $\beta \rightarrow \alpha$ verlaufen und mithin nicht dazu dienen, Theorien des Analytikers zu bestätigen.

Ich greife im Folgenden aus meinen früheren Arbeiten einiges auf, was mir die Besonderheiten des so verstandenen Feldes darzustellen scheint.

Unbeständigkeit des Feldes

Abgesehen davon, dass das Feld durch schweres Leiden bestimmt wird, ist es dadurch charakterisiert, dass es sich unablässig verändert; denn es wird durchkreuzt (und konstituiert) von emotionalen Kraftlinien, Turbulenzen und Protoemotionen *in statu nascendi*, die dem Paar aus Analysand und Analytiker eigen sind. Diese Kräfte werden mit der fortschreitenden Bildung von Alphaelementen unausgesetzt in wechselnde Narrationen transformiert. Es gibt einen Roman von Ermanno Cavazzoni mit dem Titel *Il poema dei lunatici* (1990) (dt. *Gesang der Mondköpfe*, Berlin: Wagenbach 1996), auf den sich Fellini in seinem Film *La voce della luna* (dt. *Die Stimme des Mondes*) bezieht. Erzählt wird in ihm, wie ein Präfekt einen Geografen beauftragt, seine Provinz kartografisch zu erfassen. Der Geograf versucht dies, doch die Wirklichkeit der Provinz verändert sich faktisch unablässig. Nachdem er immer leicht korrigierbare und übereinander zu legende Karten, schließlich sogar aus Seidenpapier, verfertigt hat, gelangt er letztlich zu dem Schluss, dass es schön wäre, einen Atlas aus Wasser zu haben. Dann könnten die Grenzen der Regionen hin und her wogen und verfließen, wie sie dies in Wirklichkeit tun. Er sucht, den Präfekten folgendermaßen zu überreden:

> »›Wenn sich dann im Atlas Strömungen bilden, dann verbreitet sich die Druckerschwärze und franst aus wie die Wolken, wenn der Wind geht. Und wenn wir in das Wasser Wörter und Farben drucken, um die Berge und die Wiesen anzugeben, wo die eingeborenen Stämme weiden, und wenn wir eine Schraffierung oder Lavierung hineindrucken, um die nebeligen Täler anzugeben [...] dann geschieht es durch die Natur des Wassers, dass dieses Zeichengeflecht schön langsam verwässert und Schatten oder Äderungen bildet oder auch einen Regenbogen, der leuchtet und den man mit großem Wohlgefallen anschaut.‹ [Er] hatte so inspiriert gesprochen. Dass der Präfekt beim Zuhören mit den Augen der Einbildungskraft die gedruckten Linien und die Buchstaben in diesem flüssigen Atlas schwimmen, sich auflösen und wieder zusammenfügen sah, sodass eine Geografie vorgegaukelt wurde, die vor dem Blick vergeht und sich wie schillernder Stoff oder wie der Himmel im März immer wieder anders färbt« (Cavazzoni 1996, S. 162f.).

Das Feld stimmt also mit der Narration überein, die aus ihm gebildet wird (Rocha Barros 1992) und die bereits in dem Augenblick überwunden wird, in dem sie zur Vollendung gelangt. Sie wird überwunden, weil unablässig neue Personen und emotionale Kräfte »auf der Suche nach einem Autor« sind (Ferro 1993d) oder weil es, wie die Barangers schreiben, ein unausgesetztes Oszillieren gibt zwischen der Errichtung von Bastionen und ihrer Auflösung durch den »zweiten Blick des Analytikers«.

Entstrukturierung vorausgegangener Konfigurationen

Der Augenblick, in dem das Feld sich konstituiert, fällt zusammen mit der Entstrukturierung der Identitäten und emotionalen Kraftlinien eines jeden, der das Feld konstituiert. Die *Gestalt* [A.d.Ü.: im Original deutsch], die dabei Form gewinnt, ist etwas absolut Neues und nur nachträglich zu Beschreibendes (Ferro 1994a).

Es gibt eine wunderschöne Geschichte von Woody Allen, die mit ungewöhnlicher Einlässlichkeit jene narrative Dekonstruktion einer Textordnung zeigt, die einem Treffen vorausgegangen ist. Es handelt sich um die von mir bereits mehrfach zitierte Geschichte *The Kugelmass Episode* (Ferro 1992, 1996a).

Das Oszillieren zwischen den unbegrenzten Öffnungen des Sinns und den Grenzen im Entwurf möglicher Welten

Das Feld wird zu einer Matrix, in der sich unbegrenzt viele Geschichten und eine unendliche Vielzahl möglicher Verlaufsformen entwickeln können, die in der Interaktion seiner Variablen Gestalt gewinnen (Ferro 1995d, 1995e). Immer vorausgesetzt, dass es sich bei diesen Variablen um transformative Ereignisse ($\beta \rightarrow \alpha$) handelt und dass die Transformation von den Protoemotionen des Patienten ausgeht, die darauf warten, denkbar zu werden. Vorausgesetzt wird hier also auch, dass die Geschichten nicht zur Bestätigung der Theorien des Analytikers dienen, sondern zur narrativen Transformation der Beta-Elemente des Feldes in Übereinstimmung mit der Geschichte und der Innenwelt des Patienten.

Zwei Erzählungen sollen dies veranschaulichen: Bei der einen handelt es sich um den Film von Maurizio Nichetti *Stefano Quantestorie*, auf den ich bereits mehrfach verwiesen habe (Ferro 1996a) und auf den ich hier noch einmal kurz eingehen möchte. Stefano, der Protagonist des Films, durchlebt eine ganze Reihe möglicher Formen seiner Existenz je nach der emotionalen Tönung, die in der Beziehung zu seinen Eltern jeweils vorherrschend ist. Wenn seine Mutter in einer bestimmten Situation besonders ängstlich gewesen wäre, hätte Stefanos Leben eine andere Wendung genommen (die dann auch erzählt wird), und wenn bei einer anderen Gelegenheit sein Vater weniger präsent gewesen wäre, dann wäre Stefano … und so weiter, bis zur Erzählung unterschiedlicher möglicher Lebensentwicklungen von Stefano, die sich alle aus den unterschiedlichen Tönungen bei einem affektiven Zusammentreffen herleiten. Vorausgesetzt wird hier jeweils nur, dass es sich stets um eine Geschichte handelt, die sich auf das Feld bezieht.

Dies ist nicht mehr der Fall in einer berühmten, von Petrella (1981) zitierten Zeichnung (Abb. 1).

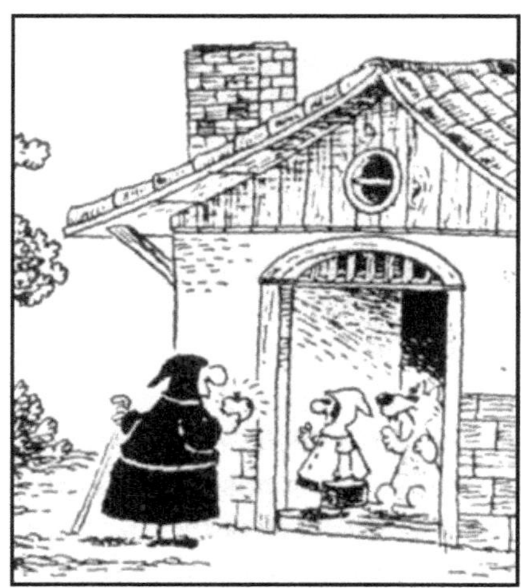

Abb. 1: Die Hexe aus Schneewittchen bei Rotkäppchen und dem Wolf

In dieser grandios inszenierten Geschichte steht die Hexe aus Schneewittchen, in der Hand den vergifteten Apfel, vor der Tür von Rotkäppchen und dem Wolf, und ihr wird gesagt: »Es tut mir leid, meine Dame, aber Sie haben sich im Märchen geirrt.« Hier wird eine Grenze der Abweichung zu möglichen Welten insofern markiert (Bonasia 1994; Bonaminio 1996), als diese Zeichnung eine narrative Inkohärenz unterstreicht. Die Barangers und Mom (1988) verweisen darauf, dass »wir als

Analytiker niemandem eine Geschichte vorschlagen können, die nicht die seine ist.«

Ungesättigtheit

Das Konzept des Feldes erweitert das »enge« Konzept der Beziehung mit sehr weitreichenden Folgen; denn es gestattet uns, »emotionale Fakten« und »Protoemotionen« als im Behandlungsraum anwesend aufzufassen, bevor sie in der therapeutischen Beziehung zutage treten. Dies geschieht in einem Übergangsbereich, in dem Szenen und Personen leben und Gestalt gewinnen können, die sonst in einer vorschnellen Beziehungserklärung eingesperrt blieben. Aus dieser Perspektive erscheint die Beziehung als eine Funktion des Feldes (Lussana 1991; Bléandonu 1998).

Ich erinnere mich an einen Patienten, der mir nach einer gesättigten Übertragungsdeutung, die eine weitere Kommunikation abblockte, sagte: »Ich habe gesehen, wie Medizinmänner mit bloßen Händen eine Antilope zerrissen, um die Eingeweide des Tieres zu betrachten und daraus etwas wahrsagen zu können. In keiner Weise schienen sie in Betracht zu ziehen, dass sie ein Lebewesen töteten.«

Transformationen

Da es bei dem Feld mehr auf die *Transformationen* in einer Sitzung, also auf eine durchgängige Produktion und Konstruktion von Sinn ankommt als auf *Deutungen*, die auf eine Entschlüsselung von Bedeutungen zielen, kann das Feld aufgefasst werden *nicht* als etwas, das unablässig Erklärungen im *hic et nunc* erfordert, sondern als jenes *»Medium«*, das transformative und narrative Vorgehensweisen, kleine aufeinander folgende Einsichten gestattet, die nicht gedeutet werden müssen, sondern spätere Änderungen vorwegnehmen. In dem Maße, in dem das Feld nach und nach erkundet wird, erweitert es sich unablässig (Bion 1970) und wird zur Matrix möglicher Geschichten, von denen viele »auf Lager« gehalten bleiben und darauf warten, sich später entwickeln zu können (Borgogno 1994a, 1994b).

Das erfordert eine unausgesetzte Rücksichtnahme auf die Aufnahmefähigkeit des Patienten. Es gilt, seine Alpha-Funktion und seinen »Apparat zum Denken der Gedanken« (PS ↔ D; ♀ ♂) nicht über das ihm erträgliche Maß hinaus aufs Spiel zu setzen; denn damit würde nur eine Verfolgung in Gang gesetzt, die sich sofort im Text einer Sitzung bemerkbar machen würde. Nein, der Patient wird nicht »ausgeforscht«, sondern er ist wirklich der »beste Kollege« (Bion 1978, 1983, 1997), denn mit ihm lassen sich unvorhersehbare Wegstrecken entwerfen. Auch das, was nicht unmittelbar gedeutet wird, »bleibt erhalten« als Faden und Textur des Feldes (Robutti 1992a, 1992b).

Die Charaktere

Die Charaktere in einer analytischen Sitzung haben einen unterschiedlichen Status je nachdem, welche Modelle ihnen zugrunde gelegt werden: Er reicht von Personen im lebensgeschichtlich-referenziellen Sinn zu Charakteren als inneren Objekten, also den Bürgern der Innenwelt eines Patienten, bis hin zu Personen, die als »Namen« aufgefasst werden, die eine bestimmte Qualität im Funktionszusammenhang von Analytiker und Patient an einem Ort des Feldes bezeichnen (Ferro 1992, 1996a, 1996g; Bezoari/Ferro 1990a, 1991b, 1992b). Dieses Thema wird ausführlich in Kapitel 7 behandelt.

Das erste Treffen nach den Sommerferien bietet Gelegenheit, über den »Apparat zum Denken der Gedanken« (Bion 1962) sowie über die Art nachzudenken, in der die Mitteilungen »im« Feld aufzufassen sind. Diese *erste* Sitzung nach der Rückkehr aus den Ferien halte ich für besonders wichtig, und zwar nicht nur wegen des Berichts darüber, was in den Ferien erlebt wurde, sondern vor allem, um die »Keime« und »Samen« kennenzulernen, die später im Feld sprießen können.

Rosa erzählt mir bei der Rückkehr aus den Ferien, wie es ihr »trotz überaus vieler Punkte«, die sie gesammelt hat, nicht gelungen ist, nach Pavia versetzt zu werden ... wie sie während einer langen Reise, auf der »das

Heidekraut, also die Erika blühte«, abends ein Problem mit dem *Bettchen* hatte, weil sie zu dritt waren und in ihrem Doppelzimmer ein zusätzliches *Bettchen* aufgestellt werden musste ... dann erzählt sie mir von den Grotten von Castellana ... von dem Motorradunfall eines Freundes ... von dem überaus schmerzlichen Verlust für die Ehefrau, der es jedoch wie allen Witwen gelingen werde, sich damit abzufinden und andere Beziehungen einzugehen, sowie von dem Schmerz der Mutter, die von ihrem Sohn gepflegt worden war ... dann spricht sie von einer trockenen und teilnahmslosen Person, die alle Gefühle verleugnet ... und schließlich von einer lebhaften und engen Beziehung zu einer Freundin und deren Tochter ...

Diese Vorgaben möglicher Narrationen zu deuten würde, so glaube ich, ihre Entwicklung beeinträchtigen ... die Keime und Samen sind da ... doch sie müssen erst reifen: das Thema der »vielen Punkte« und mithin der tiefen Verletzungen, das Thema dessen, was wie die Sehnsucht auch in der Ferne blüht, das Problem des (analytischen) *Bettchens*, das Thema der Tiefe (die Grotten), das Thema des Verlusts und der verschiedenen Arten, mit ihm fertig zu werden ... sowie das Thema der Qualität des Bodens: trocken oder fruchtbar ...

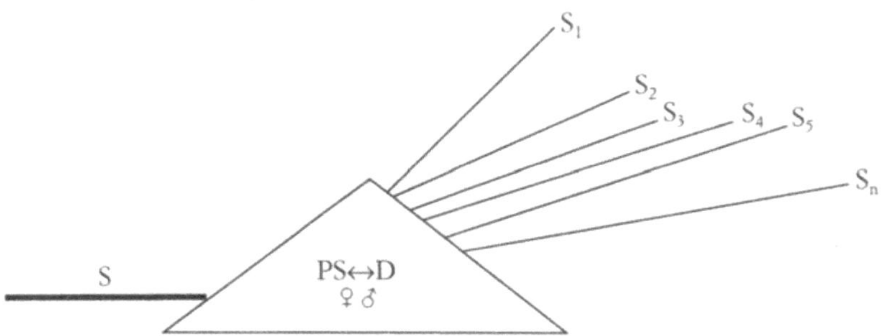

Abb. 2: Spektrum der Erzählbarkeit des emotionalen Erlebens

Dies alles lässt sich grafisch folgendermaßen darstellen (Abb. 2): Wenn S das Feld insgesamt ist, sind S1 – Sn das Spektrum seiner Narrationen und erneuten Narrationen gebrochen durch das Prisma PS ↔ D/♀ ♂ (Apparat zum Denken der Gedanken); d.h., die Trennung wird in ihren konstitutiven Linien nacherzählt.

S = S1 + S2 + S3 + … Sn stellt die Funktion des Apparats zum Denken der Gedanken dar, der von der Alpha-Funktion, welche Bilder erzeugt, radikal zu unterscheiden ist. Die Alpha-Funktion hat im vorliegenden Fall gut funktioniert und diese Bilder angemessen bereitgestellt.

Kapitel 2

Erzählen wir uns Geschichten, um uns (vielleicht) Wahrheiten zu sagen

Ich möchte nun einige klinische Beispiele vorstellen, um zu zeigen, wie sich im Laufe einer Sitzung eine gemeinsame Erzählung entwickelt und Gestalt gewinnt, die notwendig aus den emotionalen Genomen von Patient und Analytiker hervorgeht und die mithin das legitime Kind beider ist. Daher erzählt dieses Kapitel in Bildern, was im vorigen eher begrifflich dargestellt wurde.

Marcella

Eine junge Frau in Analyse, eine brillante Mathematikerin, hat lange ein zweidimensionales und flaches Arbeitsleben gelebt. Mit ungemein ausführlichen Aufzählungen von Theoremen und Gleichungen, die sich auf ihrem Schreibtisch anhäufen, hat sie einen Abwehrwall gegen jede Art von Kontakt konstruiert.

Ich entwickle sofort die Fantasie, einen jener großen Tintenfische vor mir zu haben, die einen Tintenstrahl ausstoßen, sobald sie sich gefährdet fühlen. Jeder Versuch einer Annäherung oder einer noch so vorsichtigen Deutung lässt derlei »Tintenausstöße« verstärkt auftreten. Ich habe den Eindruck, mich in ihrem Fall nur auf meine Geduld verlassen zu können. Meine Vorsicht und Behutsamkeit werden belohnt.

Nach und nach erscheinen an unserem »Arbeitsplatz« auch »emotionale Bindungen« neben denen, die Marcella als »offizielle Beziehungen« bezeichnet. Diese lang dauernde Phase der Analyse habe ich bereits andernorts dargestellt (Ferro 1996a).

Während einer Sitzung, in der es mir gelingt, zur Schaffung eines *guten und wenig persekutorischen Klimas* beizutragen, tauchen zum ersten Mal »Erinnerungen an ihre Kindheit« auf. Unter ihnen ist die – von der die Patientin nicht weiß, ob sie sie erinnert oder ob sie ihr von der Mutter erzählt wurde – an ein Laufställchen in einem langen Hausflur, an dem sich drei Zimmer befinden. (Überflüssig zu erwähnen, dass Marcella drei Sitzungen pro Woche hat.) Mit diesem Laufställchen bewegt sie sich mit wachsender Geschwindigkeit den Flur entlang, bis sie an dessen Ende mit voller Wucht gegen ein Waschbecken im Badezimmer schlägt. Damit endet die Sitzung, und ich bin zufrieden, dass nun Material aus dieser tieferen und sehr persönlichen Schicht zutage getreten ist.

Während der zehn Minuten[9], die in meinem *Setting* gewöhnlich die Sitzung mit einem Patienten von der mit dem nächsten trennen, befällt mich ein unerwarteter und überaus heftiger Kopfschmerz. Ich frage mich, welche Ursache er wohl hat, da solche Schmerzen bei mir ganz und gar ungewöhnlich sind. Ich mache mir Sorgen wegen der folgenden Therapiestunde. Denn wie soll ich mit der »neuen Patientin« arbeiten können? Ich spüre, dass dies etwas mit Marcella zu tun hat: Plötzlich begreife ich *meinen Kopfschmerz*, die Sorge um die folgende Stunde und die »neue Patientin«. Es ist eine Veränderung eingetreten, die nichts zu tun hat mit meiner Identifizierung mit der Patientin, sondern damit, dass an einem bestimmten Ort im Feld eine starke Emotion keimt, besser noch ein seelischer Schmerz, ein psychisches Leiden, das deutlich einen Sprung im seelischen Wachstum erkennen lässt. Von ihm ist im Feld nur der Vorläufer zu sehen. Sobald aber etwas im Feld Leben gewinnt,

9 Ich halte die zehnminütige Unterbrechung zwischen der Sitzung mit einem Patienten und der mit dem nächsten für unerlässlich. Sie ist wie eine Druckminderungskammer, die es erlaubt, aus einer Geschichte auszusteigen, um bereit zu sein, in die folgende einzutreten und die Vermischung zwischen beiden auf ein Minimum zu reduzieren.

dauert es nicht lange, bis es auch vom Patienten dauerhaft übernommen werden kann.

Ich habe eingangs davon gesprochen, dass ich zu einem guten Klima beigetragen hatte. Was habe ich damit gemeint? Ein falsches Einverständnis meinerseits? Die Vorspiegelung, es sei nichts Besonderes im Gange? Ganz und gar nicht. Ebenso wenig geht es mir um »wohltemperierte und angemessen distanzierte Deutungen« (Meltzer 1976). Es kommt meiner Auffassung nach darauf an, die Toleranzschwelle des Patienten zu respektieren oder besser die seines Apparats zum Denken der Gedanken bzw. seines Apparats zur Erzeugung von Gedanken (also der Alpha-Funktion); denn es ist anzunehmen, dass Verfolgungsgefühle während einer Sitzung im Wesentlichen ein Zeichen exzessiver Belastung sind. Und zwar in dem Sinn, dass die Alpha-Funktion und ♀ ♂ sowie PS ↔ D *anzeigen*, wenn sie übermäßiger Belastung ausgesetzt sind. Wird dies Signal nicht wahrgenommen, werden die »Gedanken« (oder Beta-Elemente) wie Beta-Elemente ausgestoßen. An ihre Stelle treten dann traumähnliche Photogramme des Wachzustands, ein Ausagieren, ein Verhalten entsprechend den Grundannahmen, psychosomatische Manifestationen im Körper des Patienten oder im *Setting* (Zuspätkommen, verpasste Sitzungen). In der soeben berichteten Sitzung erscheint der »Schmerz« als Antwort auf die »Zäsur« des Wochenendes sowie auf die »Zäsur« meiner Sommerferien, die ich Marcella mitgeteilt hatte.

Einige Sitzungen später kommt Marcella mit einer Verspätung von ungefähr fünfzehn Minuten zur Analyse. Das ist bei ihr, obwohl sie aus einer anderen Stadt anreist, ganz und gar ungewöhnlich. Sie erzählt, die Verspätung sei darauf zurückzuführen, dass der *Zugführer* bemerkt hatte, dass ein Drogenabhängiger den Zug bestiegen und sich auf einer Toilette eingeschlossen hatte. Er hatte daraufhin alles unternommen, um ihn zum Verlassen des Zuges zu bewegen. Das war ihm gelungen, doch da der Junge den Zug erneut bestiegen hatte, ließ er die Türen aller Waggons schließen, um ihn dann noch einmal dazu zu bringen, auszusteigen. Der ganze Vorgang hatte genau fünfzehn Minuten gedauert.

Hier wäre eine schulmäßige Deutung möglich gewesen, und sie erschien mir nicht schwierig. Doch ich hatte das Gefühl, sie wäre zu sehr nur von mir ausgegangen (-K!)[10] und hätte in der Patientin keinen Raum gefunden oder zu keiner Einsicht, vielleicht sogar zu Verfolgungsgefühlen und einem Kontaktverlust geführt (»ein Teil von Ihnen hat genau kontrolliert, dass Sie nicht zur Sitzung kommen ... denn Sie verspüren ein extremes Bedürfnis nach der Analyse ...«). Ich mache also einige neutrale Bemerkungen über diesen Umstand ... frage sie, wie sie ihn erlebt hat – und das setzt bei ihr wieder die Erzählung ihrer »Kindheitserinnerungen« in Gang. Sie spricht von der Arbeit ihres Vaters, der bei der Eisenbahn tätig war (also als *Ferro-viere* arbeitete, worin dann auch mein Name steckt). Es kommt ihr ein vertrautes Wortfeld in den Sinn. Sie erwähnt, dass Eisenbahner für Verspätungen, die sie selbst zu verantworten hatten, finanziell gerade stehen mussten ... dass es zu großen Problemen kam, wenn *jemand sich vor den Zug warf, um sich umzubringen* ... Schließlich sprach sie von den Berufsrisiken anderer, etwa eines befreundeten Physiotherapeuten, der von einem Patienten heftig angegriffen wurde. Sie fährt in ihrer Erzählung fort ... bis ich sie am Ende frage: »Besteht da nicht ein Zusammenhang zwischen diesen so dramatischen Geschichten ... den Selbstmorden ... den versuchten Morden ... dem Drogenabhängigen und der Tatsache, dass ich Ihnen beim letzten Mal die Ferientermine genannt habe?« Marcella lacht erleichtert und sagt (zu meiner Überraschung): »Wenn dies hier nicht mehr nur eine offizielle Beziehung, sondern auch eine emotionale ist ... dann kommt es auch zu heftigen Emotionen, und die sind nicht immer zu kontrollieren ...«

»Das liefe dann«, so sage ich ihr, »darauf hinaus, dass der Zugführer keine Verspätung mehr verursachen würde bei seinem Versuch, das Ineinander von Verzweiflung und Wut zu stoppen, das Sie mit dem Drogenabhängigen benennen.« Ich mache keinen Unterschied zwischen den Mitteilungen eines Patienten, also zwischen Träumen, kindlichen Erinnerungen, Anekdoten etc., sondern suche nur, mit dem Alpha-Element oder mit einer narrativen Sequenz von Alpha-Elementen bzw. mit narrativen Derivaten des Alpha-Elements in Kontakt zu treten.

10 Ich erinnere mich, dass Riolo (1989) darauf bestand, ein Gedanke, der während einer Sitzung nur dem Kopf eines der Beteiligten entspringe, sei auf jeden Fall verlogen und unwahr (-K).

Der Patient wählt für uns unablässig narrative Derivate von Alpha-Elementen aus, um uns auf das emotionale Piktogramm des Feldes oder auf dessen emotionale piktogrammatische Kette und ihre Bedeutung hinzuweisen. Ein Alpha-Element ist nichts anderes als die bildhafte Synthese dessen, was mit dem Patienten im gegebenen Raum-Zeit-Zusammenhang des Feldes emotional und relational vor sich geht. Es erscheint wie die Zeichnungen von Forattini auf der Titelseite der *Repubblica.* Der Patient stellt fortlaufend die eigenen Fremd- und Selbstwahrnehmungen sowie die Protoemotionen bildhaft dar und speichert sie als Alpha-Elemente. Wir können von ihnen nur narrative Derivate erhalten, außer in jenen seltenen Fällen, in denen im Wachzustand *flashes* von Träumen auftauchen, die nach außen projiziert und dort gesehen werden.

Die Erzählungen der Patienten entstammen ihren Alpha-Elementen und sind für uns perzeptiv-emotionale Afferenzen, die als Frucht der Rêverie Alpha-Elemente aktivieren oder aktivieren müssten. Oder sie sind weniger raffinierte Ausarbeitungen, wenn sie uns bereits in Form von Gedanken erreichen, die uns entweder auf eine »ausgewähltes Tatsache« verpflichten oder unsere Aufmerksamkeit durch ihre Komposition und Struktur in Anspruch nehmen (♀ ♂ sowie PS ↔ D). Ähnlich ist eine »Kindheitserinnerung« ihrerseits nichts weiter als eine synkretistische Erzählung (ein narratives Derivat des Alpha-Elements), deren Sinn sich im Verhältnis zum Heute klärt, auch wenn dies nicht unbedingt explizit gesagt wird.

Stefania

Ich habe ein Erstinterview. Trübsinnig öffne ich die Tür, wie mir dies zuzeiten an einem nebligen Samstagmorgen um neun passieren kann, und stehe einer strahlenden, wunderschönen jungen Frau mit schwindelerregendem Dekolleté gegenüber. Sie hat einen enormen Reisekoffer bei sich. Ich muss mich nicht bei den Fantasien aufhalten, die dies in mir auslöst, obwohl draußen ein öder Aprilmorgen ist. Sobald Stefania Platz genommen hat, erklärt sie mir, gekommen zu sein, weil sie in der

Unità ein Interview mit mir über »Verführungen von Kindern und die Erinnerungen an sie« gelesen habe.

Sie hat eine quälende Kindheitserinnerung. Im Alter von zehn Jahren ging sie zum Kommunionsunterricht, und der Geistliche versuchte, ihr seine Hand in die Bluse zu schieben. Ich bin betroffen von dieser Koinzidenz mit den Fantasien, die ihr Anblick sofort bei mir ausgelöst hatte, und versuche, das Gespräch auf den Reisekoffer und die vielen Sachen zu lenken, die sie offenbar mit sich führen musste. Sie berichtet mit aller Ausführlichkeit von ihrer schweren Jugend, von Mutter und Vater, die entfernt von ihr lebten und sich im Streit getrennt hatten ... um mir dann zu erzählen, mit ihrem Verlobten wolle sie ein Verhältnis »voll tiefem gedanklichen Austausch und geistiger Übereinstimmung« haben, während er an nichts anderes denke als an sexuelle Beziehungen.

Hier war also die »Kindheitserinnerung« nichts weiter als eine bildhafte Darstellung von Stefanias aktuellem Problem: Wie sollte sie ihr Bedürfnis nach Zärtlichkeit und intensiver emotionaler Nähe (die Kommunion) in Einklang bringen mit einer hervorbrechenden Sinnlichkeit, die sie nicht in ihre Persönlichkeit hatte integrieren können? Sie kam zu mir wegen der Vereinigung (der *Unità*) dieser beiden Aspekte. Wir haben hier also eine traumähnliche und besonders gelungene Karikatur (die Alpha-Elemente), die auf der ersten Seite erscheint. Sie verweist auf ein ungelöstes Problem, auf eine nicht verdaute Tatsache, die eine narrative Transformation finden muss, um eine neue Entwicklung zu gestatten.

Marina

Marina, ein Mädchen, das unter Angstanfällen leidet, im übrigen aber psychisch ausreichend integriert ist, erscheint zu einer Sitzung und erzählt mir, sie habe nun endlich begriffen, dass sie auf einem anderen Planeten lebe, der von metallenen Androiden bewohnt werde, und dass selbst ihre Mutter ein Roboter sei. Ich werde von großer Angst, fast von einer Panik ergriffen und fürchte, sie habe einen psychotischen Zusammenbruch erlitten, und ich müsste nach einem Kollegen suchen, der ihr Haloperidol gibt. Dann halte ich inne und frage mich, was passiert sein könnte. Ich überdenke die letzten Vorkommnisse. Ich hatte Marina gesagt, wir müssten die Freitagssitzung der kommenden Woche um einen Tag vorverlegen. Ich weiß, dass dies sie sehr verstört; denn die Sitzungen sind für sie so wichtig wie die Kieselsteine des Kleinen Däumlings für ihn selbst und seine sechs Brüder. Doch ich erinnere mich auch, dass wir in der vergangenen Woche zum ersten Mal eine Sitzung haben ausfallen lassen können, ohne sie nachzuholen.

Marina hatte Folgendes geträumt: Ein Mädchen wurde in einem Haus in den Bergen alleingelassen. Es war unklar, ob sie genügend Nahrungsmittel und Brennholz hatte. Eine Frau wurde zur Witwe, aber dann kam die Nachricht, ihr Mann sei vielleicht doch nicht gestorben.

Diese Träume halfen uns, die durch den Wegfall einer Sitzung entstandene Lücke zu füllen und die Emotionen zu verstehen, die dadurch ausgelöst worden waren. Sie hatte Vertrauen gefasst und erzählte einen weiteren Traum von ihrem Vater, der sie jenseits einer kleinen Brücke erwartete ... Dann aber wurde ich krank und musste die beiden folgenden Sitzungen absagen. Also kam es zu keinem Treffen. Sie hatte all dies ertragen ... aber die Mitteilung, eine weitere Sitzung werde verschoben, war zu viel gewesen ... sie hatte ihr das Gefühl vermittelt, in einer fremden Welt voll *metallener gefühlloser Personen* zu leben ...

Ich sage ihr dies alles möglichst einfach und gehe noch einmal die Geschichte der beiden letzten Wochen durch. Erleichtert berichtet sie einen Traum, in dem ein verrückter Chirurg Transplantationen vornimmt und Nieren an die Stellen von Herzen verpflanzt ... genau wie ich mit den Sitzungen umgehe ...

Die Möglichkeit einer transformativen Narration und ausgewählter sowie angemessen miteinander verketteter Tatsachen lässt jene Persekution von der Szene verschwinden, welche die Alpha-Funktion schon fast nicht mehr »beruhigend« zu piktografieren vermochte. Daher meine Fantasie vom Neuroleptikum *Haloperidol*, also von etwas, das die Belastung für die Alpha-Funktion und den Apparat zum Denken der Gedanken mindert.

Bei Gelegenheit der Verschiebung einer weiteren Sitzung träumt Marina, dass es ihrem Vater, einem Kardiologen, sehr schlecht geht. Sie gibt der Stationsschwester eine Medizin, um dem Vater zu helfen. Die aber nimmt davon kaum Notiz und sagt, »den kleinen Bären geht es gut … es ist schön, in die Ferien zu gehen« … Ich deute diesen Traum als Hinweis auf die Trennungsängste der Patientin … beim Klingeln des Telefons im Raum neben meinem Sprechzimmer glaubt sie, dies sei eine Patientin, die sie kommen gesehen hatte und die weinte und verzweifelt zu sein schien. Dann berichtet sie von dem Fernsehfilm »γ«, in dem jemand eine Gehirntransplantation vornahm (und in das neue Gehirn Kassetten einbaute, um es wieder auf die richtigen Erinnerungen zu konditionieren). Doch ein Krimineller benutzte eine falsche Kassette, die den Transplantationspatienten dazu trieb, andere zu töten. Dann erzählt sie mir von einer Freundin, die immer wutentbrannt ein Messer in ihrer Handtasche trägt.

Ich verstehe nicht, wie ich bei jeder Veränderung des *Settings* als Vater und Kardiologe in eine Krise gerate und deute in der Spalte 2 des Rasters, statt die aktuelleren Ängste aufzugreifen. Ich lasse mich nicht darauf ein, ihre Medizin zu hinterfragen. Das Klima verschlechtert sich mehr und mehr bis hin zur Wut und Raserei und einer erneuten Entmenschlichung der Analyse mit einem Schmerz, der abgespalten bleibt in einer »Patientin, die sie kommen gesehen hat«.

Die Versuchung, in der Spalte 2 des Rasters zu verharren, in der Spalte der Lügen, ist für einen Analytiker stets besonders groß. Im vorliegenden Fall war es für mich einfacher, in meiner Deutung auf die Angst vor den Ferien einzugehen, für die ich im Grunde nicht so verantwortlich war, als mir die Belastung aufzuladen, dass es der Patientin wegen meiner Unterbrechung des *Settings* schlecht ging. Im Übrigen macht Bion (1983) mehrfach auf dieses Risiko aufmerksam und nirgends so deutlich wie in den *Seminari italiani*.

Martina

Martina hat lange gefürchtet, »eine Pflanze zu sein«. Nach einigen Monaten Analyse träumt sie von »einem großen roten Radieschen« in Form eines Herzens, dann vom Herzen eines kleinen Vogels, das wächst und pulsiert.

Zuweilen ist es möglich, einige ihrer Narrationen in einem relationalen Sinn aufzufassen: Wenn ich ihr mit einer Deutung zu nahe trete, erscheint »Tinto Brass«[11] oder es taucht gelegentlich »ein Stück Fleisch auf dem Feuer« eines Grills aus Eisen auf (also in Beziehung gesetzt zu meinem Namen *Ferro*). Doch unmittelbar vor den Ferien tut sich auf einmal ein emotionales Feld mit vielen Brennpunkten auf, das es in den *fabulae*, die es ins Leben ruft, lange und aufmerksam zu beachten gilt. Die *erste* dieser Fabeln handelt von einem Paar, das sich in einer Eifersuchtskrise trennt ... voll Wut aufeinander und voller Groll ... während der eine von beiden emotional unzufrieden ist, bleibt der andere sexuell unbefriedigt. In der *zweiten Fabel* geht es um das Drama eines kleinen Mädchens, das unablässig hört, wie die Eltern sich sagen, dass sie nicht länger zusammenleben werden. Die *dritte Fabel* handelt davon, dass sie in einen Arbeitskollegen verliebt ist und bis nach den Ferien treu auf ihn warten will.

Minimale Deutungsansätze erscheinen ihr erträglich, für andere hingegen muss das Feld als Schutz dienen.

Rosa

Rosa, die bereits seit längerem in Analyse ist, berichtet von einem Traum, in dem ein fleißiger kleiner Mann von etwa fünfzig Jahren erscheint, zu dem sie sich hingezogen fühlt. Obwohl er mit einer anderen Frau zusammenlebt, hat sie das Verlangen, ihn zu verführen, und es gelingt ihr, mit ihm zu schlafen.

Ich weiß nicht, wie ich mit diesem Traum umgehen soll. Mir kommt allerlei in den Sinn, was ich für akademisch halte. Daher sage ich nur, sie dürfe meiner Ansicht nach nicht über ihr Verlangen hinwegsehen, jemanden zu verführen; denn dieses Verlangen stehe im Gegensatz zu der lange von ihr vertretenen Auffassung, der zufolge sie immer das Opfer von Verführungen gewesen sei.

In der folgenden Sitzung berichtet sie mir, sie sei verstört, weil der

11 A.d.Ü.: Tinto Brass ist ein italienischer Regisseur erotischer Filme.

Richter Salamone den Vater eines Mädchens freigesprochen habe, der lange beschuldigt worden war, seine Tochter verführt zu haben. Dann ängstigt sie sich, weil sie ihr zweites Kind gezeugt hat, während sich im Schlafzimmer ihre Erstgeborene, ein Mädchen von sechs Jahren, aufhielt, das allerdings ruhig schlief. Auch dies erschien ihr als eine Perversion, als eine gelungene Verführung ihres Ehemanns. In diesem Moment kann ich nicht anders, als sie daran zu erinnern, wie sie lange Zeit fürchtete, von mir verführt zu werden, und zwar durch meine Art, sie anzusehen. Ferner fürchtete sie die mir von ihr unterstellten sexuellen Fantasien im Hinblick auf sie. Schließlich erinnerte ich sie daran, dass sie schon von klein auf ihrem Vater Verführungsabsichten ihr gegenüber zugeschrieben hatte …

Nach ihrem Traum und nach dem, was ich ihr gesagt hatte, war nun das Urteil des Richters klar: Nicht ihr Vater hatte sie verführt, sondern sie hatte den Vater verführen wollen (und dabei dessen Frau übergangen); darüber hinaus hatte sie auch mich verführen wollen (und dabei die Analyse außer Acht gelassen). Und diese Verführungsangst trat auch in der Angst zutage, die in Abstimmung mit mir getroffene Entscheidung, die Analyse zu beenden (die zweite Tochter), sei die Frucht einer in meinem Fall gelungenen Verführung, die in Anwesenheit ihrer ersten Tochter vollzogen worden sei, einer bereits sechs Jahre dauernden Analyse.

Voller Erstaunen bemerkt sie, eben dies gedacht zu haben. Besonders einlässliche Beachtung verdienen meiner Meinung nach jene Kapitel aus den *Elementen der Psychoanalyse*, in denen Bion näher auf die Wechselfälle von ♀ ♂ sowie von PS ↔ D eingeht. Sie sind zu nennen neben den äußerst gelungenen Seiten aus *Lernen durch Erfahrung*, in denen er über die Entwicklung von ♀, ♂ sowie von ♀ ♂ spricht.

Rosa berichtet von einem Traum, in dem sie das Verlangen verspürte, mit einem früheren Verlobten zu schlafen, der sie verlassen hatte. Das aber hätte ihr gegenwärtiges Lebensglück ruiniert, auch wenn es zur Überwindung der Angst beigetragen hätte, verlassen worden zu sein. Dies folgt auf den Bericht über ein schwieriges Wochenende mit ihrer kleinen Tochter, die voller Eifersucht und Erregung angesichts der erwarteten neugeborenen Schwester war. Die Erregung darüber, mit ihrem früheren Verlobten zu schlafen, wird als Korrektiv des Verlassenwerdens empfunden.

Sie berichtet dann von einem Mädchen, das seiner Therapeutin sagte, es sei vom Vater an seiner »Muschi« berührt worden, und sie spricht von einem Supervisor, der gesagt hatte, der Klebstoff, der aus einem Gefäß verschüttet worden sei, könne auf das Sperma des Papas verweisen.

Ich bemerke, dass ich in diesem letzten Abschnitt der Analyse erregt Übertragungsdeutungen gegeben habe, und sage ihr, dass hier tatsächlich etwas Erregendes vorgeht. Dabei kommt es wenig darauf an, ob es von ihr ausgeht, die es dann in mir auslöst, oder von mir, der es bei ihr ablädt. Die Erregung funktioniert jedenfalls als Korrektiv der Trauer wegen des als Verlassenwerden gefürchteten Endes der Analyse oder wegen der Eifersuchtsgefühle, die dieses Ende mit sich bringt.

Der Pelz und die Sandalen

Luisa ist eine Patientin, die mich mit einer dichten Decke aus Worten umhüllt und betäubt. Ihre Rede wickelt mich ein und hindert mich daran, den auch noch so dünnen Faden irgendeiner Bedeutung in dem wahrzunehmen, was sie sagt. Ich könnte ihr zweifellos ihre ganze Rederei als einen Nebelvorhang deuten, mit dem sie sich schützt, denn dies erscheint mir hinreichend klar. Doch ich entscheide, eine derartige Deutung aufzuschieben, weil ich spüre, dass sie nicht greifen würde.

Ohne dass ich es erwartet hätte, erzählt sie dann einen Traum: Sie trug einen langen und schweren Pelz, der sie ganz zudeckte. Doch sie trug auch Sandalen, die ihre Füße und Knöchel unbedeckt ließen. Assoziativ erzählt sie dann vom Traum einer Freundin, in dem diese verängstigt erschien, weil in einem dunklen Wald plötzlich ein Lämpchen anging und sie voller Schrecken fürchtete, zum Ziel von Angriffen geworden zu sein. Eine erschöpfende Deutung wäre mir leicht gefallen: Die Patientin zeigt, wie sie sich mit einer dichten Schicht aus Worten ganz bedeckt. Doch wie im Traum selbst beginnt etwas hervorzutreten. Denn plötzlich hat sie Angst, zur Zielscheibe von Deutungen wie von Gewehrschüssen zu werden, wenn sie ihre eigene Lage kundtut und entdeckt wird. Ich sage ihr: »Die Träume sagen uns etwas über das Sich-Zudecken und über das Sich-Aufdecken oder Sich-Entdecken.[12] Was ist daran gefährlich, wenn man sich aufdeckt oder entdeckt?«

Sie antwortet: »Na ja, das ist wie damals, als ich jung war und sich mir ein älterer Mann näherte, einer von denen, die Sex wollen, und mir obszöne Anträge machte, ohne mir meinen Willen nach Jugend und eigenen Entdeckungen zu lassen.«

Wenn ein Analytiker allzu direkte und gesättigte Deutungen gibt, wird er von seinen Patienten als Subjekt unbändiger sexueller Beziehungswünsche empfunden. Deshalb muss er auf solche Deutungen verzichten und dem Patienten Zeit lassen, Vertrauen zu gewinnen und sich selbst zu entdecken. Er muss ein emotionales Klima zu schaffen suchen, das solchen Entdeckungen entgegenkommt. Unweigerlich wird man hier an das erinnert, was Winnicott (1971) über die vielen grundlegenden Änderungen gesagt hat, die er selbst durch sein Bedürfnis zu deuten verhindert hat. Später habe er sich nur zu oft eher darüber gefreut, die Kreativität eines Patienten gefördert, statt Deutungen klug vorgebracht zu haben.

Im Bauch des Leguan

Bei Marina bin ich zwei Sitzungen lang etwas schweigsamer und weniger präsent als gewöhnlich, weil ich noch verstört bin durch die heftige psychotische Übertragung des vorhergehenden Patienten.

In der dritten Sitzung erzählt Marina drei Träume: In dem ersten werden ihr von einer Freundin Vorhaltungen gemacht, weil sie allem gegenüber gleichgültig sei. Im zweiten wurde ihr von ihrem Verlobten gesagt, er werde sich für sechs oder sieben Jahre entfernen. Außerdem ging ein Fernseher kaputt und übertrug keine Programme mehr. Im dritten Traum wurde sie von einem enormen Leguan verschlungen, in dessen Bauch sie geschützt, aber auch eingeschlossen war. Sie konnte aus ihm solange nicht hinaus, »wie sie nicht den Mund geöffnet hatte«. Sie assoziiert dann zu *Pinocchio* und berichtet, wie Pinocchio und sein

12 A. d. Ü.: Das italienische Verb *scoprire* bedeutet zugleich *aufdecken* und *entdecken*.

Vater das Innere eines Wals, der sie verschlungen hatte, erst verlassen konnten, als sie in seinem Bauch ein Feuer entzündet hatten.

Wir konnten dann gemeinsam den folgenden Gedankengang entwickeln: Wenn sie das Gefühl hat, dass ich weniger präsent bin, wird sie von Indifferenz verschlungen. Es ist, als würde ihr Verlobter abreisen und sie allein lassen. Das Fernsehprogramm wird unterbrochen. Und sie ist gefangen, aber auch geschützt von der Gleichgültigkeit im Innern des kaltblütigen Leguans, und zwar bis ich wieder zu sprechen beginne und unserer Beziehung die Wärme und das Feuer biete, die es ihr gestatten, aus dem Bauch des Wals herauszukommen.

Das Mädchen ohne Organe

Manuela, eine Patientin, die bereits längere Zeit in Analyse ist, träumt von einem Mädchen, dem die Leber, das Herz und vielleicht auch weitere Organe fehlen. »Wie ist dieser Traum aufzufassen?« fragt sie. Für wen steht dieses Mädchen? Ist der Analytiker »ohne Herz« und »ohne Courage« (weil er in Ferien fährt und ihr einen Ausgleich vorgeschlagen hat, um den Stundenplan der Sitzungen zu verbessern) oder ist es die Patientin, der ohne die Analyse die Organe zum Überleben fehlen? Aber das Mädchen – so fügt sie hinzu – befindet sich während des Traums in einem psychoanalytischen Behandlungsraum, in einer Art naturwissenschaftlichem Labor. Da ist niemand ... weder Eltern ... noch Ärzte ... noch Krankenpfleger. Und wenn es das Fehlen väterlicher und mütterlicher »Funktionen«, ein Fehlen des Herzens wäre, die dieses Mädchen um jene Organe gebracht hat, die den väterlichen und mütterlichen Funktionen entsprechen? Manuela ist von dieser Hypothese begeistert.

Carlos Steinbock

Als es darum ging, wieder in Kontakt zu seiner Männlichkeit und Selbstständigkeit zu treten, hatte Carlo den folgenden Traum: Er war in einem Operationssaal, in dem sich ein Steinbock befand, der wegen eines chirurgischen Eingriffs an seinem Gehirn anästhesiert worden war ... die Operation war noch im Gang ... dann wurde die Anästhesie abgeschaltet. Statt nun eine Deutung mit den Worten zu beginnen, »der Steinbock ist jener Teil in Ihnen, der ...«, frage ich, was mit dem Steinbock geschehen war. Es war notwendig geworden, ihn zu anästhesieren, weil es kein Gras gab ... es gab nur Eis ... allein so konnte er überleben ... vor lauter Hunger war er verrückt geworden ... darum der Eingriff...

Die Gärtner und die Feuergefahr

Die Eltern eines kleinen Jungen bitten mich um eine Beratung. Bei den ersten beiden Treffen gewinne ich kein klares Bild: Es gibt weder bei dem Jungen noch bei ihnen besondere Probleme. Dennoch zeigen sie sich besorgt. Ich verstehe nicht, warum. Nach und nach treten Bilder des Gartenbaus zutage, etwa von »Gärtnern, die sich um junge Pflanzen kümmern« ... Dann sagt mir die Mutter, ihr Mann habe »einen Bruder, der sich wie ein Streichholz entzündet« ... Direkt vor mir »fangen sie dann Feuer« wegen eines absolut banalen Problems ... sie streiten sich ... sie geraten aneinander ... sie sind Feuer und Flamme ... Beim dritten Zusammentreffen kommt (endlich) heraus, welche Angst sie vor Gärtnern haben, und mochten sie noch so fürsorglich sein. Sie fürchten, dass die pyromanischen »Brüder« ... Feuer an das legen könnten, was sie selbst liebevoll pflegen. Es ist nun wohl sinnvoll, ihnen das Problem im Hinblick auf ihre Besorgnis zu erklären: Sie sollten darauf hingewiesen werden, dass »Waldhüter nötig« sind, denen klar ist, dass sie die Tendenz haben, Feuer zu fangen, wenn auch aus Leidenschaft und Liebe, dass aber durchaus die Gefahr besteht, dass sie zuweilen gerade das verbrennen, was sie am allerintensivsten lieben.

Meiner Meinung nach ist es absolut unvermeidlich, dass der Analytiker mit seiner geistigen Präsenz das Feld »verunreinigt« (denn es kann gar nicht anders sein). Nur so kann es zu jener lebendigen Okulierung kommen, die eine kreative Vermischung der emotionalen Genome von Analytiker und Patient gestattet und die damit den zur Erstickung führenden Kreislauf des Wiederholungszwangs durchbricht. Eine Erzählung von Schnitzler mit dem Titel *Reichtum* erscheint mir besonders geeignet, diesen Gesichtspunkt darzulegen.

Reichtum von Arthur Schnitzler

Diese Erzählung könnte auch unter dem Titel stehen *Erinnern und wiederholen, ohne durchzuarbeiten* (Ferro 1995b). Sie handelt von einem gescheiterten Maler, der in recht ärmlichen Verhältnissen lebt und als Anstreicher arbeitet. Er erhebt sich eines Morgens aus seinem Bett und entdeckt, dass er überaus elegant gekleidet ist, ja sogar einen Frack trägt.

Herr Weldein, so heißt der Protagonist dieser Geschichte, *erinnert* sich nach und nach, was ihm in der Nacht zuvor widerfahren ist. Nachdem er sich in einem Wirtshaus dem Glücksspiel hingegeben und gewonnen hatte, hatten sich ihm einige liederliche Adelige angeschlossen. Sie kleideten ihn in ihre eleganten Kleider und brachten ihn in ihren Club, wo Herr Weldein beim Spiel ein Vermögen gewann. Doch wo ist nun, da er aufgewacht ist, das ganze Geld geblieben? Er *erinnert* sich, dass er es aus Angst, man könne es ihm stehlen, nicht mit nach Hause genommen hat. Er *erinnert* sich an einige Einzelheiten … andere kommen ihm an den folgenden Tagen qualvoll zu Bewusstsein … er *erinnert* sich, von einer Straße abgebogen zu sein … er *erinnert* sich an das Geräusch von Wasser … er durchstreift die ganze Stadt und sucht nach dem, was er so klug versteckt hat.

Nichts. Er ist verzweifelt, weil seine Familie und sein Sohn Franz weiter im Elend leben müssen: »Armer Franz, mein armer Sohn.« Jahre vergehen. Der Sohn Franz ist inzwischen zu einem berühmten Maler geworden, allerdings mit der Einschränkung, dass er nur Spieler und Spielcasinos gut zu malen versteht. Auf dem Sterbebett erinnert sich Weldein plötzlich und unversehens, wo er seinen Schatz vergraben hat und teilt dies seinem Sohn mit. Ohne recht daran zu glauben, begibt der sich ans Ufer des Flusses nahe einer Brücke. Er gräbt an der von seinem Vater genannten Stelle und findet den Schatz. Nun hat er ein Leben in Reichtum und Wohlstand vor sich. Doch ein Bild muss er noch zu Ende malen. Es stellt ein Casino voller Spieler dar. Er hat das Gefühl, dass *ihm die innere Leidenschaft* fehlt. Also beschließt er, mit einigen Freunden denselben Club aufzusuchen, in dem sein Vater so viel gewonnen hatte, um den Rausch des Spiels auszukosten, den er in seinem Bild darstellen möchte. Unnütz zu sagen, dass er alles verliert.

Also kehrt er ans Ufer des Flusses zurück, füllt sich die Taschen mit Steinen und Erde und sagt sich, dies sei das Geld des Vaters. Aber das funktioniert nicht, binnen kurzem bemerkt er, dass er die Taschen voller Steine hat. In diesem Augenblick verändern sich seine Gesichtszüge und werden fast zu denen seines Vaters. Er sagt zu sich selbst: »Das Geld, wo habe ich nur das Geld versteckt …« Da er sich nun ganz mit dem Vater identifiziert, der zuvor seinen Schatz nicht wieder fand, sagt auch er: »Armer Franz, mein armer Sohn.«

Im Hintergrund dieser Geschichte gibt es eine Person, einen *Adeligen*. Er hätte sowohl in der Geschichte des Vaters (als einer derer, die ihn in den Club zum Spielen gebracht hatten) wie auch in der Geschichte des Sohnes (als derjenige, der das Bild in Auftrag gegeben hat) zu einem anderen Ende beitragen können, also zu einer *Transformation der Geschichte*. Aber er blieb ein neutraler und distanzierter »Beobachter«.

Wie soll man hierin nicht Anklänge an die »Haltung des Analytikers während einer Sitzung« sehen (Luzes 1985, Pagliuchi 1998) mit seiner Verwicklung in ihren Verlauf oder mit seiner distanzierten Beobachtung ohne teilnehmende Interaktion, mit dem Bedürfnis des Patienten nach leidenschaftlicher Anteilnahme und der Anhäufung generationen-übergreifender Fantasien, die zu einem ewigen Wiederholungszwang werden, wenn sie nicht transformiert werden (Faimberg 1988, Meotti/Meotti 1996).

Kapitel 3

Lob der Reihe C des Rasters: Die Psychoanalyse als besondere Form von Literatur

Ich möchte diesem Kapitel eine kurze Notiz über die Alpha-Elemente und ihre Derivate vorausschicken, damit wir uns nach und nach von der Reihe B des Rasters von Bion (also der Bildung von Alpha-Elementen) fortbewegen können zu ihrer Sequenzierung (also der Reihe C) und zur Bildung *narrativer Derivate.* Weil ich das geringstmögliche Maß an Zweideutigkeit über die Grundstruktur meines klinisch-theoretischen Modells für unerlässlich erachte, werde ich dieses Modell in leicht veränderter Form im Kapitel über die Sexualität sowie im Kapitel über die Traumgedanken während der Phasen des Wachbewusstseins erneut zu präzisieren suchen. Obwohl dieses Vorgehen einerseits repetitiv sein mag, kann es andererseits, wie ich hoffe, zu größerer Klarheit beitragen.

Bion (1962) geht davon aus, dass die Metabolisierung, die wir bei jeder Wahrnehmungsafferenz vornehmen, zentrale Bedeutung besitzt. Diese Stoffwechseltätigkeit besteht in der Bildung eines Piktogramms oder visuellen Ideogramms aus den Afferenzen. Es entsteht ein poetisches Bild, das den emotionalen Ertrag jener Afferenz oder jener Summe von Afferenzen zu einer Einheit zusammenfasst: dem Alpha-Element. Dieses Alpha-Element ist im Wachbewusstsein außerhalb der Phänomene der Rêverie und eines »traumartigen *flash*« direkt nicht zu fassen. Das Alpha-Element ist die Art und Weise, in der jede sensorische

Fremd- und Selbstwahrnehmung in Echtzeit piktografisch dargestellt wird. Jedes emotional-sensorische Piktogramm wird folglich in einer Sequenz mit anderen Alpha-Elementen dargestellt. Eine Sequenz von Alpha-Elementen ist nicht erkennbar oder ist vielmehr nur durch ihr narratives Derivat zu erkennen.

Der Analytiker deutet. Die Art, in der ein Patient diese Deutung »hört«, wird piktografiert in einem Alpha-Element oder in einer Sequenz von Alpha-Elementen. Diese Elemente sind nicht direkt zu fassen. Doch sie werden auf irgendeine Weise durch die »narrativen Derivate« erkennbar, d.h. durch den »Diskurs« des Patienten unmittelbar nach einer Deutung. Was der Patient sagt, bezieht sich auf seine Geschichte sowie auf seine Innenwelt, also gewiss auch auf das, was sein Geist in jedem Augenblick der Beziehung piktografiert.

Das »narrative Derivat« ist wie eine literarische Gattung, d.h., es ist unabhängig von der Qualität und der seriellen Anordnung von Alpha-Elementen. Ein und dieselbe Sequenz von Alpha-Elementen kann erzählt werden durch:

- eine Kindheitserinnerung,
- einen Bericht aus dem »äußeren« Leben,
- die Schilderung eines Films,
- eine Tagebucheintragung,
- ein intimes Genre

oder auf unendlich viele andere Arten. Immer aber geht es darum, auf dieselbe Erfahrung einer Sequenz von Alpha-Elementen zu verweisen. Hat eine Deutung zu einer Piktografierung von Alpha-Elementen geführt, die mit Schmerz, Gewalt oder unterdrückenden Übergriffen zusammenhängen, kann das narrative Derivat folgendermaßen lauten: »Ich erinnere mich, wie mein Vater mir, als ich klein war, sehr wehgetan hat mit einer Injektion. Dann erniedrigte er mich vor allen anderen, weil ich geweint hatte.« Oder: »Ich erinnere mich an einen Film im Fernsehen, in dem ein Mädchen, das sich darauf eingelassen hatte, einen Anhalter mitzunehmen, angegriffen und vergewaltigt wurde.« Oder: »Meiner Tante ist neulich etwas Bedauerliches passiert. Farbige Einwanderer haben versucht, sie zu verprügeln, weil sie nicht bereit war, ihnen so viel zu geben, wie sie verlangten.« Oder: »Eine Freundin ist weinend zu mir gekommen, denn ihr Mann zwingt sie zu einem gewalttätigen Geschlechtsverkehr ohne jede Zärtlichkeit.« Oder: »Ich hatte folgenden Traum: Eine griechische Gottheit verfolgte mich mit Lanzen, mit denen sie mich zu durchbohren suchte.«

Doch wovon hängt die *Wahl des narrativen Genres* ab? Ich glaube, die Entscheidung für sie ist größtenteils von der Entsprechung zwischen dem Alpha-Element und dem abhängig, was ausgedrückt werden soll. Von Mal zu Mal wird es ausgesucht und »gesendet«: entweder als »Tatsache«, als »Erinnerung«, als »Erzählung«, als »Traum« oder als »Anekdote« – was immer am besten geeignet erscheint, eine Serie von Alpha-Elementen wiederzugeben. Hinzu kommt die besondere Einstellung, die jeder Einzelne einem bestimmten Genre gegenüber hat, dem er folgt, weil es ihm am ehesten entgegenkommt.

Ich spreche hier auch vom Traum, weil der in einer Sitzung erzählte Traum ein Ereignis in der momentanen Beziehung ist, in der er erzählt wird. Wird er erzählt, ist der Traum *in dem Moment* ein narratives Derivat anderer Alpha-Sequenzen (und dies ist nicht so in dem Moment, in dem er geträumt wird).

»Narrative Derivate« stellen mithin fortlaufend »Signalgeber« des emotionalen und sprachlichen Texts einer Sitzung dar. Auch die in einer Sitzung zur Sprache kommenden Charaktere können unter diesem Blickwinkel als »funktionale Aggregate« gesehen werden, die das Ergebnis eines traumähnlichen Funktionszusammenhangs von Analytiker und Analysand zum Ausdruck bringen (Ferro 1992; Bezoari, Ferro 1992a).

Die meisten »narrativen Derivate«, die in der Erwachsenenanalyse auftreten, können auch anders zum Ausdruck gebracht werden (wenngleich stets noch als Narrationen von Alpha-Elementen). So beispielsweise

- als spielerisches Derivat (etwa in der Kinderanalyse im Spiel eines Kindes nach einer Deutung),
- als grafisches Derivat (in Zeichnungen während der Sitzung); als sensorisches Derivat (durch ein Bauchgrummeln, ein Niesen oder ein Husten etc.),

- als motorisches Derivat (als Zeichen eines *acting-in* und seiner Mitteilungsfunktion),
- als traumähnliches Derivat.

(Als solches ist es von grundlegender Bedeutung, weil es auf die nach meiner Meinung zentrale Möglichkeit verweist, den Traum als Erzählung des *hic et nunc* zu verwenden, d.h. als eine Schilderung, welche die Qualität des in jenem Moment »angeschalteten« Alpha-Elements ausdrückt. Dies gilt insbesondere für Träume, von denen der Patient *an einem bestimmten Punkt* der Sitzung sagt: »Da kommt mir ein Traum in den Sinn …« oder von Träumen als Reaktion auf eine Deutung. Hier liegt der Grund dafür, dass Patienten nicht darauf abgerichtet werden sollten, ihre Träume zu erzählen, sondern vielmehr ermutigt werden sollten, sie in jenen Momenten zur Sprache zu bringen, in denen sie bedeutsam sind.)

Zum Abschluss könnte ich sagen, dass das *Alpha-Element im selben Verhältnis zum narrativen Derivat* steht wie die *Poesie zu ihrer Paraphrase durch die Prosa.* Oder wie das ursprüngliche Ideogramm der chinesischen Schrift zu seinen grafischen Weiterentwicklungen steht (Abb. 3).

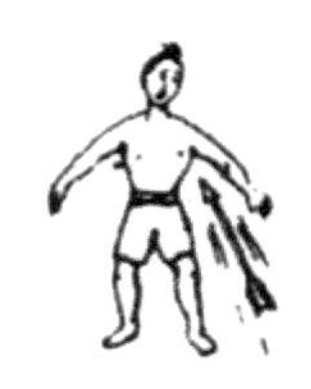

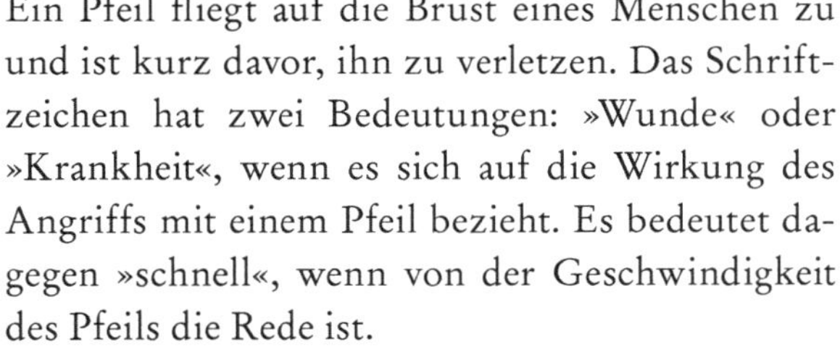

Ein Pfeil fliegt auf die Brust eines Menschen zu und ist kurz davor, ihn zu verletzen. Das Schriftzeichen hat zwei Bedeutungen: »Wunde« oder »Krankheit«, wenn es sich auf die Wirkung des Angriffs mit einem Pfeil bezieht. Es bedeutet dagegen »schnell«, wenn von der Geschwindigkeit des Pfeils die Rede ist.

Im modernen Chinesisch tritt dieses Schriftzeichen selten, und zwar in folgenden Ausdrucksweisen auf:

疾病 jí bìng (Krankheit, Krankheit): Krankheit

疾飛猛進 jí fēi měng jìn (schnell, fliegen, gewaltsam, vorrücken): schnell und heftig

痢疾 lì ji (Dysenterie, Krankheit): Dysenterie

疟疾 nüè ji (Malaria, Krankheit): Malaria

① 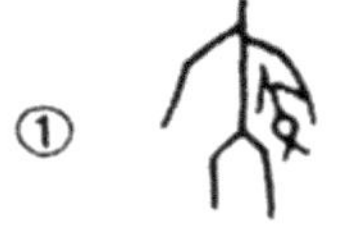

② 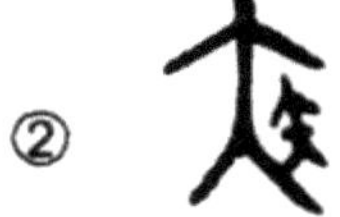

③ 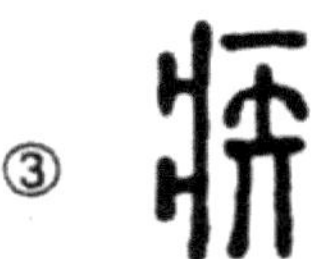

④ 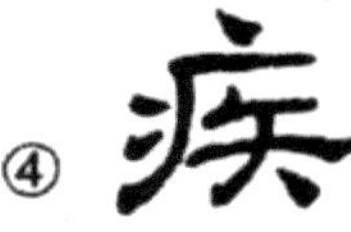

⑤ 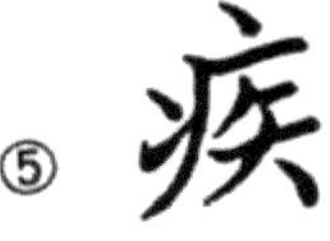

⑥ 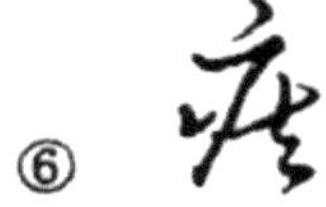

Abb. 3: Ein chinesisches Ideogramm

Abbildung 3 zeigt den Ursprung eines Schriftzeichens und seine Entwicklung in verschiedenen kalligrafischen Stilen: 1) als Einkerbung auf den Panzern von Schildkröten; 2) als Inschrift auf Bronzeabgüssen; 3) als Schriftzeichen auf kleinen Siegeln; 4) im Verwaltungsstil; 5) im Standard-Stil; 6) in der Kursivschrift.

Leser meiner früheren Arbeiten werden wissen, dass mein Interesse für die Erzählforschung seinen Ausgangspunkt fand in der begrifflichen Erfassung der »Charaktere eines Texts«. Deren Begriffe reichen von psychologistischen Persönlichkeitskonzepten über die sich auf Propp und den Strukturalismus berufenden Theorien zu jenen neueren Theorien einer Persönlichkeitskonstruktion im Verlauf der Lektüre an der Schnittstelle von Text und Leser (Eco 1979). Letzteres findet sich bei Italo Calvino in dessen Buch *Wenn ein Reisender in einer Winternacht* und stärker noch in *Finnegans Wake* von James Joyce. Mein Interesse verschob sich dann auf die Konstruktion nicht nur von Charakteren, sondern auch auf die des narrativen Texts, vor allem während der »analytischen Sitzung«.

Die Reihe C des Rasters von Bion (Abb. 4) ist die des Traums, des Mythos und der Erzählungen mit visuellen Besonderheiten, und ich würde sie auch als die Reihe der »Poesie« bezeichnen. In ihr nimmt die Sequenz von Alpha-Elementen eine Kompositionsstruktur an, je nachdem, ob sie sich nun auf einen Traum bezieht, auf einen Mythos, auf den Privatmythos des analytischen Paars oder des Patienten. Sie ist die Reihe, in der ein Alpha-Element nicht isoliert auftritt, sondern gemeinsam mit anderen Alpha-Elementen. Ihr Hauptcharakteristikum ist eine Referenz aufs »sinnlich« Visuelle. Von anderen Scheitelpunkten aus kann sie jedoch auch auf eine auditive Sinneswahrnehmung oder auf das Gefühl allgemeinen körperlichen Wohlbefindens verweisen, sich also auf die Musik oder den Tanz beziehen. Aus Gründen der Vereinfachung werde ich nur ihren visuellen Aspekt betrachten. Ein weiteres Charakteristikum ist ihre Ungesättigtheit, gerade weil der Gesichtssinn und seine narrativen Derivate grenzenlose Möglichkeiten des Sinns eröffnen.

Mit einem Patienten bei der Reihe C zu verweilen, heißt, keine deu-

	Definitorische Hypothesen 1	ψ 2	Notation 3	Aufmerksamkeit 4	Forschung 5	Handeln 6	...n
A Beta-Elemente	A1	A2				A6	
B Alpha-Elemente	B1	B2	B3	B4	B5	B6	...Bn
C Traumgedanken, Träume, Mythen	C1	C2	C3	C4	C5	C6	...Cn
D Prä-Konzeption	D1	D2	D3	D4	D5	D6	...Dn
E Konzeption	E1	E2	E3	E4	E5	E6	...En
F Konzept	F1	F2	F3	F4	F5	F6	...Fn
G Wissensch., deduktives System		G2					
H Algebraisches Kalkül							

Abb. 4: Das Raster von Bion (zit. nach: Wilfred R. Bion: Elemente der Psychoanalyse, übers. und eingeleitet von Erika Krejci, Frankfurt a. M.: Suhrkamp 1992, gegenüber der Titelseite)

tenden Übersetzungen oder Umschreibungen von einem Dialekt in einen anderen vorzunehmen, sondern ununterbrochen auf dem kreativen und ursprünglichen Gebiet des Zusammentreffens, der Verbindung des

Beta-Elements mit der Alpha-Funktion zu arbeiten, bis hin zu ihrer Verkettung mit anderen Alpha-Elementen. Die Reihe C ist mithin der Ort, an dem Bilder geschaffen werden, und folglich der Ort einer Kontaktschranke. Beta-Elemente – unverdaute Tatsachen – drängen mit Nachdruck darauf, Zutritt zum Feld zu erlangen und dort in Alpha-Elemente und Träume *transformiert* zu werden.

Eine deutende Entschlüsselung ist ein diametral entgegen gesetztes Verfahren, das sich im günstigsten Fall als »Simultanübersetzung« in einen uns geläufigeren Dialekt erweist, im schlechtesten Fall als -K (d.h. als Angriff auf die Alpha-Funktion des Patienten und auf die Kreativität der Urszene des analytischen Paars am Ort und im Augenblick des Zusammentreffens von Beta und Alpha-Funktion). Der Analytiker nimmt eine *narrative Transformation* jedes Mal dann vor, wenn er Beta-Elemente auf sich nimmt und ihnen eine originär deutende Konstruktion zu geben vermag, indem er in eine Narration bringt, was als emotionale Turbulenz oder als ausgestoßene Beta-Elemente in irgendeiner Form hervordrängt. Der Analytiker muss gemeinsam mit dem Patienten einer Schauspielszene, welche die Emotionen des Feldes repräsentiert, Leben einhauchen und damit eine wachsende Zahl ungesättigter Sinnschichten eröffnen. Er muss, um ein Lieblingswort von Luzés (1995) zu verwenden, ein »Feuilleton« zum Leben bringen.

Mit wütendem Gesichtsausdruck verlangt eine stark verängstigte Patientin sofort eine Antwort auf folgende Frage: »Der junge Mann, den ich gerade die Treppe runtergehen sah, als ich hochkam, war der hier [*qui*]?« »Er war nicht hier [*qua*]!« »Gott sei Dank, dass er nicht da [*quo*] war,« setzte die Patientin lächelnd hinzu. Sie machte damit den Weg frei für einen guten Beginn der Sitzung, verglichen mit dem äußerst schlechten, der sich daraus hätte entwickeln können.[13] Das visuelle Bild, das sich aus der Transformation vom Auditiven zum Visuellen *Qui* ⇒ *Qua* ergibt, enthüllte der Patientin den infantilen Ursprung ihrer Frage, nämlich den Bezug zu Donald Duck, und folglich die Bedeutungslosigkeit ihrer Frage auf dem Niveau einer Erwachsenen. Zwischen *Qui,*

13 A.d.Ü.: *Qui* und *Qua* bedeuten auf Italienisch *hier. Quo* dagegen gibt es nicht. Die Erklärung dieser Stelle folgt sofort.

Quo und *Qua* lässt sich nicht unterscheiden. Doch das ist nicht alles. Die Patientin verschafft sich mit ihrer Antwort: »Gott sei Dank, dass er nicht da [*quo*] war« Gelegenheit zu einem kreativen Schritt vorwärts. Denn sie entwirft für sich einen Comic Strip nach Art von Walt Disney. Dies ist der Anfang eines Gewebes aus Emotionen, das die Entwicklung eines ♀ und damit die Voraussetzung für die Entwicklung eines ♂ bildet. In einer Kultur »negativer Fähigkeiten« entsteht die Möglichkeit eines narrativen Inhalts, der α zu transformieren vermag.

Carlo

Nach einer Sitzung, die ich hatte absagen müssen, kommt Carlo wutentbrannt zur nächsten Sitzung. Carlo kann eine direkte Übertragungsdeutung nicht ertragen, weil sie ihn buchstäblich zum Bluten bringt. Sofort berichtet er von dem schweren Unrecht, das seinem Sohn von einem boshaften Klassenkameraden widerfahren ist, der seinen »Federhalter weggeworfen« hat.[14] Das Kind hat daraus ein Drama gemacht, während die Mutter den Vorfall herunterzuspielen suchte und ihren Sohn damit nur noch mehr zum Weinen brachte.

In meiner unmittelbar darauf einsetzenden Rêverie erscheint ein Küken, dem man eine Feder ausgerupft hat. Nach meinem Eindruck hätte ich bei einem anderen Patienten dieses Bild verwenden und eine Verbindung zu jener Sitzung herstellen können, die ich ihm ausgerupft hatte. Doch ich habe das Gefühl, dass diese Deutung, obwohl sie die Frucht einer Rêverie ist und ein Alpha-Element liefert, Carlo bluten lassen würde. Also muss ich zu einer Konstruktion auf Reihe C meine Zuflucht nehmen und die Wirkung des Alpha-Elements in einer weniger lebendigen narrativen Sequenz verwässern. Ich sage ihm, seine Darstellung lege mir eine Szene nahe, in der einem froh und zufrieden dem Indianerspiel hingegebenen Jungen, der auf seinen Federschmuck stolz ist, der Spaß verdorben wird, weil ihm ein boshafter Spielkamerad

14 A.d.Ü.: Die italienische Wendung kann sowohl bedeuten »einen Federhalter wegwerfen« als auch »eine Feder ausreißen«.

eine Feder stiehlt. Ich könne mir sehr wohl vorstellen, dass dies für den Jungen eine Tragödie gewesen sei, denn es sei ja auch sehr schlimm!

Nach einer kurzen Pause sagt der Patient: »Doch dann hat meine Frau dem Jungen einen Comic gezeigt, und Carletto hat sich beruhigt. Am selben Abend geschah auf einer Party bei Freunden etwas, was ich nicht im Geringsten erwartet hatte: Meine Frau tanzte mit mir, und das entzündete aufs Neue all meine frühere Leidenschaft für sie.«

Meiner Auffassung nach entstammt diese narrative Funktion dem synergetischen Verfahren der Alpha-Funktion (die ein emotionales Piktogramm – ein Bild – hervorruft) sowie dem Apparat zum Denken der Gedanken (♀ ♂ sowie PS $\leftrightarrow$ D) (der das Gewebe der Narration herstellt). Ich glaube, dass das letzte Ziel einer Analyse in einer stabilen Introjektion eines Narrators besteht, der in allen emotionalen Notlagen emotionale Transformationen von α nach β vorzunehmen gestattet.

Ein Patient, der sich im Endstadium seiner Analyse befand, hatte, wenn ihn etwas besorgt stimmte oder ängstigte, die Angewohnheit entwickelt, schriftlich zu schildern, wie es ihm ging. Er hatte also eine extreme Form gewählt, die Ursachen seiner Bedrückung zur Sprache zu bringen. Sie ermöglichte ihm, das, was ihn verstörte, denkbar zu machen, und sich dann von dem zu distanzieren, was er geschrieben hatte und was er nun nicht mehr für realistisch hielt; zugleich versetzte sie ihn in die Lage, nach einer tieferen Deutung des möglichen Sinns seiner ursprünglichen Angst zu suchen.

Meine Auffassung des Unbewussten, wie ich sie in diesem Buch darstelle, unterscheidet sich grundlegend von der Freuds oder Melanie Kleins. Ich denke mir die Idee des Unbewussten (selbstverständlich in der Nachfolge Bions) als etwas, das flussabwärts vom Zusammentreffen zwischen den Beta-Elementen und der Alpha-Funktion angesiedelt ist. Es befindet sich in einem Zustand unablässiger Formierung und Transformation, der nicht nach einer Entschlüsselung ruft, sondern nach fortgesetzter Transformation und Anreicherung, indem die Ansammlungen »unverdauter Tatsachen« (Bion 1962) durchgearbeitet werden, die in Wahrheit jede Narration vorantreiben.

Ich beabsichtige in der vorliegenden Arbeit nicht, auf die Fähigkeit der Literatur Bezug zu nehmen, uns »psychoanalytische Fakten« oft besser darzustellen als irgendeine psychoanalytische Theorie. D. h., ich möchte nicht näher darauf eingehen, wie die Literatur psychoanalytische Fakten der Reihe C kategorial zu verarbeiten vermag. Das gesamte Themenspektrum der psychoanalytischen Theorie findet entlang der Reihe C offenere, kreativere und ungesättigtere Ausdrucksformen als in jeder anderen Form. Doch das ist, wie gesagt, nicht das Hauptziel meiner Arbeit. Mir geht es im Vertex meiner Überlegungen vielmehr um die *Notwendigkeit,* dass der Analytiker während einer Sitzung als *Ko-Narrator* fungiert, der die unausgesetzte Entwicklung dessen gestattet, was auf dem Feld der Untersuchung vor sich geht.

Die Narration im Behandlungsraum der Analyse

In den *Clinical Seminars* sagt Bion (1987), seine Reaktion auf die Mitteilungen eines Patienten bestehe in der Frage, »welche Geschichte er ihm erzählen« könne, um verstanden zu werden. Er fügt dann hinzu, eine Deutung müsse der Aufnahme- und Verarbeitungsfähigkeit eines Patienten angemessen sein, so als habe er ein Neugeborenes vor sich. Es gelte, die passende Art des Gesprächs mit ihm zu finden.

Eine gelungene Narration

Emilios architektonische Barrieren

Marina ist keine leichte Patientin, aber sie ist zugleich eine von denen, die sehr gut der Forderung von Bion entsprechen, der Patient solle »unser bester Kollege« sein. Sie leidet unter Panikattacken und hat von mir nur für »Notfälle« einen Schlüssel für den Haupteingang des Gebäudes erhalten, in dem sich meine Praxis befindet. Zu Beginn einer Sitzung (in der sie sich endlich bereit findet, auf der Couch zu liegen) besteht sie darauf, jedes Mal mit ihrem Schlüssel die Eingangstür öffnen zu dürfen. Ich beziehe mich auf etwas, das in der vorherigen Sitzung hochkam, und sage ihr, einerseits sei sie nun bereit, sich auf die Couch zu legen, andererseits aber wolle die »rebellische Jugendliche« in ihr die Hausschlüssel haben. Sie sagt, das sei ganz und gar nicht der Fall. Die Haustür aufzuschließen, diene ihr dazu, das Unbehagen und die Verlegenheit zu vermeiden, die sich ihrer beim Warten vor der Tür bemächtigten und ihr die Möglichkeit einer guten und konstruktiven Sitzung verbauten. Dann fragt sie mich, ob ich während der Sitzungen mit anderen Patienten rauche. Dies ist eine Frage, die auf einer Antwort »besteht«. Ich habe das Gefühl, dass wir in dieser Sitzung auf dem besten Weg zu totaler Verständnislosigkeit sind, was sie ängstigen wird und auch mich in Enttäuschung, Frustration und »rauchende« Wut versetzt.

Ich frage mich: »Was ist, wenn ich diesen Vertex und die vielleicht mit ihm gegebenen Elemente des Entschlüsselns und des Über-Ich (vielleicht im -K) verlasse und ihr stattdessen entgegenzugehen suche?« Ich sage: »Mir kommt in den Sinn, dass Sie mich vielleicht bitten, die architektonischen Barrieren einzureißen, die zwischen Ihnen und mir vor unserem Zusammentreffen vorhanden sind.«

Erst nachdem ich diese Deutung vorgetragen habe, fällt mir ein, dass sie mir in der vorigen Sitzung die Fotografie eines Freundes im Rollstuhl gezeigt hatte. Dieser Freund hat einen Hirntumor, und vor diesem Leiden, mit dem sie inzwischen scheinbar umzugehen vermag, war sie früher erschocken und entsetzt. Also füge ich hinzu, dass vielleicht die Aufhebung der architektonischen Barrieren dazu dient, »Emilio« (dies der Name des Freundes) Zutritt zum Behandlungsraum zu verschaffen. Es sollte dann weder zum verlegenen Engpass des Wartens noch zu meinem Schweigen als Antwort auf ihre Fragen kommen.

Sie antwortet, indem sie sich fragt, ob nicht vielleicht auch sie, wie sie fürchtet, einen Hirntumor hat. Dies, so sage ich ihr, beweist, dass »Emilio, ein gelähmter Aspekt ihrer selbst«, nun endlich Zutritt zur Analyse gefunden hat, auch wenn es einstweilen eines besonderen Arrangements bedarf, damit er uns erreicht.

Carletto

Carletto kommt zu einem Beratungsgespräch mit einer Schachtel und einem Heft. Er begrüßt mich freundlich und holt einige kleine Scheiben hervor (sogenannte »Pogs«, die auf der einen Seite ein Bild aufweisen und deren andere Seite grau ist). Er stapelt sie übereinander und beginnt, andere, etwas schwerere Scheiben gegen sie zu werfen. Jedes Mal, wenn eine Scheibe herunterfällt, wird die farbige Seite sichtbar, und auf ihr erkennt man Flöhe, Totenköpfe und ein Krokodil. (»Ich habe zwei davon«, sagt er.) Mir wird klar, dass er mich um Hilfe dabei bitten will, seine Karten in derselben Weise auf den Tisch zu legen, wie er seine kleinen Scheiben aufdeckt. Und ich denke, dass viele meiner Fragen wie die schwereren Scheiben sein könnten, die beim Zusammenprall mit den anderen enthüllen, was darunter verborgen ist. Also frage ich ihn (mit demselben gedankenschweren Gesichtsausdruck, den er zu haben scheint): »Du machst Dir um vieles Sorgen?« »Ja, um die Schule und um meine Freunde.«

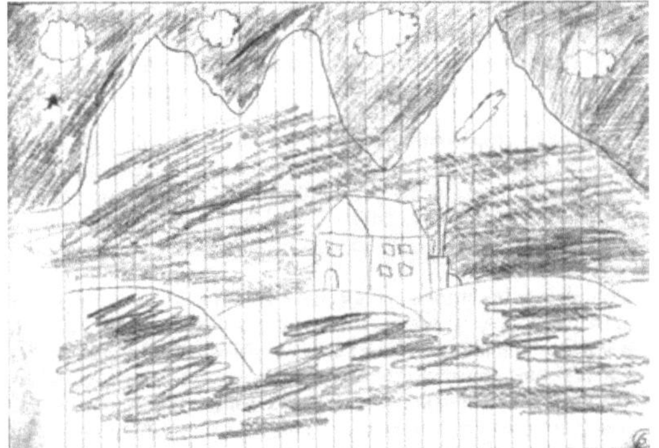

Abb. 5: Die von Carletto gezeichnete Landschaft

»Was passiert in der Schule?« (Inzwischen hat er das Spiel gewechselt und malt den Plan einer Stadt, die er als Mäusestadt bezeichnet.) »Die anderen Kinder sind fürchterlich, insbesondere Albertini; denn der denkt immer, ihm würde was gestohlen. Er ist absolut überheblich und sein eigener Feind.« »Er scheint mir ein rechter Big Bad Pete[15] zu sein«, sage ich ihm. Er lächelt mich an, und ich setze hinzu: »Und offenbar gibt es da keinen Chief O'Hara, der ihn stoppen könnte.« »Genau so ist es«, entgegnet er, und beschreibt mir dann all die Missetaten, in die ihn Big Bad Pete hineinziehen wollte. Doch nun könne er sich wehren, was ihm, als er noch kleiner war, nicht gelang. Ich sage ihm: »Nun, Du bist schon ein

15 A.d.Ü.: Name einer anthropomorphen Katze aus den Comics von Walt Disney. Dtsch.: Kater Karlo

bisschen wie Mickey Mouse, ständig im Kampf gegen Big Bad Pete und seine Bande.« »Ich will Dir was zeichnen.« Mit großer Genauigkeit zeichnet er dann ein Haus, eine Wiese und Berge (Abb. 5).
Ich habe plötzlich die Vision einer Landschaft, gesehen aus dem Maul eines Krokodils, mit den Zähnen in der Mitte … In diesem Augenblick stelle ich mir Carletto vor im Kampf mit Big Bad Pete als einem Krokodil, von dem er sich nach und nach distanziert, um Zugang zu einer Welt zu erhalten, in der es weniger Gier und Bemächtigungsverlangen gibt. Ich sage ihm, die Landschaft mit der Wiese und den Bergen sei sehr schön. Er antwortet: »Stell Dir vor, die Arbeit möchte ich machen, wenn ich groß bin … eine Arbeit im Wald … als Waldaufseher … den Tieren zu fressen geben und sie vor Wilddieben schützen.«

An diesem Punkt glaube ich, dass er wirklich und wahrhaftig den Bauch des Krokodils »verlassen« und sich in eine neue Welt begeben hat, in der er sich um seine eigenen Affekte und Bedürfnisse kümmern und sie gegen die eigene Charakterbande schützen kann.

Zum Schluss noch eine Bemerkung: Carletto ist ein Adoptivkind mit Verhaltensschwierigkeiten in der Schule sowie mit Diebstahlsdelikten (in der Vergangenheit). Dank der liebevollen und eifrigen Fürsorge seiner Adoptiveltern ist er zunehmend in die emotionale Realität seiner neuen Familie integriert. Als ihn seine Adoptiveltern aus dem Waisenhaus holten und zu sich nach Hause nahmen, war bei ihm Autismus diagnostiziert worden. Carletto sprach nicht, konnte niemandem ins Gesicht sehen und zeichnete nicht. Die Eltern baten mich, ihn periodisch zu untersuchen und zuzuwarten, ob sie selbst ihm würden helfen können, bevor er möglicherweise eine Therapie machte.

Das Scheitern der Narration und das -K

Oft kommt es nicht zu den erhofften Transformationen entweder aufgrund einer Stauung der narrativen Fähigkeiten durch einen Emotionsüberschuss, der letztlich das Feld verschließt, oder aufgrund der mangelnden emotionalen Verfügbarkeit des Analytikers (Bolognini 1994, 1997). Ich bemerke, dass ich, wenn ich müde bin, dazu tendiere, die Mitteilungen der Patienten sehr viel häufiger zu »deuten«, statt mit ihnen noch so spielen zu können, dass es zu Transformationen kommt. Während manche Patienten eine solche Einstellung (oder Situationen, in denen eine solche Einstellung notwendig wird) relativ lange tolerieren, können andere nichts ertragen, was über sie von nur einem gesagt wird (Riolo 1989).

Stefano

Während ich mit Stefano in einem derartigen Moment arbeite, entschlüssele ich seine Mitteilungen in der Übertragung. Zur folgenden Sitzung kommt er mit einer düsteren Miene und in niedergeschlagener Stimmung. Er hat sich unaufhörlich mit seiner Frau gestritten. Er will von ihr nichts mehr wissen. Sie ist unmöglich. Immer will sie das letzte Wort haben. Ihrer Tochter hat sie zu Hause Vorwürfe gemacht. Die hat sich in ihrem Zimmer eingeschlossen und schluchzend geweint. Er wollte ihr helfen, doch der Tochter kann nur »sie« zu Hilfe kommen. Da dachte er sogar daran, seine Frau zu schlagen …

Doch ich halte es keinen Augenblick für angemessen, all dies als Reaktion auf die Überdosis zu deuten, die ich ihm in der vorigen Sitzung verabreicht habe. Also bringe ich eine Puffer-Lösung ins Feld ein, um die Bissigkeit durch narrative, ungesättigte Kommentare zu entkräften, die die Schwierigkeiten aufgreifen, die er mit einer so unerträglichen »Frau« haben muss. Das Klima bessert sich, und er berichtet mir später, er habe an jenem Abend mit seiner Frau Frieden geschlossen, und sie habe ihm sogar sein Lieblingsessen gekocht.

Kapitel 4

Sexualität als narratives Genre oder als Dialekt im Behandlungszimmer des Analytikers: Ein radikaler Vertex

Schon seit den ersten Arbeiten Freuds hat die Psychoanalyse einen enormen Beitrag zu unserer Kenntnis der menschlichen Sexualität geleistet. Freud selbst gebührt das Verdienst, das Konzept der Psychosexualität eingeführt zu haben (Freud 1905; Green 1995). Auch dem Begriff der »sexuellen Zustände des Geistes« (Meltzer 1973) kommt grundlegende Bedeutung zu. Die Beiträge der Psychoanalyse zu den Theorien der frühkindlichen Sexualentwicklung und der mit ihr zusammenhängenden Fantasien, zur Sexualwissenschaft und zur Psychogenese sexueller Pathologien sind inzwischen Allgemeingut geworden (Zac de Goldstein 1984; Britton 1989; Eva 1995; McDougall 1995; Sapienza 1995; Rocha Barros 1997; Eizirik 1998; Faria 1998).

Das folgende Kapitel, das eine Ausarbeitung von Ideen darstellt, auf die ich bereits in früheren Beiträgen hingewiesen habe (Ferro 1996a, 1998d), handelt nicht von der Sexualität als solcher. Es geht in ihm vielmehr um eine einlässlichere Untersuchung des Funktionszusammenhangs des menschlichen Geistes durch die Verwendung von Mitteilungen über die Sexualität. Ich fokussiere mithin meine Aufmerksamkeit auf den »Behandlungsraum der Analyse« und gehe von der Überlegung aus, dass wir es in ihm in fast allen Fällen[16] mit *Geschichten* zu tun haben, in denen es auch um die Sexualität geht, also mit Narrationen von der Sexualität oder über sie.

Betrachten wir also die Frage, »worüber Patient und Analytiker reden«. Sie können von zeitliche Verschiebungen sprechen (das »Zuvor« in Freuds Theorien vom frühkindlichen Trauma und von der frühkindlichen Sexualität) oder von räumlichen Verschiebungen (vom »Anderswo« jener Theorien, die sich mit der Dynamik im Umgang mit Objekten befassen). Diese Theorien unterscheiden sich radikal von jenen, die das Unbewusste als etwas betrachten, das sich in einem Zustand fortdauernder Formierung durch unausgesetzte Alphabetisierungsprozesse in der Gegenwart befindet – also in der Transformation von Beta-Elementen in Alpha-Elemente. Von dem Vertex aus gesehen, dem ich gegenwärtig den Vorzug gebe (und der nach meiner Meinung am ehesten zu Transformationen führt), sprechen »Analytiker und Patient« alternativ hierzu unablässig *auch* von der gegenwärtigen Funktionsweise ihres Geistes in dem Feld, das sie konstituieren und fortgesetzt mit emotionalen Turbulenzen, Übertragungen und Fantasien über das Hier und Jetzt erfüllen (Bion 1962).

Meine starke Annahme in der vorliegenden Arbeit ist, dass Patienten zur Analyse kommen, weil sie »etwas Unverdautes« haben (Bion 1962), das in Alpha-Elemente transformiert werden soll. Dies jedenfalls ist unter günstigen Voraussetzungen der Fall. Doch es mag zusätzlich eine Schwäche des »Apparats zum Denken der Gedanken« vorliegen (PS ↔ D sowie ♀ ♂) (Bion 1962) oder in noch schwereren Fällen eine defiziente Alpha-Funktion (Bion 1962, 1963, 1965, 1992).

Wie solche »Arbeiten« vor sich gehen, wird fortlaufend wiedererzählt. Im ersten Fall (den unverdauten Tatsachen) umfasst das Verfahren die Transformation dieser Beta-Elemente (der »Betalomi« Barale und Ferro 1992) in Alpha-Elemente, also effektiv in emotionale Piktogramme. Im zweiten Fall (der Schwäche des Apparats zum Denken der Gedanken) umfasst es die Entwicklung von ♀ ♂ und PS ↔ D. Im dritten und

16 Ich gehe hier nicht ein auf das sexuelle Ausagieren während der analytischen Sitzungen. Denn es hängt einerseits (aufseiten des Analytikers) mit dessen eigener Pathologie zusammen und andererseits (aufseiten des Patienten) mit den vielen verschiedenen Formen des Agierens nach innen.

schwersten Fall (der defizienten Alpha-Funktion) umfasst es die progressive Introjektion einer angemesseneren Alpha-Funktion.

Selbstverständlich entscheidet der Patient sich für ein ihm entsprechendes narratives Genre. Das kann eine »vermischte Nachricht« sein, eine Art »Merkheft« oder im glücklichsten Fall ein »intimes Tagebuch« usw. Vom ersten Zusammentreffen mit dem Analytiker an und tatsächlich sogar vor diesem Zusammentreffen (Baranger und Baranger 1961–62) unterliegen die Geschichte des Patienten und seine Fantasien einer narrativen Dekonstruktion. Die ergibt sich aus den projektiven Identifizierungen, die im Feld zu zirkulieren beginnen, aus den emotionalen Turbulenzen, die sich in ihm aktivieren, sowie aus der Verfügbarkeit des »geistigen Raums« des Analytikers, seinen Fähigkeiten zur Rêverie und zur Transformation von $\alpha \Rightarrow \beta$. Letzteres wird sofort zum Dreh- und Angelpunkt der analytischen Begegnung (und zwar unabhängig von dem Dialekt, für den der Analytiker sich entschieden hat – also der historischen Rekonstruktion, der inneren Welt und ihrer Objekte, der aktuellen Beziehung oder des Feldes; Ferro 1996d).

Die funktionale Qualität des Prozesses $\alpha \Rightarrow \beta$ wird, wie gesagt, vom Patienten kontinuierlich »in Echtzeit« signalisiert und wiedererzählt. Wie ich weiter unten zeigen werde, fällt es auch unter einem theoretischen Gesichtspunkt nicht schwer zu verstehen, warum dies so ist.

Das hier hervorgebrachte Alpha-Element, das auch aus der Alpha-Funktion des Patienten entsteht, ist nicht direkt erkennbar, außer in den Fällen der sogenannten »visuellen *flashes*« (Meltzer 1982a, 1982b, 1982c, 1984, 1986; Ferro 1992, 1993e, 1996a; Bezoari/Ferro 1992a, 1996b). Stattdessen sind die *narrativen Derivate* des Alpha-Elements erkennbar (Ferro 1996b, 1996d, 1996e). Diese Derivate sind wie ein Tuch, mit dem ein Bild verhängt wird; durch ihre Narrationen ist das Bild in Umrissen zu erraten (Bion Talamo 1997).

Die Charaktere im Behandlungsraum der Analyse

Der Patient verfügt über ein fast unendliches Repertoire möglicher Geschichten, da er sich an Erinnerungen, Fantasien und Träume ebenso halten kann wie an das, was in der konkreten Außenwelt, was ihm selbst oder anderen geschieht usw. Im Behandlungsraum fordern wir, dass die Narrationen eines Patienten nichts Zufälliges an sich haben, sondern sich in einer bestimmten Art und Weise entfalten, um »etwas« mitzuteilen. Dieses »Etwas« ist in unterschiedlichen Formen konzeptualisiert worden (Ferro 1991a, 1993b, 1993c, 1996a): a) in den Lebensumständen der Kindheit und dem Familienroman; b) in den Umständen der Innenwelt; c) in den für Beziehungen bedeutsamen Tatsachen.

Meiner Meinung nach signalisiert jeder der beiden an einer Sitzung Beteiligten dem anderen *auch* die Qualität des reziproken Interagierens und des gemeinsamen Funktionszusammenhangs sowie den Grad des Erfolgs in dem Projekt, »unverdaute Tatsachen« in »Alpha-Elemente« sowie Approximationen in »O« zu transformieren. Übermittelt werden diese Signale durch Verwendung von Charakteren wie »mein Vater ...«, »mein Onkel ...« oder »mein Kater ...« die, je nach dem gewählten Vertex, in erster Linie verstanden werden als:

a) historisch-referenzielle Charaktere, die sich auf ein »Vorher und Danach« beziehen;
b) Charaktere als innere Objekte, die sich auf ein »Innen« des Patienten beziehen, das zuweilen »auf« oder »in« den Analytiker projiziert werden kann;
c) Charaktere als affektive Hologramme, die sich auf Funktionsweisen des Feldes in jedem seiner Sektoren beziehen.

Diese Charaktere konstituieren die dreidimensionale Frucht der Begegnung der »Traumgedanken während der Phasen des Wachbewusstseins« der beiden Mitglieder des analytischen Paars in den unendlich vielen möglichen Kombinationen jener Charaktere, die dieses Paar bewohnen.

Unter diesem Gesichtspunkt kann beispielsweise die Äußerung »mein Kater« auf einen beziehungsbezogenen Vektor oder Sektor des Feldes verweisen, in dem etwas »Katzenhaftes« herrscht.

Von diesem letztgenannten Vertex aus kann jede analytische Sitzung als erneute und fortgesetzte Narration der emotionalen Tatsachen des Feldes angesehen werden (Corrao 1986). *Dies kann in unterschiedlichen*

Dialekten geschehen: sie können sich auf den »Arbeitsplatz« beziehen, auf ein »Liebesverhältnis«, auf den »Bericht von einer Reise« usw.

Ich erinnere an den Jungen, der auf eine gesättigte Übertragungsdeutung erwiderte: »Ich habe im Fernsehen Wissenschaftler gesehen, die ein Ei in kleine Scheibchen geschnitten haben, um zu sehen, was drin war. Schade, denn sie haben damit das Küken daran gehindert, aus dem Ei zu schlüpfen.« In dieser Narration gibt er wieder, wie seine Alpha-Funktion (oder sein »Apparat zum Denken der Gedanken«) unsere vorausgegangene Deutung »visualisiert« hat. Seine Mitteilung ist, mit anderen Worten, das *narrative Derivat* einer Sequenz von Alpha-Elementen, die an sich selbst unerkennbar sind (aber mit den Piktogrammen der Gewalt und der Angriffe auf das Leben zu tun haben).

Wir sollten uns überlegen, ob wir eine solche Mitteilung direkt deuten sollten oder »nicht vielmehr« unseren Deutungsstil dahin transformieren sollten, dass er weniger persekutorisch wirkt und es dem Küken gestattet, aus dem Ei zu schlüpfen. Erinnern sollten wir uns auch an Bions Bemerkung in seinen *Clinical Seminars* (1987, S. 20), man könne »einem Säugling nicht lang und breit die Biologie der Speiseröhre erklären«.

Es kommt darauf an, dass es uns gelingt, im Feld eine »Transformation« herbeizuführen. Die Narrationen im Feld kann man sich vorstellen wie einen Rorschach Test des analytischen Paars, bei dem es darum geht, die in jenem Augenblick gegenwärtige Emotion, in Übereinstimmung mit dem zu erfassen, was Bion (1963, S. 11) als wesentliche Qualität einer psychoanalytischen Deutung betrachtet: »Die Extension in den Bereich von Sinn [...], Mythos [und] Leidenschaft.« Wir können beispielsweise die Aufmerksamkeit auf die »Dummheit der Wissenschaftler« lenken, auf die Nutzlosigkeit ihrer Arbeit oder auf die Gräuel, die dem Küken angetan werden. Auf diese Weise nehmen wir eine Position auf der Reihe C des Rasters ein, statt eine sterile, entschlüsselnde Deutung in unserem zwanghaften Dialekt zu geben wie etwa: »Du sagst mir, dass, was ich dir gesagt habe ...« (Dabei formulieren wir zugleich eine gesättigte Deutungshypothese für uns selbst, wenn wir wirklich eine brauchen). Wir sollten vielmehr im Dialekt des Patienten und im Einklang mit ihm bleiben, um zum »O« zu gelangen.

Ähnliche Überlegungen können zu jeder Mitteilung über die »Sexualität« angestellt werden, die in einer Sitzung vorgebracht wird. Die »Sexualität« ist, mit anderen Worten, ein Charakter oder eine Verbindung zwischen Charakteren, die man sich als etwas vorstellen kann, das zusammenhängt mit

a) einem Vorher (der frühkindlichen Sexualität) oder einem Anderswo (der konkret nach außen gerichteten Sexualität), wenn wir etwa an Freuds *Wolfsmann* denken;
b) einem Innern (der konkret nach innen gerichteten Sexualität oder der Sexualität der inneren Objekte) wie bei Melanie Klein und ihrer Schule;
c) einer Narration *im* Feld oder *des* Feldes in einem der vielen »möglichen Dialekte« von narrativen Derivaten des Alpha-Elements, also mit einem nicht mehr, aber auch nicht weniger bedeutsamen literarischen Genre als andere.

Unter diesem zuletzt genannten Gesichtspunkt, auf den ich bereits zuvor verwiesen habe (Ferro 1996a), stellt in einer Therapie »für mich als Analytiker« die Sexualität eine geistige Verbindung und Paarung dar: also die »Qualität« und »Modalität« des Zusammentreffens des Beta-Elements mit der Alpha-Funktion, die Behandlung der Gedanken und ihrer Mitteilungen durch die Oszillationen PS ↔ D, die ♀ ♂ Interaktion sowie die *Art und Weise, in der all dies wiedererzählt wird.*

Sexualität ist die Modalität einer Entwicklung von ♀, die sich durch den Zusatz von Emotionen ereignet, welche die Gewebefäden eines expandierenden Netzwerks konstituieren, sowie eines Wachstums von ♂ nach dem Modell »eines Mediums, in dem jene ›Inhalte‹ suspendiert sind«, die Gestalt gewinnen auf einer unbekannten Grundlage und in einer Atmosphäre der Toleranz gegenüber dem Zweifel (Bion 1962, S. 92). Wir wollen nun die klinischen Implikationen dieser Vorstellungen betrachten.

Die Phimose von Martina

Martina, eine junge Frau, die seit einigen Monaten in Analyse ist, hat immer wieder berichtet, dass sie seit jeher das »Banner der Unabhängigkeit« hochgehalten hat.

An einem Montag beginnt sie ihre analytische Woche, indem sie von der »Phimose« ihres Sohnes sowie von der Besorgnis spricht, die diese Vorhautverengung bei ihr auslöst, weil ein chirurgischer Eingriff möglicherweise nicht länger aufgeschoben werden kann. In diesem Augenblick halte ich es für geboten, ihr zu sagen, dass vielleicht auch im Behandlungsraum etwas Verborgenes, Weggeschlossenes, nicht Sagbares vorhanden ist und dass ich mich frage, was es wohl ist. Martina nimmt meine Bemerkung sofort auf und erwidert: »Es gibt da einige sexuelle Dinge, die ich zur Sprache zu bringen nicht den Mut fand«. Jetzt aber glaubt sie, dies nicht mehr vermeiden zu können. Dann berichtet sie, wie sehr es sie seit einigen Tagen erregte und ihr große Lust bereitete, wenn ihr Mann sie vor dem Geschlechtsakt fesselte und ihr mit einer Augenbinde die Sicht nahm. Schließlich erzählt sie den Film von Almodóvar *Légami*, von dem sie nicht weiß, ob er nun so heißt oder *Legámi* (also im Italienischen »Fessele mich« bedeutet oder einfach nur »Bindungen«). Es ist die Geschichte eines Mannes, der eine Frau an ein Bett fesselt, bis sie sich am Ende unsterblich in ihn verliebt. Das Paar lebt danach ein gemeinsames Leben, glücklich und ohne jeden Zwang.

Ich erwidere, dass alles, was sie berichtet, mich ihre Vorstellung, sie trage das »Banner der Unabhängigkeit«, bezweifeln lässt und dass sie offenbar sagt, sie wünsche eine Beziehung, in der sie sich letztendlich ganz bewusst einer anderen Person anvertrauen, jede Kontrolle über die Situation preisgeben und sich der Gewalt von Bindungen überantworten könne. Sie hoffe, eine »mit Gewalt« begonnene Geschichte könne (wie die Analyse) zu einer Geschichte werden, die für sie wichtig sei und sie lebendig mache. Sie antwortet, mittlerweile habe sie das Gefühl, dass ihr Mann ihr sehr nahe und sehr an ihr interessiert sei. Sie fühle sich von ihm verstanden. Aber sie erinnert sich auch, wie unangenehm es ihr in ihrer Verlobungszeit war, dass ihr Mann sie zwang, sich auszuziehen, auch wenn es nachher sehr schön war.

Ich gehe hier nicht ein auf die subtile Erotisierung, die in dieser ganzen Sequenz vorhanden ist. (Dies ist ein anderer Aspekt Martinas: Sie verwendet entweder erotische oder intellektualistische Erregungen, um depressive Erfahren zu vermeiden.) Mir geht es darum, dass der Inhalt dessen, was sie sagt, meiner Meinung nach klar und eindeutig auf die

Krise ihrer (Pseudo-)Unabhängigkeit verweist und auf den expliziten Beginn einer Beziehungsfähigkeit.

Der Bauernlümmel und die Mutter

Eine Patientin berichtet, sie habe gefürchtet, eine Reifenpanne zu haben, und als sie ihr Auto angehalten habe, habe sie ein Erdbeben gespürt. Sie beschreibt dann einige Visionen, darunter geisterhafte Schatten. Obwohl sie wusste, dass die ihrer eigenen Fantasie entsprungen waren, sah sie diese Schatten wirklich. Schließlich erinnert sie sich an eine Fernsehsendung über spiritistische Séancen.

Ich erinnere mich, dass sie direkte Deutungen als zudringlich empfindet. Da ich die jedoch für erforderlich halte, sage ich ihr, dass nach meiner Befürchtung »bald der Schwiegervater mit einem jener Geschenke auftauchen« wird, die sie verstören. (Im Wörterbuch dieser Analyse erscheint der Schwiegervater jedes Mal, wenn ich aktiv eine Deutung vortrage, deren Sinn sie akzeptiert, aber für zudringlich hält.) Dann sage ich ihr, die Reifenpanne und das Erdbeben erinnerten mich daran, dass die Sitzung am nächsten Montag ausfallen werde – also an die Panne in der Abfolge unserer Sitzungen und an die Erschütterung unseres gewohnten Stundenplans. Die geisterhaften Schatten, füge ich hinzu, ließen mich an die Sitzung vom Vortag denken: die Erinnerungen an Situationen, die sie mit der Mutter in ihrer frühen Kindheit erlebt hatte, »die Sie gestern sehr intensiv in Ihrer Fantasie nacherlebt haben, so als wären sie wirklich.«

Sie antwortet nach einer kurzen Pause, ihr falle eben Guido ein, ein Bauernlümmel vom Lande, der sich ihr, als sie klein war, mehrfach zu nähern versucht hatte. Er hatte sie küssen und berühren wollen, und ihre Mutter hatte sie nie verteidigt. Ich denke mir, dass »Guido« im Feld Gestalt gewinnt nach meinen direkten Deutungen, von denen sie sich »berührt« fühlt. Zudem glaubt sie, von einer Analytiker-Mutter kaum verteidigt zu werden, die mich als den zudringlichen Guido nicht daran hindert, sie zu berühren. Statt dies durch eine Übertragungsdeutung explizit zu machen, sage ich nur, es müsse sehr schmerzhaft für sie gewesen sein, eine Mutter zu haben, die sie in schwierigen Augenblicken nicht geschützt hat. Dann denke ich, dass ich mich mit meinen Deutungen eher zurückhalten sollte.

Nach einem *Schweigen meinerseits* (das sich aus meinen vorausgegangenen Überlegungen ergibt) sagt die Patientin: »Heute haben Sie nicht viel Lust zu arbeiten.« Ich sage ihr, sie fürchte vielleicht, dass ich keine Lust zu arbeiten hätte, wenn ich »Guido« zurückhalte, der hinter ihr her ist und sie mit allzu expliziten Deutungen berührt.

PATIENTIN: Weil ich nicht gewohnt bin, eine Mutter zu haben, die mich beschützt. Ich weiß gar nicht, wie das ist.

ANALYTIKER: Und vielleicht fürchten Sie, mehr Respekt sei ein Zeichen von Distanz und Indifferenz.

PATIENTIN: Aber es ist wirklich so, dass ich mir eine Mutter vorzustellen beginne, die als Anwältin der Verteidigung auftritt, die sich um mich sorgt, statt mich zu beschuldigen.

Wer ist dieser Junge?

Dies ist die erste Frage, die sich eine junge Kollegin, wie sie berichtet, bereits bei ihrem ersten Zusammentreffen mit Berto gestellt hat (Marascutto 1996). Der Junge wurde zu einem Beratungsgespräch gebracht, weil er ein »Mädchen« sein wollte.

Die Mutter erzählt mir, sie habe sich kürzlich von ihrem Mann getrennt, mit dem sie zum Zeitpunkt der Zeugung von Berto eine schwere Krise durchgemacht habe. Sie hatte sich in einen anderen Mann verliebt und sei gegen ihren Willen, fast mit Gewaltanwendung schwanger geworden. Sie habe sogar versucht, mit einer »Pille danach« eine Abtreibung vorzunehmen, aber ohne Erfolg. Dann habe sie gedacht, sie wolle »zu dem Kind halten und nicht zu ihrem Mann«. Sie beschreibt Berto als unsympathisch; er habe sich »nie an sie gebunden« gefühlt. Einmal habe sie ihm einen Finger gereicht, und das habe ihn beruhigt. Schon mit drei Jahren hatte er klar und eindeutig erklärt: »Ich will ein Mädchen sein.«

Der Vater sagt in einem späteren Gespräch, der Junge habe sich ein rosafarbenes Zimmer gewünscht. Wenn er homosexuell sein wolle, sei ihm das auch recht. Als sie zum Karneval ein Kostüm kaufen gingen, habe er zunächst ein Mädchenkleid haben wollen, sich dann aber, ermutigt durch die Verkäuferin, für das Kostüm eines *Power Ranger* entschieden.

Nach diesen Schilderungen sage ich, der Junge habe voll und ganz dem Programm seiner Mutter entsprochen. Voller Wut und Hass auf ihren Mann habe die Mutter keinen Platz für den ganzen Jungen gehabt, und das genetische emotionale Erbe des Mannes, das »Y« sei sozusagen draußen geblieben ... Um im Geist seiner Mutter einen Platz zu finden, habe er den Kontorsionisten geben müssen, aber das vom Vater stammende Y blieb, wie es schien, draußen – und zwar im Hinblick auf seine männliche Identität ebenso wie in anderen Bereichen.

Es gibt für den Jungen keinen Raum. Selbst wenn man ihm gut zuredet, kommt ein Power Ranger zutage ... mit all der Wut und dem Hass einer embryonenhaften männlichen Identität, der es letztlich gelungen ist, sich der Abtreibung zu widersetzen. Diese Schilderung gilt selbstverständlich nur in mentaler Hinsicht.

An diesem Punkt zeigt die junge Kollegin mir die ersten Zeichnungen, die Berto während der Therapie angefertigt hat. Ein Blatt enthält verschiedene sehr mädchenhafte Skizzen: eine kleine Wiese, Blümchen, eine Truhe und ein Bett (Abb. 6) ... und eine kleine Arbeit in Papier zeigt ein Mädchen mit einem enormen dreidimensionalen papierenen Schnuller im Mund (Abb. 7). Öffnet man den Deckel der Truhe (Abb. 8), sieht man sofort die Umrisse eines Jungen mit Testikeln, einem Penis und langen Hosen. Hebt man die Bettdecke an, sieht man ein Kopfkissen und ein Laken, die einen enormen Penis verbergen ... und auch der dreidimensionale Schnuller ist nichts anderes als ein enormer Penis.

Da haben wir sie nun also: Alle Emotionen und projektiven Identifizierungen sowie die Wut und der Hass, die im Geist der Mutter keinen Platz gefunden haben, sind hier ohne Alphabetisierung vorhanden (Borgogno 1994b), und er muss »sie allein für sich saugen«. Das Mädchen ist nichts weiter als die (von Berto verfertigte) Maske eines Power Ranger oder vielleicht auch eines wutentbrannten Dschingis Khan auf der Suche nach dem ihm zustehenden Ort. Dies können wir aus einer weiteren Zeichnung folgern, auf der ein Piratenhut aus einem maskierten Gesicht hervortritt (Abb. 9).

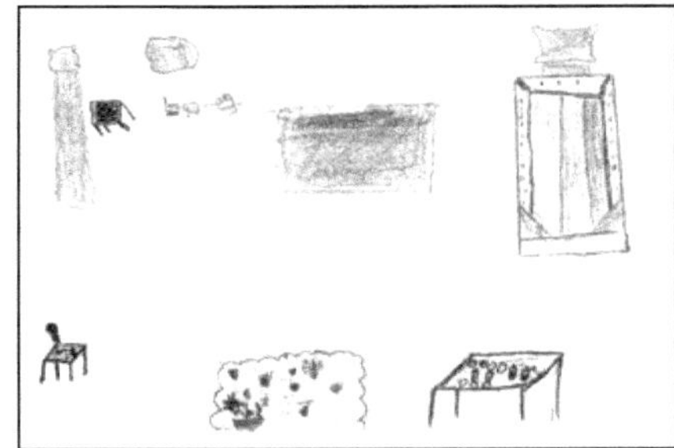

Abb. 6: Bertos Zeichnung mit einer kleinen Wiese, Blümchen, einer Truhe und einem Bett

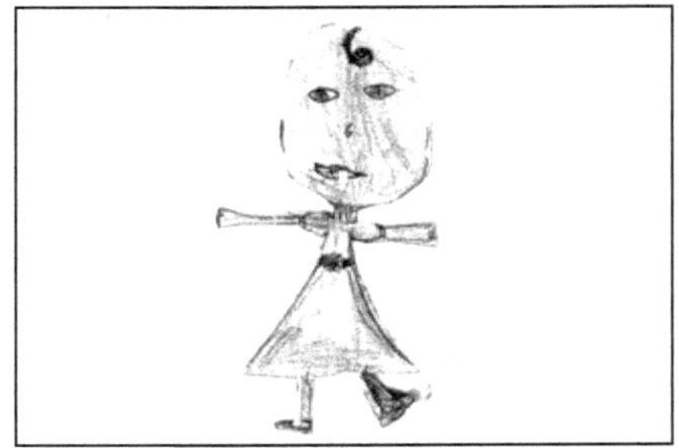

Abb. 7: Zeichnung, auf der ein Mädchen einen großen dreidimensionalen Schnuller aus Papier im Mund hat (der auf der Abbildung nicht zu sehen ist)

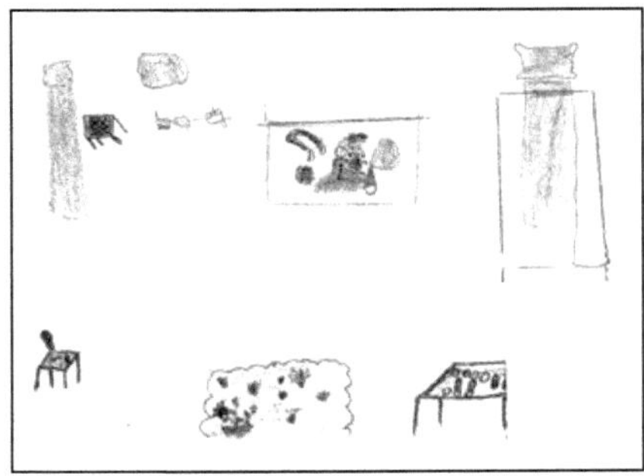

Abb. 8: Was in der Truhe und unter der Bettdecke ist

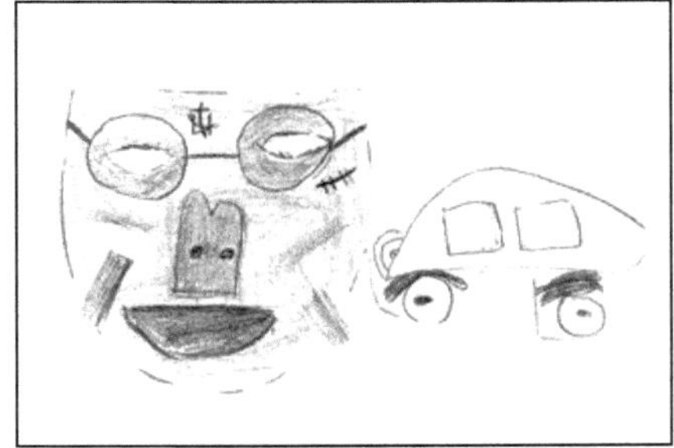

Abb. 9: Bertos Zeichnung eines maskierten Gesichts

Lauretta

Lauretta ist oft verlegen wegen der sexuellen Themen, die ihr während der Therapie in den Sinn kommen. Nun hat sie ein Problem: Ihr Mann würde gern *a tergo* mit ihr verkehren und er sagt, dass seiner Meinung nach auch sie das will. Aber diese Vorstellung jagt ihr einen Schrecken ein. Sie fürchtet, verletzt zu werden und blutend bei der Ersten Hilfe zu landen.

Mir fällt ein, dass sie sich in der Woche zuvor schlecht fühlte nach einer meiner Deutungen, die ein Thema berührte, das sie für tabu hielt und lange gemieden hatte. Folglich sage ich ihr, dass ich mich frage, ob ihr Problem nicht darin besteht, sich in der Analyse gehen zu lassen, also in der Beziehung *a tergo* zu mir, und dass sie sich vielleicht frage, ob sie dies voll Vertrauen oder aber nur voller Schrecken tun könne, falls ich sie mit dem, was ich sage, verletze.

Dann erzählt sie mir von einem sehr schönen Film, den sie gesehen hat, *Mary Reilly*. Er schildert die Geschichte von Doktor Jekyll und Mister Hyde aus der Sicht eines jungen Hausmädchens. An diesem Punkt kann ich ihr sagen, dass es schwer fällt zu wissen, wer hinter einem steht: »Dr. Ferro oder Mister Iron.«[17] Lachend antwortet sie: »Doch ich glaube, mein Mann liebt und versteht mich.«

Theoretische Überlegungen: Alpha-Elemente und ihre narrativen Derivate

Ich möchte nun das wieder aufgreifen und weiter ausführen, was ich zu Beginn des vorigen Kapitels festgestellt habe. Ich erinnerte dort daran, dass Bion von einer fortdauernden seelischen Aktivität ausgeht (der Alpha-Funktion), die alle Formen von Afferenzen über die Sinnesorgane in einem visuellen Element (dem Alpha-Element) synkreti-

17 *Ferro* (der Name des Analytikers) bedeutet auf Italienisch »Eisen«, während *Iron*, das englische Wort für »Eisen« im Italienischen einen Verweis auf »unmäßige Wut« anklingen lässt.

siert. Diese visuellen Elemente werden ihm zufolge kontinuierlich und sequenziell gebildet (Bléandonu 1995).

In einem äußerst einfachen Beispiel vom Typ des *Memory*[18] könnte eine Sequenz der Karten bestehen aus Blume – Kirsche – Mücke. Sie könnten Piktogramme einer zunächst angenehmen, dann schmackhaften und schließlich leicht irritierenden Erfahrung darstellen – wie beispielsweise einen Kurzfilm über ein paar Leute, die sich zunächst unterhalten, dann schweigen und schließlich etwas tun … oder ein analytisches Paar.

Gemäß den verschiedenen Sinneswahrnehmungen, die unablässig hereinkommen, werden kontinuierlich weitere visuelle Fotogramme gebildet. Wenn diese Elemente nach und nach hervortreten, können sie wie in einem imaginären *Memory* aufgedeckt werden und bilden dann das System des Bewusstseins, oder sie bleiben unaufgedeckt und bilden das System des Unbewussten.

Mit anderen Worten, das Unbewusste liegt nicht flussaufwärts, sondern flussabwärts vom Zusammentreffen des Beta-Elements (Selbstwahrnehmung – Außenwahrnehmung) mit der Alpha-Funktion. Es wird folglich, wenn wir uns an den Vergleich mit dem *Memory* halten, auch seinerseits konstituiert von verdeckt liegenden Alpha-Elementen. Doch das Unbewusste kann auch bewohnt sein durch die von Bion sogenannten »unverdauten Tatsachen«, also durch Anhäufungen von emotionalen oder sensorisch-perzeptorischen Proto-Spannungen, die nicht in visuelle Elemente transformiert und damit verdaut, also denkbar gemacht worden sind. Diese unverdauten Tatsachen sind indes keine Beta-Elemente, sondern wir können sie als nur teilweise verdaute und verstoffwechselte Beta-Elemente auffassen, eben als Balpha-Elemente.[19]

---

18 *Memory* ist ein Kartenspiel für Kinder. Auf der einen Seite jeder Karte ist ein im ganzen Spiel jeweils nur zweimal vorhandenes Bild, auf der anderen Seite haben alle Karten dasselbe Muster. Das Alpha-Element ist in Wirklichkeit ein sehr viel komplexeres und mit anderen zusammenhängendes emotionales Piktogramm. Zu Zwecken der Verdeutlichung habe ich es hier bis zur Unwahrscheinlichkeit so simplifiziert, als enthielte es nur ein einzelnes und einfaches Bild. Wir könnten es viel eher mit einer Tarockkarte vergleichen.

19 Das Konzept des Balpha-Elements erscheint mir nützlich, weil es ein teilweise verdautes Beta-Element bezeichnet, das eben als eine »unverdaute Tatsache« gespeichert werden kann, sich aber sowohl von den Alpha-Elementen wie von den unverarbeiteten Beta-Elementen unterscheidet. Vergleichbar wäre es mit einer nicht vollendeten wiederkäuenden Vorverdauung.

Das Alpha-Element oder die Sequenz von Alpha-Elementen *Blume – Kirsche – Mücke* ist nicht direkt erkennbar außer in zwei Fällen:

a) wenn das Alpha-Element, ein Fotogramm aus dem Film der »Traumgedanken während der Phasen des Wachbewusstseins«, dem Apparat entweicht, der es in sich beschlossen halten sollte, wenn es nach außen projiziert und dort gesehen wird. In einem solchen Fall würde ein Patient sozusagen eine Blume, eine Kirsche oder eine Mücke sehen, die seinen seelischen Zustand in diesem beziehungsbezogenen Augenblick synkretisiert.
b) Wenn wir in Kontakt mit einem Alpha-Element treten und es dank unserer Fähigkeit zur sogenannten Rêverie direkt »visualisieren« können. In der Rêverie tritt ein gewöhnlich gut abgeschirmtes Bild hervor, und wir können es mit dem »Auge des Geistes« sehen. Dies ist die größte Nähe und der äußerste Kontakt, den der Geist sich selbst gegenüber zu erreichen vermag.

Ein Kennzeichen des Alpha-Elements besteht darin, dass es in Echtzeit piktografiert und absolut unvorhersehbar synkretisiert wird, d. h., es wird nicht unter Verwendung vorab festgelegter Symbole gebildet, sondern es ist von Mal zu Mal ein einzigartiges und nicht wiederholbares poetisch-bildhaftes Werk.

Ein Beispiel für Ersteres ist die überaus alarmierte Reaktion einer meiner Patientinnen, die ich um eine Honorarerhöhung gebeten hatte: »Ich sehe ein Huhn, das gerupft und ausgenommen wird.« Hier war das Alpha-Element, das visuelle Fotogramm, hervorgebrochen und sichtbar geworden. Wenn wir auf diese bereits von Meltzer (1982a, 1982b, 1984) beschriebenen Phänomene Acht haben, bemerken wir, dass sie sehr viel häufiger auftreten, als gemeinhin angenommen.

Der zweite Fall lässt sich veranschaulichen durch eine Sitzung, die mir unfassbar banal erschien und in der ich einen Friedhof voller Gräber »sah«. Dadurch trat ich in Kontakt mit den sehr tief vergrabenen depressiven Ängsten meines Patienten, und es gelang mir, das richtige Register zu finden, um Kontakt aufzunehmen zu seinen suizidalen Absichten, indem ich den Inhalt meiner Reverie mit dem in Verbindung brachte, was er mir berichtete.

Der Stil, die Qualität und das piktoriale Genre des Alpha-Elements sind jedem menschlichen Individuum eigentümlich. Sie konstituieren den tiefsten Wahrheitskern der Seele im Verhältnis zu den je eigenen Emotionen und Wahrnehmungen. Ein Alpha-Element ist stets »privat« und in keiner Hinsicht verallgemeinerungsfähig. Gewöhnlich haben wir es jedoch nicht mit Patienten zu tun, die ein Alpha-Element projizieren, oder mit Analytikern, die stets zur Reverie in der Lage sind. Sind also Alpha-Elemente außer auf diesen beiden schmalen Wegen nicht erreichbar? Keineswegs! Das Seelenleben, die Wurzel unseres Denkens, wird durch Alpha-Elemente konstituiert, deren *narrative Derivate* wir erkennen können. Sie erblühen unablässig in den Erzählungen, die uns in der Therapie dank *der narrativen Fähigkeit des Geistes im Wachzustand* (dem Apparat zum Denken der Gedanken) erzählt werden.

Blume – Kirsche – Mücke könnten zu einem Diskurs des Patienten führen, in dem das »Konzentrat« oder die »Essenz« (Blume – Kirsche – Mücke) in eine Narration aufgelöst erscheint: Wird das Hier und Jetzt des Feldes zu einer angenehmen Erfahrung, die wohlschmeckend und dann leicht irritierend wirkt, so lässt sich *dies* in einer *unendlichen Vielfalt* möglicher Genres erzählen:

a) *als Kindheitserinnerung.* »Als ich klein war, freute ich mich stets, wenn die Großeltern mit ihren Süßigkeiten kamen. Dann aber wurde ich wütend, weil ich immer bis zur Essenszeit warten musste, um die Süßigkeiten zu mir nehmen zu dürfen.«
b) *als ein scheinbar äußerliches tagebuchähnliches Genre.* »Heute öffnete mir meine Frau ganz schwungvoll die Tür, und man konnte sehen, dass sie glücklich war. Doch als sie mir dann von einem Anruf meiner Schwägerin erzählte, war ich sehr besorgt.
c) *als sexuelles Genre.* »Mit Giulia zu schlafen verschaffte mir anfangs große Befriedigung. Schade, dass ihre geringe Teilnahme mich irritierte.«

Wir könnten fortfahren mit d), e), f), g), h), i), l), … z). Es würde sich immer weiter nur um narrative Verkörperungen derselben emotionalen Erfahrung handeln: *Blume –Kirsche – Mücke.* In dieser Hinsicht stellt die Sexualität die Wahl eines narrativen Genres dar und ist für das Alpha-Element, was der Plot für eine Fabel ist.[20] Darüber hinaus kann auch ein Alpha-Element ein emotionales Erlebnis sexuell piktografieren. Es gibt mithin zwei Orte sexueller Bilder: das Alpha-Element selbst und das mit ihm zusammenhängende narrative Genre.

Was ist der Ursprung der Sequenz von Alpha-Elementen? Die Antwort ist offenkundig: Es ist das *Hier und Jetzt des emotionalen Feldes*, auf das sie verweisen. In ihm fließen die Übertragungen und die Fantasien zusammen, welche die Matrix und den Antrieb der Analyse ausmachen. Folglich ist es das *Hier und Jetzt* des emotionalen Feldes, das ins Alpha transformiert und dann erzählt wird.

Doch nicht alles geht so reibungslos vor sich. Das kreative Handeln des analytischen Paars wie jedes Geistes wird ständig durch die Ankunft neuer Quantitäten von Beta- oder Balpha-Elementen getestet (wobei es sich bei letzteren, wie zuvor gesagt, um wieder hervorgewürgte und nur teilweise verdaute Elemente handelt). Das führt zu einer Sequenz: Blume – Kirsche – Mücke/Beta- oder Balpha-Turbulenz.

Mit den Beta- oder Balpha-Turbulenzen (also von nur teilweise verdauten und wieder hervorgewürgten Elementen) entsteht das Problem einer Fähigkeit der Beteiligten, andere Alpha-Elemente zu bilden, die mit diesen Turbulenzen konsistent sind und ihnen einen Sinn verleihen können. *Türkensäbel – Löwe – See* kann beispielsweise eine Beziehungsform bedeuten, die auf etwas Schneidendes verweist, das gefährlich wird und sich dann beruhigt. Nicht immer laufen die Dinge so günstig ab; dann kommt es nicht zu dieser Transformation von Beta (oder Balpha) → Alpha, und die Turbulenz besteht weiterhin oder wird verstärkt, und es kommt zu Ausstoßungen.

Die bisherigen Bemerkungen beziehen sich auf das Feld und seine Bewegungen im Wachzustand.[21] Selbstverständlich gibt es jedoch einen

20 Die »Fabel« ist ein Grundschema der Narration, die Syntax der Charaktere, während das Geflecht des Plots die Geschichte ist, wie sie faktisch erzählt wird und an der Oberfläche erscheint (Eco 1979).

21 Was ich über das Alpha-Element in rein visuellen Termini ausgeführt habe, ist in Wirklichkeit komplizierter, weil Alpha-Elemente auch auditiv sein oder das Normalgefühl eines allgemeinen körperlichen Wohlbefindens betreffen können. Die grundlegende Argumentation bleibt dabei jedoch gleich.

weiteren Zugang zum Alpha-Element – nämlich den »Königsweg« des nächtlichen Traums und seiner Erzählung. Er wird dargestellt von Bezoari und Ferro (1992a) und ist Gegenstand des folgenden Kapitels.

Abschließende Bemerkungen

Mitteilungen in der Analyse beziehen sich auf das »analytische Feld«. Selbst wenn die Art der Interaktion zwischen Analytiker und Patient in einer unendlichen Vielzahl von Dialekten erzählt werden kann, sprechen diese Mitteilungen von diesem Feld und von sonst gar nichts.

Warum, so frage ich mich, sollte dieser »analytische Vertex« nicht gelten, wenn ein Patient von der »Trockenheit der Vagina seiner Frau« redet oder eine Patientin von der »Ejaculatio praecox« ihres Mannes, die ihr nie die Gelegenheit verschafft, ihre Zusammenkunft leidenschaftlich zu erleben, oder ein junges Mädchen von dem Exhibitionisten berichtet, der direkt vor ihrer Schule »seinen Mantel öffnet«?

Die Annahme, dass uns solche oder ähnliche Mitteilungen nur im Hinblick auf die »wirkliche Sexualität« und nicht in Bezug auf die »Sexualität in der Therapie« interessieren, würde nach meiner Meinung *das* Spezifikum des »analytischen Labors« für tot erklären.[22] Unter der »Sexualität in der Therapie« verstehe ich beispielsweise im Fall der »trockenen Vagina«, dass möglicherweise ein besonderes Gebiet des Feldes ausgetrocknet ist und die Beziehung angesichts einer fehlenden Gleitsubstanz als schmerzhaft empfunden wird. Eine vorschnelle Ejakulation kann auf eine überhastete explizite Deutung verweisen, die das Vergnügen an einer gemeinsam erlebten Bedeutung nimmt. Also das Vorhandensein eines »inkontinenten Bestandteils« im Feld, das transformiert werden muss, damit es Leidenschaft halten und erfahrbar werden lassen kann. Und der Exhibitionist verweist auf eine Enthüllung exzessiv roher Inhalte, die nur Desorientierung zur Folge haben können. Diese Beispiele sollten als bloße »Übungen« aufgefasst werden, denn es

22 Vgl. die radikal entgegengesetzte, aber theoretisch sehr interessante Auffassung von Bonasia (1997).

gibt selbstverständlich in einem auf das Feld abgestellten Ansatz nicht die Möglichkeit, eine Mitteilung eindeutig zu entschlüsseln, sondern man kann mit diesem Ansatz nur Bedeutungen generieren, die sich fortlaufend entwickeln und miteinander verknüpft werden (Corrao 1981, 1989; Borgogno 1997a, 1997b; Gaburri 1997; Vallino 1997).

So gesehen gibt es in der Therapie »nur und unablässig Sex«, und zwar offenkundig in dem Sinn, dass zwei Menschen sich aufeinander beziehen, und das eben *ist Sex*, auch wenn die unerlässlichen Abstinenzregeln implizieren, dass es sich hier um »keuschen« Sex handelt. Keusch ist er allerdings nicht im Hinblick auf die Emotionen, die dabei aktiviert und durchlebt werden, sowie im Hinblick auf die (auch sexuellen) Fantasien einer fortdauernden Vereinigung *zweier Seelen* – die Sexualität der Schicksale von ♀ ♂ sowie $\alpha \rightarrow \beta$.

Selbstverständlich ist die Psychoanalyse kein Selbstzweck, sondern dient einer grundlegenden Transformation derer, die sich ihr anvertrauen. Im Fall der Dame, deren »Ehemann« unter einer Ejaculatio praecox leidet, könnte die Analyse beispielsweise dazu dienen, den inkontinenten Anteil dieser Dame zu »transformieren«, der sie zwang, einen Mann mit Ejaculatio praecox zu heiraten, um so das Problem ihrer eigenen Inkontinenz auszuleben (und bei sich bietender Gelegenheit davon zu reden). Oder sie kann kontinent werden und nicht länger das Symptom ihres Mannes begünstigen. Daneben sind unbegrenzt viele andere Verläufe möglich. Aber die Ejaculatio praecox des »Ehemanns« wird in der analytischen Therapie ganz ebenso behandelt, wie in ihr das Symptom behandelt würde, »nicht in der Lage zu sein, den eigenen Schreibtisch in Ordnung zu halten.«

Ist ein Problem erst einmal in der Therapie nach Abschluss einiger Transformationen gelöst, so wirken sich diese unvermeidlich in einem Draußen aus, das für uns als Analytiker ein »Außerhalb des Feldes« darstellt, zu dem wir wie alle übrigen Zutritt haben, aber nicht mehr als »Analytiker«; denn für Analytiker ist jedes »Außerhalb des Feldes« ein »Außerhalb des Spiels«. Um den Status eines Analytikers zu besitzen, muss der Analytiker lebendig sein und einen lebendigen Patienten ebenso haben wie ein funktionierendes *Setting*. Außerhalb dieses Kontexts ist er ein Mann oder eine Frau mit dem Recht, eine eigene Meinung über alles zu vertreten, nicht aber spezifisch als Analytiker.

Dies läuft nicht darauf hinaus, unsere gemeinsame Geschichte zu verleugnen, auf die ich zuvor bereits hingewiesen habe, sowie unsere dankbare Verbundenheit mit jenen Theorien und Modellen, die unsere größten gemeinsamen Nenner darstellen. Nie dürfen wir aufhören, über sie nachzudenken. Wir müssen uns vielmehr dessen bedienen, was wir wissen – wie es der schöne Titel des Buches von Roberto Speziale-Bagliacca *On the shoulders of Freud* nahe legt. Zu nennen sind hier freilich auch die Namen von Melanie Klein und Wilfred Bion wie die einiger anderer Größen. Dann sehen wir etwas, was für die heutige Zeit spezifisch ist im Blick auf jenes Feld, das sich durch psychoanalytische Forschungen beständig erweitert (Bion). In diesem Feld existieren nebeneinander stets auch andere Vertices, andere organisatorische Möglichkeiten, andere Modelle und Theorien.

Zusammenfassend lässt sich sagen, dass es verschiedene klinische ebenso wie theoretische Modelle gibt. Der grundlegende Aspekt eines von ihnen ist das *Gedächtnis* mit all seinen komplexen Verbindungen und Schicksalen. Das Erinnern ist ein Gegenmittel gegen das Wiederholen. Und das Erinnern erlaubt es, die Tür zum Gedächtnis zu öffnen. Das Gedächtnis ist der Garant der erinnerten Wirklichkeit, obwohl es auch tiefer liegende Erinnerungen geben mag, die sich dialektisch mit Deckerinnerungen abwechseln.

Ein weiteres Modell konzentriert sich auf die inneren Objekte und ihre Schicksale. Es ist von grundlegender Bedeutung, die Angst des Patienten aufzugreifen und die Fantasien aufzudecken, welche den Wechselbeziehungen zwischen den inneren Objekten zugrunde liegen, von denen viele nach und nach auf den Analytiker projiziert werden können.

Der zentrale Aspekt eines wieder anderen Modells besteht in den Wechselbeziehungen zwischen den »Traumgedanken während der Phasen des Wachbewusstseins« beim Patienten und beim Analytiker. Es geht hier um die unablässige Konstruktion und Dekonstruktion dieser Traumgedanken, um einen Prozess, der jene *Figuren des Feldes* hervortreten lässt, durch die das Feld fortwährend erzählt wird.

Wenn ich auf mein bereits mehrfach erwähntes Interesse an den Charakteren in einer Sitzung zurückkomme, dann ergibt sich bereits aus der

Struktur der genannten Modelle, dass die Charaktere beim ersten vor allem als solche verstanden werden. Sie gehören hier zur realen äußeren und vergangenen Geschichte des Patienten. Die Rede ist hier, wenn sie anthropomorph wird, von »Personen«. Im zweiten Modell erscheinen die Charaktere als Manifestationen »innerer Objekte« und bieten mithin Aufschluss über Fantasien. Im dritten Modell verweisen die Charaktere auf ein Bedürfnis nach jenen »narrativen Knoten«, die eine erzählerische Verbindung zwischen dem wechselseitigen Funktionszusammenhang und seelischen Interagieren von Patient und Analytiker erlauben. Sie sind das, was ich als funktionale Aggregate oder affektive Hologramme bezeichnet habe.

Selbstverständlich gewinnen diese drei Modelle Gestalt, je nachdem an welchem Ort sich der Analytiker positioniert. Im Kontext des Feldes können sie nebeneinander existieren und miteinander auf unendlich vielfältige Weise verbunden sein. Während all dies offenkundig für anthropomorphe Charaktere gilt, ist es in gleicher Weise auch auf jeden »nicht anthropomorphen Charakter« anwendbar, wie unbedeutend er sein mag, sowie auf die Beziehungen zwischen Charakteren. Der »Penis«, der »Geschlechtsverkehr mit«, die »Ejaculatio praecox« wie im Übrigen auch »mein Mann«, »mein Sohn«, »mein Kater« sind in den drei Modellen auf jeweils andere Weise existent. Im ersten beziehen sich der Penis oder der Geschlechtsverkehr auf den »wirklichen Penis« oder eine ausagierte Sexualität. Im zweiten auf die einschlägigen frühen Fantasien, und im dritten sind sie Figuren in der Geschichte, welche die Orte und Funktionszusammenhänge des Feldes nacherzählt.

Kapitel 5

Der Wachtraum: Theoretische und klinische Aspekte

Meiner Meinung nach sollten wir an den Traumgedanken, die während einer analytischen Sitzung auftreten, gerade so interessiert sein wie an den aufgezeichneten und uns nachträglich berichteten Nachtträumen. Traumartige Phänomene während der Analyse sind einer der Grundpfeiler im Denken von Bion: Im Wachbewusstsein wie im Schlaf gibt es eine Art zu »träumen«, die uns in die Lage versetzt, Alpha-Elemente zu bilden, eine Kontaktschranke zu errichten und das Bewusste vom Unbewussten zu unterscheiden (Bion 1962, 1963, 1965; Meotti 1987; Hautmann 1977, 1981, 1996).

Bevor ich diese Dinge im Detail erörtere, möchte ich darauf hinweisen, dass dieses Kapitel eine Idee weiter entwickelt und vertieft, die ich zuerst in einem gemeinsam mit Bezoari verfassten Aufsatz dargelegt habe, den ich noch immer für aktuell halte (Bezoari, Ferro 1992a). In diesem Aufsatz haben wir nacheinander die wichtigsten psychoanalytischen Konzeptionen von »Träumen« untersucht. Wir begannen mit dem berühmten Traum des Wolfsmanns (Freud 1914). Wie wir damals sagten, fanden wir uns versucht, ihn als präzise Beschreibung dessen zu betrachten, was, von dem Vertex des Patienten zu jener Zeit aus gesehen, im Behandlungsraum der Analyse geschieht. Wir bemerkten Freuds außerordentliche Fähigkeit, dem Patienten eine Geschichte zu erzählen und damit eine narrative Transformation herbeizuführen (Corrao 1991), ohne des vollen Ausmaßes der Gewalt dieser Beziehung im Hier und Jetzt (im Blick auf den Vertex des Patienten) gewahr zu werden. Diese Transformation verlieh den Schrecken und der Panik des Patienten eine glaubhafte, verdaute und akzeptable Form; denn es heißt bei Freud: »Der Wolf lässt sich beim Bäcker die Pfote weiß machen« (GW X, S. 7f.)

Wir wandten uns dann einem Modell der Deutung zu, das wir aus dem Werk von Abraham und Melanie Klein ableiteten, und machten auf die Gefahr aufmerksam, durch Deutungen einen Code zu etablieren oder eine »rigide Enzyklopädie« der Narrationsforschung. Wir betonten die vom Denken Bions ausgehende Revolution. Für Bion sind Träume re-elaborierte Beispiele eines ständig im Fluss befindlichen Prozesses, der sowohl im Schlafen wie im Wachen vor sich geht. Träume werden damit in einen Beziehungsraum versetzt, so etwa in der Rêverie einer Mutter über die projektiven Identifikationen ihres Kindes.

Vor dem Hintergrund der Arbeiten von Baranger und Baranger (1961–62), Meltzer (1967, 1984) und Nissim Momigliano (1984) erörterten wir dann den relationalen Aspekt der Träume und ihrer Narrationen. Darüber hinaus untersuchten wir das Problem einer abgestuften Alphabetisierung, von der Halluzination zu den Transformationen in die Halluzinose, zu den oneiroiden Fotogrammen und Träumen (Ferro 1993e). Insbesondere interessierten wir uns für das oneiroide Fotogramm sowie für das oneiroide Audiogramm (denen ich heute ein oneiroides Zönästhesiogramm an die Seite stellen würde) sowie, implizit, für »die narrativen Derivate der Alpha-Elemente«.

Unser Artikel endete mit Überlegungen zum Problem der »Übersetzung« oder der »Konstruktion« von Träumen sowie der Möglichkeiten, sie als »offene Kunstwerke« par excellence zu betrachten.

Auf der Grundlage von Bions Konzept eines »Alpha-Traums« möchte ich mich nun dem Ursprung der Mitteilungen des Patienten zuwenden (Bordi 1990). Diese Mitteilungen beziehen sich selbstverständlich auf die Geschichte des Patienten, wie sie in der Übertragung gegenwärtig wird. Ebenso offenkundig haben sie mit seiner Innenwelt sowie mit den ihr entsprechenden Fantasien zu tun, die in das Hier und Jetzt der analytischen Situation projiziert werden. Ich möchte diesen unseren klinischen und theoretischen Gewissheiten einen weiteren Aspekt hinzufügen: Von einem anderen, aber mit den übrigen zugleich existierenden Vertex aus gesehen, können sie als Reaktionen in Echtzeit betrachtet werden, die aus den unablässig entstehenden Traumgedanken während der Phasen des Wachbewusstseins abgeleitet sind (Ferro 1991b, 1993b, 1993c, 1994c, 1996a, 1996d).

Auf der Suche nach dem Alpha-Element (dem protovisuellen Element des Denkens)

Wie in den vorhergehenden Kapiteln ausgeführt, postuliert Bion (1962, 1992) die unausgesetzte Entstehung von Alpha-Elementen im Wachzustand. Diese visuellen Elemente, die kontinuierlich und sequenziell hervorgebracht werden, sind nicht direkt erkennbar, außer in zwei Formen: als visuelle Flashes und als Rêverie (sowie selbstverständlich in nächtlichen Träumen). Außerhalb dieser beiden Formen können wir nur die »narrativen Derivate der Alpha-Elemente« erkennen (Ferro 1996c, 1998c).

Von dem gegenwärtig von mir bevorzugten Vertex aus gesehen, wird das *Hier und Jetzt* des emotionalen Feldes in Alpha transformiert und mithin erzählt. Narrative Derivate werden auf diese Weise zu Indikatoren, die im Feld den geistigen Funktionszusammenhang des Patienten und den weiteren Fortgang der gegebenen Beziehung signalisieren. Damit gestatten sie uns, unsere Deutungen immer wieder zu modulieren.

Bevor ich die narrativen Derivate der Alpha-Elemente im Detail erörtere, möchte ich kurz die Situationen rekapitulieren, in denen ein direkter Kontakt zu ihnen möglich wird.

Visuelle Flashes

Sie treten bekanntlich auf, wenn ein Alpha-Element – also ein Fotogramm aus dem Film der Traumgedanken während der Phasen des Wachbewusstseins – dem Apparat, der es halten sollte, entweicht, nach außen projiziert und dort gesehen wird. Sie bieten mithin Gelegenheit, direkt mit dem Kontakt aufzunehmen, was in den Gefäßen des »mentalen« Labors vor sich geht.

Rêverie

Wie wir bereits gesehen haben, gibt es Situationen, in denen wir in der Lage sind, mit einem Alpha-Element in direkten Kontakt zu treten und es zu »visualisieren«. In der Rêverie erscheint ein Bild, das gewöhnlich durch und durch verborgen ist, auf der Oberfläche und kann mit den »Augen des Geistes« gesehen werden. Dies ist der engste Kontakt, den der Geist zu sich selbst herzustellen vermag.

Träume

Was bisher dargestellt wurde, bezieht sich aufs Feld und seine Bewegungen im Wachzustand. Es bleibt allerdings ein weiterer Zugang zu den Alpha-Elementen – nämlich der »Königsweg« der nächtlichen Träume und der Berichte von ihnen in der analytischen Therapie (Freud 1900; Mancia 1994a, 1994b). Nachtträume unterscheiden sich insofern stark von den Alpha-Elementen, als sie konstituiert sind durch eine Auswahl und Filterung (ein Wiederträumen, Catz de Katz 1996) dessen, was im Wachzustand unablässig »gefilmt«, alphabetisiert und gespeichert wurde (Bianchedi 1995). An diesem Punkt scheint es, als verfügten wir am Ende jedes Tages über Myriaden von Alpha-Elementen, die auf unterschiedliche Art gespeichert sind.

Es gibt also hier zwei Möglichkeiten: Einerseits kann es beim Fehlen signifikanter sensorischer Afferenzen zu einer *Metafunktion ›Alpha‹* kommen, welche sich in dieser Situation in *der* Weise auf die Alpha-Elemente auswirkt, dass ein synkretisches narratives Mosaik emotional besonders bedeutungsvoller Umstände entsteht. Andererseits darf man annehmen, dass es neben einem nach Bions Beschreibung aus ♀ ♂ sowie PS ↔ D gebildeten »Apparat zum Denken der Gedanken« (Bion 1962), der die Gedanken im Wachzustand bearbeitet, sobald sie aus Alpha-Elementen gebildet worden sind, einen »Apparat zum Träumen der Träume« gibt, der sozusagen auf zweitem Niveau auf alle gespeicherten Alpha-Elemente einwirkt. Er liefert auf der Grundlage von Dringlichkeitskriterien eine bildliche Narration, die dem Erleben Bedeutung verleiht.

Diesen »Apparat zum Träumen der Träume«, der unvermeidlich auf die gesammelten Alpha-Elemente zurückgreift, würde ich als »narrative Fähigkeit des träumenden Geistes« beschreiben. Es handelt sich dabei um eine Art Regiearbeit im Vergleich mit der ebenfalls kreativen, aber Augenblick für Augenblick verarbeitenden Tätigkeit des Kameramanns, der die Alpha-Elemente bildet.

Aus dem bisher Gesagten sollte klar geworden sein, dass ein Großteil unserer Arbeit dem äußerst kreativen Material gilt, das die Patienten hervorbringen: wir arbeiten mit den Alpha-Elementen, mit den narrativen Derivaten der Alpha-Elemente im Wachzustand und mit den überaus raffinierten Regieleistungen der Selektion und Montage dieser Elemente (z. B. in Träumen). Darüber hinaus arbeiten wir mit emotionalen Turbulenzen, Beta-Elementen, Lügen und ausgestoßenen Gedanken.

Eine scheinbare Abschweifung: ein Alpha-Element?

Um der Klarheit willen habe ich meine Erläuterungen der Alpha-Elemente über Gebühr simplifiziert. In Wirklichkeit wird ein Alpha-Element nicht nur in Echtzeit piktografiert und auf absolut unvorhersehbare Weise synkretisiert, sondern es synkretisiert poetisch, Augenblick für Augenblick, den gesamten Fortgang emotionalen Erlebens.

Ein Jugendlicher mit einer Borderline-Störung beschrieb mir bei unserem ersten Zusammentreffen Bilder, die er in jenem Augenblick sah, und sagte, er habe eines von ihnen für mich zu zeichnen versucht (Abb. 10). Dies ist der einzige Fall, in dem ein Patient mir einen »visuellen Flash« gezeichnet hat, und seine Zeichnung kommt dem am nächsten, was ich als Alpha-Element (oder als Agglomeration von Alpha-Elementen) habe finden können. Piktografisch scheint sie mir alles zusammenzufassen, was in ihm bei unserem ersten Zusammentreffen ausgelöst wurde: das Ungeheuer … die Angst, verschlungen zu werden … Zorro mit der Maske … ein arabischer

Bogenschütze … Cupido … etwas Geheimnisvolles und Unbekanntes … ein Nest … die Teufel … die Aggressivität … die Erleichterung … die Hoffnung (das kleine Männchen am unteren Rand mit den Worten »Du fehlst mir«) … die Kastrationängste … das Nicht-weiter-Wissen … die Phokomelie, also die verkürzten Gliedmaßen bei relativ normal ausgebildeten Händen und Füßen … das Nicht-Wissen, wie man sich auf andere bezieht und was man erwarten darf … All diese Aspekte waren in dem einen Alpha-Element »synkretisiert« und müssen mit dem, was der Patient und der Analytiker später vorbringen, in Verbindung gebracht werden, um allmählich gemeinsam erleben zu können, was anfangs noch allzu dicht und gesättigt ist, auch wenn es unendlich viele Bedeutungen eröffnet.

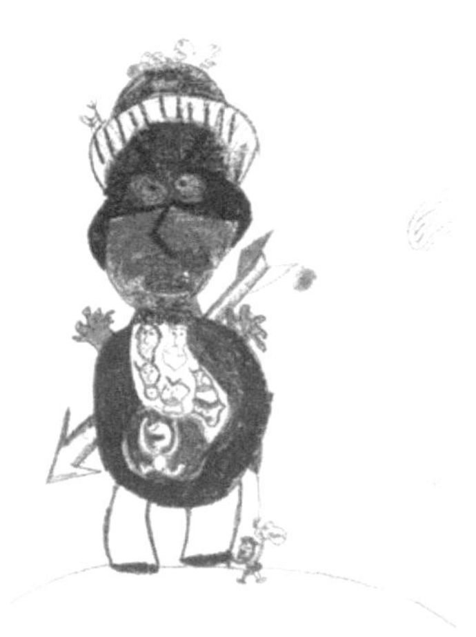

Abb. 10: Zeichnung eines visuellen Flash

Was ich unter Rückgriff auf die Theorie Bions über das Alpha-Element und die Alpha-Funktion zu erklären suchte, wird auf bewunderungswürdige Weise von Robert Louis Stevenson (1892) geschildert. Er schreibt sein schöpferisches Handeln dem Umstand zu, dass »kleine Menschen« sein Inneres bewohnen, welche die Urheber seines künstlerischen Schaffens sind. Sie sind ebenso in ihm tätig, wenn er schläft, wie wenn er wach ist, und sie schenken ihm, ohne dass er es weiß, die Früchte ihrer kostbaren Arbeit.

Narrative Derivate von Alpha-Elementen: Filmische Inszenierungen und Drehbücher, die unablässig transformiert werden

Doch wie bereits früher ausgeführt, haben wir normalerweise keine

Patienten, die ihre Alpha-Elemente nach außen projizieren, oder Analytiker, die ständig zur Rêverie in der Lage sind. Bleiben also unabhängig von diesen beiden eng umgrenzten Sphären Alpha-Elemente unerreichbar?

Ganz und gar nicht. Das Seelenleben, die Wurzel des Denkens, wird von diesen Alpha-Elementen gebildet, und wir können ihre narrativen Derivate kennen lernen. Dank der narrativen Fähigkeit des Geistes im *Wachzustand* (dem Apparat zum Denken der Gedanken) treten sie unablässig in den Erzählungen während der Therapie zutage.

Die Sequenz *Blume – Kirsche – Mücke* aus dem vorigen Kapitel könnte also zu einem Diskurs des Patienten führen, in dem das »Konzentrat« dieser Sequenz in einer Narration aufgelöst erscheint. Dies soll an einigen kurzen klinischen Vignetten verdeutlicht werden.

Das Fehlen von »Sollievo«

Da ich weiß, wie sensibel Marco auf jede Mitteilung einer Trennung reagiert, habe ich nach der angemessensten Form gesucht, ihm die Termine meiner Ferien mitzuteilen, und dies scheint mir geglückt zu sein.

Die folgende Sitzung eröffnet Marco mit einem Bericht darüber, wie gut er sich mit seiner Frau versteht. Dann übermittelt er mir die traurige Nachricht, dass Professor Sollievo in Pension gegangen ist. Es folgt ein Traum: Er war allein am Meer, das eine meterhohe Brandung hatte. Er fürchtete, es werde zu einer Überschwemmung kommen. Als nächstes stand er mit seinem Bruder auf einer schlammigen, bergauf führenden Landstraße. Danach befand er sich mit seinen Eltern in einem Haus hoch über dem Meeresspiegel in Sicherheit, als ein großer Felsblock herabstürzte. Obwohl er zunächst schwerste Folgen fürchtete, kam der Fels zum Glück in einiger Entfernung herunter und richtete keinerlei Schaden an.

Ich denke an eine mögliche Deutung im Hinblick auf die Ferien und auf das Fehlen von »Sollievo« (»Erleichterung«). Während ich noch überlege, wie ich dem Patienten die (zumindest für mich) offensichtlichen Inhalte des Traums (die emotionale Brandung meterhoher Wellen und den gefürchteten Zusammenbruch nach Erhalt der Termine meiner Ferien) präsentieren soll, zögere ich einige Augenblicke. Plötzlich sagt der Patient: »Meine Frau will angemacht werden. Wenn wir uns lieben, will sie nicht nur ein Vorspiel, sondern ein Vorspiel des Vorspiels.« Ich habe den Eindruck, dass ich nicht länger warten sollte. Doch da ich noch keine fix und fertige Deutung parat habe, erprobe ich einige Deutungsansätze. »Meine Frau ist zuweilen allzu verführerisch und liebt es, herumzuspielen.« In Reaktion auf diese Äußerung deute ich das Fehlen von »Sollievo« (»Erleichterung«) sowie die Träume als Antwort auf die Mitteilung der Ferientermine. Er antwortet: »Mein Freund Ferrazzo tut immer vornehm; er ist beinahe unerträglich.«

Mir kommt es hier darauf an, dass der Patient auf jede emotionale Bewegung des Analytikers mit Piktogrammen in Echtzeit »antwortet« und dass seine »Antwort« mithin ein *narratives Derivat der Traumgedanken während der Phasen des Wachbewusstseins* ist, also der Sequenz von Alpha-Elementen, die in Reaktion auf einen Deutungsreiz piktografiert worden sind.

Der Ausrutscher der Tante

Analytiker: (gibt eine rekonstruierende Deutung) Die Beziehung zu Ihrem Vater, in der Sie sich verlassen und verraten fühlen, klingt in Ihren anderen Beziehungen nach.

Patient: (schweigt einen Augenblick) Meine Tante ist die Treppe hinuntergefallen und hat sich den Kopf aufgeschlagen … Ich frage mich, was ich mit der Schule machen soll. Ich habe das Gefühl, das ist meine Arbeit; sie macht mir Spaß und interessiert mich … Das Problem sind die Kosten. (Der Patient erscheint nicht zur folgenden Sitzung.)

Mit anderen Worten, der Patient hat Alpha-Elemente piktografiert, die darauf verweisen, dass er sich nicht gehalten, sondern verletzt fühlt, dass er Schmerzen hat und sich fragt, was er machen soll, dass er sein Interesse anerkennt und … die emotionalen Kosten. Die unerkennbaren Alpha-Elemente sind durch eine Narration, die ihnen entspricht, auf der Szene angekommen: »Was Sie mir sagen, überrascht mich. Es ist wie ein Schlag auf den Kopf, der schmerzt … es interessiert mich sehr, und es ist wirklich die Arbeit, die ich gern machen würde, aber die emotionalen Kosten dieses Verfahrens sind hoch.«

Ein verletztes Hündchen … und das Stricken

Ich habe die Freitagssitzung mit Rita abgesagt. Zur Sitzung am folgenden Montag erscheint Rita nicht; sie kommt zur Sitzung am Dienstag. Sie erzählt, dass sie die Sitzung am Montag hat ausfallen lassen müssen, weil sie ein Hündchen, das von einem Auto überfahren worden war, aufgenommen hat. Sie brachte das Tier zu einem Tierarzt, der es operierte. Die Operation dauerte lange und war anstrengend. Am Ende sagte ihr der Tierarzt, dass er für das verletzte Hündchen in seiner Praxis keinen Platz habe. Also musste sie zu Hause bleiben und sich um das Tier kümmern, da es alle drei Stunden gefüttert werden musste. Sie hatte vergeblich versucht, jemanden zu finden, der ihr dies abnahm.

Sie bittet mich, nicht darüber verärgert zu sein, dass sie nicht gekommen ist; denn schon ihr Freund hatte ihr Vorhaltungen gemacht. Ich beschränke mich auf die Bemerkung, dass es Situationen gibt, in denen ein Tierarzt und das Leben eines Hündchens wichtiger sind als eine Analysestunde. Die Patientin fühlt sich dadurch in ihrer Haltung bestärkt und fährt in ihrem Bericht über die Operation durch den Tierarzt und die anschließende Betreuung des Hündchens fort. Damit verlässt sie den Zustand verfolgungssüchtiger Konfusion, in dem sie sich zu Beginn der Sitzung befand.

Als mir die Patientin gegen Ende der Sitzung nicht mehr von Verfolgungsangst geplagt zu sein scheint, sage ich ihr, dass, aus der Binnenperspektive der Analyse gesehen, vielleicht *ich* das Hündchen überfahren habe, als ich die nächste Sitzung absagte. Dass sie dann zur darauf folgenden Sitzung am Montag nicht erschien, sei wohl die schmerzhafte, aber notwendige »Operation« gewesen, um ihre schwere Verletzung zu behandeln.

Die folgende Sitzung beginnt sie, indem sie zwei Träume berichtet: Im ersten verfertigte sie eine schöne Stickerei, die sie verkaufte. Mit dem Erlös konnte sie sich um einige Kinder aus Indien kümmern. Im zweiten Traum erhielt sie einen Telefonanruf mit lauter Beleidigungen. Selbstverständlich sehe ich in den Träumen, wie sie bildhaft die emotionale Qualität der vorigen Sitzung synkretisiert: die lange *Stickerei und dann meine Deutung.*

Ich sage lediglich, es sei schwer, eine schöne Stickerei anzufertigen, wenn man dann am Telefon beleidigt werde. Ich glaube zudem, dass die Patientin überzeugt ist, dass es besser sei, die eigenen Wunden zu lecken, dass sie mir noch nicht genügend Vertrauen entgegenbringt, um auf meine Hilfe beim Sticken zurückzugreifen. Ich frage sie: »Sticken Sie nur oder häkeln Sie auch oder stricken Sie gar mit *ferri*?«[23]

Die Patientin bricht in Lachen aus, denn sie begreift den Sinn meiner Intervention. Dann spricht sie des Längeren vom Nutzen und von der Schönheit der Arbeit mit *ferri* ... Sie hat große Mengen Wolle gekauft ... und beginnt, einen Pullover zu stricken ...

Der »betrunkene« Analytiker

Nach einer offenbar guten Sitzung mit einer schwer gestörten Patientin fühle ich mich verwirrt und desorientiert. Die nächste Patientin spricht von der Erinnerung an den »Tod ihres Vaters« ... von Erlebnissen der Einsamkeit und des Verlusts, und mir wird plötzlich klar, wie geistesabwesend ich bin. Die Patientin erzählt dann von einer Bekannten, die an einem *alkoholbedingten Leberleiden* erkrankt ist. Erst da bemerke ich, dass ich seit der vorhergehenden Sitzung wie betrunken bin.

Obwohl ich damit zu der seelischen Verfassung Zugang gefunden habe, die aus der Stunde mit der schwer gestörten Frau herrührt, spricht auch die folgende Patientin von einem Freund, den sie gelegentlich betrunken vorfindet ... An diesem Punkt gelingt es mir, all den »Alkohol« zu absorbieren, und ich finde zu meiner Normalverfassung zurück: Die Bühne füllt sich mit anderen Charakteren, die mir bezeugen, dass ich geistig wieder wie sonst funktioniere. Offensichtlich signalisieren die Patienten durch die narrativen Derivate unablässig und unbewusst, was

23 A.d.Ü.: Ein kaum übersetzbares Wortspiel; denn *ferri* heißen die Stricknadeln. Zugleich aber ist dieses Wort der Plural von *Ferro*, dem Namen des Autors.

sie in Alpha-Elementen synkretisieren. Sie erzählen uns fortwährend durch die Charaktere und Inszenierungen, wie sich im Feld ihre aktuellen Beziehungen mit ihrer Innenwelt und ihrer Geschichte überschneiden.

Der Prozess des immer erneuten Wiedererzählens der emotionalen Bewegungen des analytischen Paars im Feld kann außer durch die narrativen Derivate der Alpha-Elemente im Wachzustand selbstverständlich zeitverschoben auch in nächtlichen Träumen und in den Berichten über sie während der Therapie stattfinden.

Rosannas Pullover und ihr offenes Fenster

Zu Beginn einer Sitzung erzählt eine Patientin einen Traum: Sie fährt im Auto mit einer Freundin, die den Pullover der Patientin aus dem Fenster wirft, sodass sie zurückfahren und ihn mühsam zwischen Brombeeren, Dornen und Gebüsch suchen müssen. Spontan assoziiert sie hierzu eine Kindheitserinnerung, der zufolge ihre Schwester einen Designerschal der Patientin aus dem Wagenfenster hielt und wegfliegen ließ. Nachdem sie der Schwester bei ihrer Heimkehr eine Szene gemacht hatte, behauptete die, der Schal sei verloren gegangen. Der Vater fuhr daraufhin zurück, um ihn zu suchen, und fand ihn schließlich.

Ich frage die Patientin, was von all den Dingen, die wir in der letzten Sitzung erörtert haben, weggeflogen und verloren gegangen ist. Weinend klagt die Patientin, sie sei eine kindische »Heulsuse«. Ich sehe ein, wie anstrengend es ist »umzukehren«. Also sage ich, dass es mir wichtig erscheint, zurückzugehen und wiederzuerlangen, was man verloren hat. Nachdem sie lange geschwiegen hat, sagt sie mir unter Tränen, sie habe den Eindruck, dass ich nicht alles gleichmäßig beachte, was sie mir gesagt habe, und dass ich einiges einfach vorüber fliegen lasse, als sei es ohne Bedeutung, so beispielsweise was sie mir gesagt habe über … Und dann zählt sie einiges auf, das ich nicht aufgegriffen habe.

Die Pfeile von Robin Hood

Eine Patientin berichtet folgenden Traum: Es gab einen Kampf zwischen Herkules und Robin Hood … Herkules rammte Robin Hood einen Speer in den Rücken, aber der verlor nicht den Mut, schoss weiterhin seine Pfeile auf Herkules ab und verletzte ihn.

Dieser Traum kann nichts anderes sein als eine bildhafte Schilderung der vorauf gegangenen Sitzung, in der ich die Patientin mit einer unerwarteten Übertragungsdeutung verletzt hatte. Sie nahm dann Rache, indem sie lauter kleine Pfeile auf mich abschoss und mich zu verwunden suchte. Meine Deutung führt zu einer Reihe von Weiterungen, die sich, ansetzend am Hier und Jetzt, in unvorhersehbare Richtungen entwickeln. Folglich darf eine Deutung des Hier und Jetzt nicht als Ziel, sondern muss als Ausgangspunkt für unbekannte Weiterungen betrachtet werden.

Das unzuverlässige Kindermädchen und der zerstreute Chirurg

Eine Patientin berichtet von einem schrecklichen Angstanfall, als sie im Lebensmittelgeschäft Ricotta kaufen wollte. Dann erzählt sie zwei Träume. In dem ersten fällt ihre kleine Tochter, die einem unzuverlässigen Kindermädchen unvertraut wurde, die Treppe hinunter, schlägt mit dem Kopf auf mehrere Stufen auf und bricht sich einen Fuß. Die Patientin eilt herbei, um ihr Kind in den Arm zu nehmen, das schon im Koma ist, und sucht verzweifelt nach ihren eigenen Eltern. Als sie die Eltern gefunden hat, scheinen die sie zu hören, aber nicht zu sehen. Sie geht dann in ein Krankenhaus, wo die Chirurgen eine Nadel mit Faden, wie man sie zur Herstellung eines Pullovers braucht, am Rand einer enormen Wunde im Bauch des kleinen Mädchens hinterlassen haben. Im zweiten Traum hört sie in ihrer Wohnung einen Einbrecher. Als sie ihm gegenübersteht, ist sie furchtbar erschreckt; denn der Einbrecher ist ein potenzieller Mörder, der sie töten könnte.

Licia ist eine Patientin, die unter »Angstanfällen« leidet, und die eben geschilderte Sequenz erscheint mir sehr aufschlussreich: Die manifeste Szene (Ricotta kaufen – zur Analyse gehen) ist von Emotionen durchsetzt, die aus anderen Schichten stammen, in denen das Thema der Analyse erzählt wird.

Das Ende der Sitzung ist wie ein gewaltsamer Sturz die Treppe hinunter, bei dem sie sich mit den eigenen frühkindlichen Anteilen im Koma befindet, ohne dass irgendjemand ihr hilft. Der Analytiker beendet die Sitzung so teilnahmslos, wie man die Strickerei an einem Pullover beendet, die man später wieder aufnimmt, ohne sich um den Schmerz zu kümmern, den das verursacht. Der Analytiker ist zugleich der Einbrecher, den die Patientin vor allem jetzt fürchtet, da die Osterferien vor der Tür stehen, in denen er sie um die Therapie bringt. Er ist zugleich ein potenzieller Mörder, der sie mit seinen tief verstörenden Deutungen umbringt.

Dieser letzte Aspekt ergibt sich aus den Assoziationen der Patientin zu ihrer schrecklichen Angst vor Ärzten und deren Gleichgültigkeit gegen die Schmerzen anderer sowie zu ihrer Angst davor, dass ich sie um ihre Sitzungen bringe. Außerdem ängstigt sie sich immer wieder, dass ich sie durch meine Antworten »sterben lassen« könnte, wenn sie mir offen sagt, was sie im tiefsten Inneren empfindet.

Wenn diese tiefste Schicht einer scheinbar guten und einfachen Beziehung nicht immer wieder erreicht wird, brechen Emotionen hervor, die sinnlos und »ohne Kontext« erscheinen. Wird die tiefste Schicht jedoch erreicht, können die grundlegenden Emotionen von Panik und Schrecken einen Sinn und einen Kontext finden sowie denkbar werden.

Eine homosexuelle Beziehung

Eine Patientin hat große Schwierigkeiten, über Dinge zu sprechen, die sie als sehr intim empfindet. Nachdem sie diese Dinge in einer schwierigen und stürmischen Sitzung lange für sich behalten hat, gelingt es ihr, wenn auch mit vielen Problemen, sie in einem Klima wachsender Nähe zum Ausdruck zu bringen. Am folgenden Tag berichtet sie zwei Träume: Im ersten hat sie eine homosexuelle Beziehung mit einer Freundin, im zweiten sucht sie einen Freund, doch dann taucht dessen gegenwärtige Freundin auf und hindert sie daran, ihm nahe zu kommen. Schließlich gelingt es ihr jedoch, sie loszuwerden und den Freund zu finden, mit dem sie sich äußerst zufriedenstellend unterhält.

Wie sind diese Träume aufzufassen? Man könnte theoretisch eine Entwicklung konzipieren von einer symbiotisch-perversen Situation zu einer erwachseneren, ödipalen – von einer Beziehung zu einer symbiotischen Mutter zu einer ödipalen Konfliktsituation, in der die Mutter auch als Rivalin erscheint.

Doch es gibt darüber hinaus eine kreativere Deutungsmöglichkeit dieser Träume: Sie können als Darstellungen der Emotionen aufgefasst werden, die sich aus der Sitzung des vorhergehenden Tages ergeben haben. Von einer autoerotischen, masturbatorischen Situation, in der die Patientin ihre Probleme nur sich selbst zu erzählen vermochte, gelang ihr der Übergang zu einer Situation, in der sie, wenn auch mit Schwierigkeiten, in der Lage war, einer anderen Person intime Dinge mitzuteilen.

Der Landwirtschaft kommt eine Arbeitskraft abhanden

Rosanna, eine Psychologin, die in einer Arbeitsgruppe an der Universität tätig ist, berichtet folgenden Traum: Sie träumte, so erzählt sie einleitend, von Tamone, einem Impulspatienten, der zwar etwas einfältig ist, aber kräftig arbeiten kann. Er ist in »Ruralia«, einem Rehabilitationszentrum angenommen worden, wo man in der Landswirtschaft arbeiten muss. In ihrem Traum begibt sie sich nach Ruralia, um mit der Leitung dieser Einrichtung zu sprechen. Zu ihrem großen Erstaunen findet sie Tamone dort in der Kleidung des Leitungspersonals, mit Jackett und Krawatte, ganz anders als sonst gekleidet. In diesem Moment bemerkt sie, dass Nadeln unterschiedlicher Länge in ihrer Hand stecken; sie schmerzen und vermitteln ihr den Eindruck, gekreuzigt worden zu sein. Doch Tamone hatte sich wirklich verändert, das stand fest.

Dieser Traum folgte auf eine Sitzung, in der die Patientin sich beklagte, dass ich auf ihre Kritik an ihrer Schwägerin mit einer Übertragungsdeutung reagiert hatte. Ich erwiderte, sie habe vielleicht Recht, irritiert zu sein, falls ich nicht hinreichend berücksichtigt hatte, was sie mir sagte, und es sofort als etwas deutete, das vor allem mich selbst betreffen sollte.

Nun war ich ohne Weiteres in der Lage, ihren Traum zu deuten. Tamone (der etwas einfältige Analytiker) wird zu jemandem, um den man sich kümmern muss und der in der Tat in »Ruralia« arbeiten sollte. Doch dann ist Rosanna ganz davon angetan, dass ich ihren Protest für legitim halte. Immerhin aber fragt sie sich, ob sie dessen sicher sein darf, ob in mir wirklich eine Veränderung vorgegangen ist, auf die sie sich verlassen kann … oder ob ich sie weiterhin mit den Nadeln meiner Deutungen verletzen werde, durch die sie sich zuweilen gekreuzigt fühlt. Ich verweise zudem darauf, dass der Protagonist ihres Traums einen teilweise redenden Namen trägt, der selbst unter schwierigen Umständen ein *amo* [ich liebe] enthält.

Rosanna ist von meiner Deutung ihres Traums stark beeindruckt und kann nun mit mir wieder über ihre »Schwägerin« sprechen, die konkreten Bedürfnissen nicht nachkomme (ich hatte ihr soeben gesagt, dass ich eine Sitzung nicht, wie sie es wünschte, verschieben konnte). Sie sei taub gegenüber emotionalen Ansprüchen … ganz anders als Tante Linda … Es kehren, anders gesagt, die »Charaktere« auf die Bühne zurück, die für »Beziehungsvektoren« im Feld stehen. Doch sie können noch nicht explizit im Blick auf Beziehungen im Feld gedeutet werden, denn das wäre, als würde ich »Nadeln in sie stechen«, statt ihr Vertrauen und Wohlbefinden zu verschaffen.

Was nicht in der Beziehung vorhanden ist, ist nichtsdestoweniger im Feld der Emotionen, ihren Narrationen und Transformationen während der Therapie gegenwärtig. Der Aspekt des *containment/non-containment* spielt offenkundig im Seelenleben Rosannas eine Rolle, aber Emotionen lassen sich nur im Feld transformieren, bevor sie in die Innenwelt reintrojiziert werden und die Geschichte eines Patienten bewohnen können.

Die chinesischen Schachteln Fabrizios

Fabrizio ist ein Patient, der seine gesamte Familie in der Therapie zum Leben bringt. Die Charaktere, die er wieder und immer wieder zur Sprache kommen lässt, lassen unmittelbar seine (wie meine) Funktionsweisen erkennen, die während der Therapie lebendig werden und oft miteinander nichts zu tun haben.

Bei diesem Patienten finde ich mich in meiner Praxis einem eifersüchtigen Mann konfrontiert, einer Frau, die durch die kleinste Deutung »beleidigt« wird, einer Jugendlichen, die nicht mit anderen spricht (er redet nicht mit mir, erscheint nicht zu den Sitzungen und agiert) sowie einem zarten Jungen, der auch weiterhin unter vielen Traumen leidet. Unter diesen Voraussetzungen ist es für mich ein Problem, wie ich überhaupt etwas deuten soll.

Ich arbeite mit den genannten Charakteren, wie ich dies in einer Kinderanalyse tun würde, indem ich auf Kühe, Schafe und Löwen zurückgreife … Ich versuche, meine Interventionen ungesättigt und offen zu halten, um dem Patienten eine aktive Mitarbeit zu gestatten … ich achte darauf, ihn nicht in irgendeiner Weise zu »verletzen«, und vermeide es, ihn zu beschämen oder ihm mit den Traumen meiner Deutungen zu nahe zu treten.

Eine Patientin berichtet die Träume anderer und passt sie eigenen expressiven Bedürfnissen an

In der letzten Sitzung vor den Ferien berichtet Rosella, eine Patientin in einer schon länger dauernden Analyse, einige Träume ihrer Kinder: Fernando musste eine Straße überqueren, als ein Tutsi mit einem Speer aus einem Auto stieg. Er wollte Fernando mit dem Speer durchbohren. Doch dann tauchte Onkel Bernardo auf und zerbrach den Speer des Tutsi. Zusammen mit Bernardo konnte Fernando nun die Straße überqueren … Luigi träumt, dass er von einem Löwen verfolgt wird. Er muss immer weiter rennen und entkommt schließlich, als Onkel Bernardo erscheint und ihn rettet …

Die Verfolgungsängste wegen der bevorstehenden Ferien finden eine schon partiell introjizierte analytische Funktion und schützen die Patientin nach Art des Heiligen Bernhard (Bernardo) bei schwierigen und gefährlichen Übergängen.

Auch Semi (1998) hat kürzlich beschrieben, wie eine Patientin in der Therapie den Traum einer Freundin berichtete.

Freie Assoziationen

Freie Assoziationen bieten möglicherweise ein »Vehikel«, sich der *Traumarbeit des Augenblicks* zu nähern und etwas aus ihr zu schöpfen. Dies bedeutet, dass sie in der Tat obligatorische Assoziationen sind, die aus dem (oneiroiden!) Ergebnis des emotionalen Klimas des Augenblicks stammen. Daher Bions Auffassung, dass wir uns unserer Gefühle nur in der *Gegenwart* bewusst sein können. Freie Assoziationen enthüllen also die Bedeutung von Träumen. Sie tun dies allerdings in dem Sinn, dass sie im *Hier und Jetzt* einen weiteren Beitrag leisten zur Probe auf das emotional-oneiroide Klima des Augenblicks. (Sie sind, mit anderen Worten, narrative Derivate der im Traum hervorgebrachten Alpha-Elemente.)

Aus dem bisher Gesagten ergibt sich eine Verwischung des Unterschieds zwischen Träumen und anderen Arten der Kommunikation, sodass ein abgestuftes Element des Oneiroiden in jeder Mitteilung präsent ist (also im gesamten Kontinuum von den Träumen bis hin zu den Halluzinationen).

Während hier in der Tat eine Alpha-Funktion am Werk ist, so ist auch in Wachzuständen ein Traumdenken am Werk (außer in jenen Situationen, in denen der Geist »demontiert« ist) – oder in denen, wie Bion sagen würde, ein Alpha-Träumen vorliegt.

Hält der Container oder wird er zerbrochen?

Die Deutung von Material aus dem Wachbewusstsein des Patienten wird oft nicht als »dessen eigenes Werk« angesehen und löst daher eine immunisierende Abwehr aus, während Träume einen leichteren Zugang gestatten, gerade weil sie »das eigene Werk« des Patienten sind.

Und wenn sich »das Keloid« zurückbildet?

Giovanni, einem Patienten im zehnten Jahr seiner Analyse, sage ich bei einer bestimmten Gelegenheit, dass mir viele seiner Beziehungsformen, die denen eines Clans der Mafia ähneln, wie Keloide erscheinen, also wie vernarbte Bindegewebswucherungen, die auf eine Verletzung und eine verstärkte Schmerzempfindlichkeit schließen lassen. In der folgenden Sitzung berichtet er einen Traum: Er ist mit wilden Tieren wie Löwen und Tigern in einem Dschungel. Plötzlich wird ihm sein Gewehr entrissen, und er ist wehrlos der Wildheit der Tiere ausgesetzt. In einer weiteren Traumsequenz findet er auf seinem Briefkasten neben seinem eigenen Namen den eines Unbekannten, und das macht ihm Angst. In noch einem anderen Traum ist er zunächst ein Junge, den er gern mag, Piero, dann ist er bei dem Filmregisseur Buñuel, dessen Szenarien so pervers sind, und schließlich befindet er sich in einem Harem beim Schah von Persien.

All diese Geschichten deuten auf eine möglicherweise »katastrophische Änderung« voraus, sobald das »Keloid« in eine Krise gerät.

Es bleibt immer eine Frage der Verhältnismässigkeit

Nach vielen Jahren Analyse ist es schließlich möglich, dass ich mit Elisa direkt und ohne Vorbehalte spreche.[24] Nach einer dieser Sitzungen träumt sie, dass sie von einem Mann gewalttätig angegriffen wird. In den Fernsehnachrichten hatte sie gesehen, wie ein Israeli einem Palästinenser mit einem Stein den Arm gebrochen hatte.

Worte können zwar verletzen, doch jetzt kann sie mich explizit als einen Israeli sehen, aber auch als Süditaliener oder Zwerg. Wir können über alles reden, was zuvor zwischen uns ungesagt bleiben musste. So beispielsweise über ihre alte Angst, die sie zwang, jedes Mal wenn sie mit anderen ausging, ein Mittel gegen Durchfall einzunehmen, weil sie eine Inkontinenz fürchtete – oder vielmehr grobe und unflätige Bemerkungen. Denn in ihrem Sexualleben und in ihren Beziehungen war sie stets »zurückhaltend« gewesen.

24 In diesem Zusammenhang muss ich auf das ausgezeichnete Buch von Vallino (1998) und auf seine neueren Arbeiten verweisen (1993, 1994, 1996).

Deutung und Narration

Gustavo träumt von einem Mädchen, das er sehr attraktiv findet. Doch zwei Leute verbieten ihm, ihr näher zu kommen ... dann verfertigt er ein Gutachten über eine Aponeurosis palmaris, und schließlich sind da jede Menge Charakteropathen, Soziopathen, Menschen, die alle erdenklichen Verbrechen, insbesondere Mord begangen haben, in einem Gerichtssaal, in dem sich ein durch Narben verunstalteter, zottelhaariger Richter befindet, der selbst wie ein Krimineller aussieht.

Er sagt ferner, dass er sich in den Beziehungen zu anderen seiner Schwierigkeiten bewusst wird, da er sich schon nach dem ersten Wortwechsel emotional stark aufregt.

Ich könnte dies nun im Hinblick auf unser Verhältnis deuten und ihm sagen, dass er eine intensive Liebesbeziehung zu mir haben möchte, aber dass etwas ihn daran hindert. Ich könnte ihm sagen, dass er sich nicht nur auf eine Art masturbatorisches Handeln einlässt, sondern sich mir gegenüber verhält wie ein Krimineller gegenüber einem äußerst strengen Richter, und dass er viel eher in den Schrecken unserer Beziehung aus Anschuldigungen, Übergriffen und Gewalttätigkeiten zu leben scheint, in der ich ihm als kriminell vorhalte, dass er »einfach im Bett« bleibt, und in der ich immer wieder telefonisch Sitzungen absage, als dass er in dem liebevollen Klima einer guten Beziehung lebt, wie er sie sich wünscht. Doch ich habe den Eindruck, dass es mehr einbringt, wenn ich *ihn* zu Assoziationen veranlasse, die uns zu neuen Szenarien führen, die verschlossen blieben, wenn ich ihm eine gesättigte Deutung geben würde (Guignard 1998).

Ein Ort für Träume

Ich habe anderswo (Ferro 1992) auf die Notwendigkeit verwiesen, einen »Ort zum Denken von Gedanken« zu konstruieren, bevor Inhalte voll übermittelt werden können. Und dies gilt auch für Träume.

Lange Zeit waren die gewalttätigen und Schrecken erregenden Charaktere in den Träumen von Giulio aufgegriffen, überdacht und durchgearbeitet worden, als wären es die meinen. Nun hat er einen Traum, in dem affektive Zustände (friedfertige Männer mit Regenschirmen) von emotionalen Turbulenzen überwältigt zu werden drohen (ein Verrückter sowie Kinder, die von Kriminellen in Stücke gerissen werden). Er selbst sagt, dass es ihm nicht mehr richtig erscheint, wenn wir diese gewalttätigen Charaktere auf mein Verhalten zurückführen. Er denkt jetzt, dass der Verrückte, das Feuer, das Kinder verbrennt, und die Kriminellen, die Kinder in Stücke reißen, Teile von ihm sind. Er begreift, dass er eine brennende Persönlichkeit in sich trägt, die gelegentlich seine Affekte in Stücke reißt …

Ich bin in der Lage, ihm zu sagen, dass seelische Gesundheit nicht so sehr darin besteht, solche Gefühle nicht zu haben, denn sie müssen schließlich metabolisiert werden, sondern darin, in sich über einen Ort für diese Dinge zu verfügen. Die Phobie vor dem, was sich draußen vor seiner »Tür« befindet, würde keine Existenzberechtigung mehr haben, wenn diese Dinge, wie in seinem Traum, jetzt in seinem eigenen Garten und in seinem Haus ihren Ort haben könnten.

Das Abschneiden von Bedeutungen und die Trophäen des Onkels

Nach einer Sitzung, in der ich verschiedene Deutungen gegeben hatte, von denen einige »sehr tief« gingen, berichtet Carla einen langen Traum: Sie geht in ein Krankenhaus und bemerkt, dass sie ihre Papiere vergessen hat, aber ihre Mutter bringt sie ihr. Das Krankenhaus ist ein Hotel, und dann ist da ein kleines Zimmer, in dem sie sich hinlegt. Ihr Onkel nutzt die Gelegenheit, ihr die Haare abzuschneiden (das Abschneiden von Bedeutungen … fließender Gedanken?). Er hängt ihr Haar auf zusammen mit anderen Trophäen … Zöpfen … Haare mit einem Bändchen … sie war durch all dies beleidigt … dann nahm der Onkel den Fahrstuhl bis zum 116. Stock … vielleicht hätte ein weniger tiefer Onkel weniger Schaden angerichtet …

Der Schlachthof und das Leiden

Luigi hat einen Traum: Er leitet einen großen landwirtschaftlichen Betrieb, in dem er die ankommenden Tiere sortieren und unterbringen muss: Stiere, Kälber, Kühe sowie wilde und fantasierte Tiere, die dann zum Schlachthof geschickt und von dort weiter verarbeitet werden, um Schinken und Wurst aus ihnen zu machen ... Doch auch Menschen werden geschlachtet, und das ängstigt ihn ganz ungemein.

Er beschreibt so nicht nur die »Bearbeitung« der eigenen primitiven psychischen Zustände, sondern auch die seiner »menschlichen« Anteile, die demselben Prozess unterworfen werden.

Harpos Harfe

Kurz vor den Sommerferien schildert Silvia, die jetzt im fünften Jahr ihrer Analyse ist, eine lange Geschichte. Darin geht es um Trennungsgeschichten und Gefühle des Verlassenwerdens sowie um große Wut und Aggressivität. Außerdem spricht sie von Ereignissen aus ihrem Alltagsleben, die zentriert sind um ihren Wunsch nach Autonomie und Unabhängigkeit und in denen sich letztlich eine starke Ambivalenz ihrer Mutter gegenüber zeigt, von der sie sich emanzipieren will, auch wenn sie sie liebt.

Da mir eine Deutung im Blick auf die Ferien zu schulmäßig und unbefriedigend erscheint, entscheide ich, dass es wohl nützlich wäre, auf Silvias Fähigkeit (♀) aufmerksam zu machen, eine große Menge komplexer Gefühle gleichzeitig in sich aufzunehmen und zu halten. Also sage ich: »Das klingt eher wie eine Harfe mit vielen Saiten, die alle zugleich klingen und verstanden werden können.« Silvia antwortet mit einiger Ironie, indem sie sagt, sie werde durch meine Bemerkung an Harpo Marx erinnert: »Er wurde doch Harpo genannt, weil er stumm war und nur Harfe spielen konnte.«

Ich habe den Eindruck, dass das gegen mich geht, und erkläre Silvia, sie sei unzufrieden mit mir, weil ich als Antwort auf ihre Erzählungen zu wenig gesagt habe. Vielleicht ließen sich ihre Gefühle des Verlassenwerdens, der Wut, des Verlangens nach Selbstständigkeit etc. mit den nun herannahenden Ferien in Verbindung bringen sowie mit dem Gedanken an eine Beendigung der Analyse.

Sie schweigt einen Augenblick und sagt dann: »Marisa hat mir von einer homosexuellen Beziehung meines Cousins Andrea erzählt. Doch ich weiß nicht warum. Ich bin zufrieden, dass er verliebt ist und auf jemanden wartet, aber Marisa hat sich da *zu sehr reingedrängt und zu viel Intimität unterstellt.*«

Die erste Deutung, die auf die Präsenz und Aufnahmefähigkeit des *Containers* (♀) aufmerksam machte, wurde als ungenügend empfunden, während die explizite zweite Deutung (♂) als übertrieben und zu intim empfunden wurde. Es ist, als wäre da ein *Container* voll Verlangen und in Erwartung von Inhalten, verliebt und bereit, sie aufzunehmen, aber noch nicht elastisch und aufnahmefähig genug, durch einen als zu penetrierend empfundenen Inhalt befriedigt zu werden. Es ist so, wie Silvia mit einem Zitat bei anderer Gelegenheit sagte: »Die Feministinnen reden davon, die Vagina solle den Penis umfangen, statt von ihm penetriert zu werden ... auch wenn die Banotti wohl übertreibt.«[25]

Die Deutung und das Nähen einer gemeinsamen Verbindung

Giorgio erzählt einen Traum, in dem ihm ein Freund hilft, sein Haus zu desinfizieren, das von einem Heer von Ameisen befallen worden ist. Er ist damit sehr zufrieden und schenkt dann der Schwester eines Journalisten einen Düngemittelverteiler.

Ich bin durch die anscheinend (ethnisch bedingte) Säuberung negativ stark beeindruckt und gebe eine Deutung, die sich an einer übertriebenen Verbesserung des Bodens orientiert, die alles Schwarze und Schmutzige entfernt und zu einer so großen Sauberkeit führt, die mich an die Apartheid erinnert. Giorgio ist offensichtlich verwirrt und beunruhigt. Er bittet, zur Toilette gehen zu dürfen. Weil die Ferien vor der Tür stehen und weil ich ihn nicht mit einer übermäßigen Belastung allein lassen möchte, beschließe ich, auf dieses Thema später erneut zurückzukommen.

25 Elvira Banotti ist eine in Italien bekannte feministische »Historikerin«.

In der folgenden Sitzung berichtet er einen Traum, in dem sein Körper eine chemische Substanz wie die Karbolsäure (Phenol) abgesondert hat, um die gefährliche Präsenz anderer fernzuhalten. Ich frage ihn, ob er beunruhigt ist über das, was ich ihm gestern gesagt habe, und ob er meint, sich gegen weitere beschmutzende Dinge schützen zu sollen, die ich ihm heute sagen könnte. Er erwidert, genau das sei ihm durch den Sinn gegangen. Also sage ich ihm, wir könnten noch einmal auf die Träume von gestern zurückkommen und schauen, ob wir sie auch so lesen könnten, dass sie mehr dem entsprechen, was nach seiner Meinung in ihm vorgeht.

Er sagt, die Träume von gestern seien nach seinem Empfinden ein Ausdruck guter und positiver Dinge. Also verweise ich darauf, dass der erste Traum auch als Zeugnis einer gemeinsamen guten Arbeit aufgefasst werden kann, mit der er zufrieden war, einer Desinfektion durch die Analyse. Der zweite Traum sei dann sein Verzicht auf einen »Düngemittelverteiler« zu einem Zeitpunkt, zu dem er keinerlei Verachtung mehr für andere empfindet. Er nimmt dies erleichtert zur Kenntnis und setzt zu einer ganzen Kette von Assoziationen an über neue Beziehungen, die er in dieser Zeit aufnimmt.

Auf der Grundlage meiner Kenntnis dieses Patienten und des Hergangs seiner Analyse halte ich meine erste Deutung noch immer für *wahrer* (K). Aber sie löst eine »chemische«, archaische, beinahe autistische Abwehr aus, während die zweite, weniger wahre, dem Patienten eher *synton* (in O) erscheint und *von daher* eher in der Lage ist, Transformationen zu bewirken. Die zweite behalte ich abwartend in Erinnerung.

Kapitel 6

Wahn und Halluzination

Der *Wahn* hängt eng mit *Halluzinationen* zusammen (Resnik 1982, 1986; França 1996). Bei letzteren kommt es zu einer massierten Ausstoßung von Beta-Elementen. Man hat dem Aspekt der seelischen Zerstörungen beträchtliche Aufmerksamkeit geschenkt, die durch Halluzinationen bezeugt werden. Zu wenig Aufmerksamkeit wurde dagegen dem Umstand gewidmet, dass in Halluzinationen etwas ausgestoßen wird, das nicht zu ertragen ist, sowie ferner dem Umstand, dass Halluzinationen in gewissem Umfang auch einen positiven Wert in dem Sinn besitzen, dass über sie Beta-Elemente abgeführt werden können.

Ich habe an anderer Stelle (Ferro 1993a) die lange Analyse eines Jungen beschrieben, der aus einer Situation wieder auftauchte, in der er »nicht wach war, aber auch nicht schlief«. Sobald die Analyse begann, setzte eine kontinuierliche halluzinatorische Ausstoßung ein, die es ihm zumindest gestattete, wach zu sein. Eine ähnlich positive Funktion besitzen meiner Meinung nach die *oneiroiden flashes* im Wachzustand, auf die ich verschiedentlich aufmerksam zu machen gesucht habe.

Vergleichbares gilt meiner Meinung nach auch für den *Wahn*, bei dem die Funktion eines *self-containment* oft zu wenig hervorgehoben wird. Ich selbst bin geneigt, eine Verwandtschaft zwischen dem Wahn und den Phänomenen einer Transformation in die Halluzinosen anzunehmen. Statt etwas als Traum oder Fantasie zu erleben, wird es hier nach außen projiziert und insofern mit der Realität verwechselt, als das Projizierte dann für wahr gehalten wird.

Im Wahn unterliegt das, was draußen gesehen wird, einer Verzerrung. Diese *Verzerrung* wird durch das Geschehen in der im Folgenden geschilderten Sitzung recht gut veranschaulicht.

Maurizio

Patient: »Ich fühle mich schrecklich … ich wollte zurück … ich hatte folgenden Traum: Ich war bei jemandem, der mich in einen Abgrund stoßen wollte … oder besser in eine unbekannte Welt … *dann sah ich ein schreckliches Bild der Realität … doch wenn ich eine undurchsichtige Scheibe davor hielt, sah die Realität sehr viel schöner aus, weniger wahr, aber aufregender* … dann hatte ich eindringliche Fantasien: das Bild *Der Schrei von Innozenz X* von Francis Bacon[26] und dann Napoleon und der Rückzug aus Russland – ich weiß nicht, warum …

Analytiker: Vielleicht waren Sie so verängstigt, dass Sie »zurück wollten« zu Ihren alten Verhaltensweisen … Angst vor dem Schmerz und der Realität, wie sie ist.

Patient: Ja, ich war durch den Traum gestern sehr verstört. In eine kleine Wohnung mit 60 qm ziehen, mit Kamin und Eisschrank … das hieß wirklich, alles zu verlieren … die großartigen Erwartungen … die großartigen Wohnverhältnisse hinter mir zu lassen …

Analytiker: Da ist zudem die Vorstellung, dass die Realität traurig und hässlich ist … dass es besser ist, zwischen sich und die Wirklichkeit eine Glasscheibe zu halten, die vielleicht etwas verzerrt, aber alles viel schöner erscheinen lässt – wie die Ideen von Größe, Reichtum und Ruhm …

Patient: Mir kommt eben ein weiteres Fragment dieses Traums in den Sinn: ein Schwein wird von einem Metzger geschlachtet … da war zudem eine Wurstfabrik …

---

26 A.d.Ü.: Es handelt sich offenbar um das Bild von Francis Bacon aus dem Jahr 1953 *Study After Velázquez's Portrait of Pope Innocent X.*

ANALYTIKER: (Mir fällt auf, dass der erste Teil dieses Traums dem ersten Traum in der Analyse von Maurizio entspricht: »Einem Ferkel wird von einem Metzger die Kehle durchschnitten«. Diesen Traum hatte ich damals als seinen Schrecken davor gedeutet, von meinen schneidenden Worten in Stücke zerlegt zu werden. Der Traum wies zurück auf eine sadistische Urszene, die uns lange beschäftigt hatte. Sie ist nun Jahre später wieder aufgetaucht, und es war möglich geworden, sie zu deuten als jenen wütenden Zorn und als Verlangen, mich zu töten, die meine Worte in ihm ausgelöst hatten. Ich gab diese Deutung, als Maurizio über die Fähigkeit zu verfügen begann, den eigenen Zorn anzuerkennen und zu containen ... Doch jetzt ist ein neues Element aufgetaucht, »die Wurstfabrik«.) Also sage ich: Ich frage mich, ob wir diesen Traum, der uns schon mehrfach beschäftigt hat, diesmal nicht als die Angst davor deuten können, von mir, wenn Sie die Glasscheibe beiseite lassen, in einen *»bacon«* oder in eine »Wurst« transformiert zu werden ... in irgendeinen gewöhnlichen Menschen ... sobald Sie sich vollständig aus Russland zurückziehen ...

PATIENT: Und was ist mit dem Schrei?

ANALYTIKER: Der Schrei von Innozenz X. – in dem Augenblick, in dem der »Kardinal« spürt, dass er den Mittelpunkt seines Seelenlebens verliert ... auch Sie spüren, dass der Verzicht auf die »Glasscheibe« eine schreckliche Verarmung bedeuten würde, die ich Ihnen aufzwingen will ... indem ich Sie in eine neue, unbekannte Welt stoße ...

PATIENT: Ich verstehe ... ich verstehe ... die Welt der Leute, denen es gut geht und die etwas schaffen ... die Welt, in der der Pflug den Boden bearbeitet.

ANALYTIKER: Die Welt der Arbeit und der Fruchtbarkeit.

PATIENT: Es ist entsetzlich, seine Illusionen zu verlieren ... die Erwartung des Ruhms ... und einfach Arzt zu sein ... sich seines Alters bewusst zu werden ... seiner Beschränkungen und ernsthaft zu arbeiten. Doch es ist auch schön, nicht länger der Pharao zu sein ... und zu sehen, dass der Geist sich wirklich verändern kann ...

und im Grund auch zu denken, dass die Analyse ein Ende haben kann … auch die Wohnung von 60 qm finde ich attraktiv … es ist, als würde mich dort eine schöne Frau erwarten … der ich wirklich nahe sein will.

Einige Tage später.

PATIENT: Heute fühle ich mich besser. Ich habe den Eindruck, einen Stümper als Vater zu haben … der von nichts eine Ahnung hat … ich habe im Traum stets den Verlobten meiner Schwester für absolut mittelmäßig gehalten … er war ganz und gar nicht an mir interessiert … als würde er von einem übellaunigen Arbeitskollegen berichten, mit dem er über Fußball redete, um ihn bei Laune zu halten … und dann war da eine Frau, die in einem gynäkologischen Untersuchungsstuhl einen weiblichen Säugling tot zur Welt brachte … doch zu ihr stehe ich in keinem Rivalitätsverhältnis … das sind meine Angelegenheiten … es ist wie das Bermuda-Dreieck … ich bin in ihm gefangen, stecke in ihm drin … entweder Triumph oder Untergang.

ANALYTIKER: Ich frage mich, ob Sie nicht glauben, alles wird besser, wenn Ihr Vater ein Stümper ist … oder es wird besser, wenn Ihr Schwager mittelmäßig ist, wenn Sie denken, dass ich nur rede, um Sie ruhig zu stellen, um Sie abzulenken, statt in die Tiefen Ihrer Wut vorzudringen … wenn ich Dinge zur Welt bringe, die Ihnen bedeutungslos erscheinen.

PATIENT: Nun ja, aber mein Vater ist nicht immer ein Stümper. Zuweilen scheint er wichtige Dinge zu sagen, die mich betroffen machen und erschrecken, sodass ich den Eindruck habe, gefährdet zu sein.

ANALYTIKER: Ich frage mich, ob es nicht zwei Arten gibt, mich zu sehen: Entweder bin ich ein Stümper, und dann sind Sie offenbar in Sicherheit, oder ich sage gewisse Dinge, die Sie betroffen machen, und dann sind Sie in Gefahr. In Gefahr sind Sie, weil ich Ihnen Dinge vor Augen führe wie das »Bermuda-Dreieck« oder die Glasscheibe, die Sie zwischen sich und die Wirklichkeit schieben und die vielleicht spannend oder aufregend ist, aber Sie vor der

Wirklichkeit schützt, wie sie ist. Denn die Wirklichkeit ist ein Dreieck im Val Padana.[27]

PATIENT: Ja, Sie haben Recht. Ich liebe es, die Beziehung zu meinem Vater und meiner Mutter in schrecklichen Geschichten auszumalen. Ich bin in diese Welt versetzt und vor Krankheit, vor dem Wirken der Zeit und vor konkreten Bedürfnissen geschützt … Ich habe schreckliche Angst davor, dass Sie mir alle Bücher von Dostojewski wegnehmen und mich stattdessen in das Buch von Piero Chiara stecken,[28] wenn Ihnen das klar wird … und wenn mein Vater im übrigen ein Stümper ist, dann ist der Triumph offenbar auf meiner Seite. Tatsächlich aber bin ich ruiniert.

ANALYTIKER: Die Glasscheibe ist wie Aladins Wunderlampe, über die man nur mit der Hand hinstreichen muss, damit spannende und aufregende Geschichten entstehen … doch diese Geschichten bringen Sie um die Welt, wie sie wirklich ist … und das *erscheint* nur wie ein Triumph.

PATIENT: Aber wie kann ich leben ohne Aladins Wunderlampe? … auf der Straße habe ich heute normale Menschen gesehen … welches Elend … welche Schmerzen … welches Leid … vielleicht sollte ich mir sagen, dass dies das wahre Leben ist … und dass ich mich davon ausschließe. Was ist besser, eine wunderbare Mahlzeit, die Salvador Dali gemalt hat, oder ein banales Nudelgericht, das meine Freundin zubereitet hat, wenn wir Hunger haben?

ANALYTIKER: Und Sie laufen Gefahr, gerade letzteres zu verlieren, wenn Sie nicht den Schmerz über den Verlust von Aladins Wunderlampe akzeptieren.

Der Wahn erfüllt eine Funktion des *self-containment* und des Schutzes, indem er nicht die ihrer Natur nach unerkennbaren Beta-Elemente nach außen projiziert, sondern die *Balpha-Elemente*, die nach außen projiziert werden wie ein Film, der den Patienten im Innern einer

27 A. d. Ü.: Val Padana ist das Gebiet in Norditalien, in dem Pavia liegt, wo Ferro seine Praxis hat.

28 A. d. Ü.: Piero Chiara (1913–1986) war ein sizilianischer Autor, der im Norden Italiens lebte.

»Blase« von allem übrigen abtrennt, schützt (und umschlossen hält). Doch diese »Blase« schützt ihn nicht nur, sondern isoliert ihn.

Was ins Innere der »Blase« projiziert wird und deren Wände bildet, wird natürlich als Realität gesehen,[29] wie dies Giorgio Scerbanenco in einer Geschichte unter dem Titel »Sognare per vivere« so meisterhaft beschrieben hat.[30]

Einer der schmerzhaftesten und erschütterndsten Momente einer Analyse ist die *Witwenschaft nach dem Verlust des Wahns*, in dem es dem Patienten gelingt, aus seiner »wahnförmigen Blase« herauszutreten und die Außenwelt nicht länger durch die Schichten der eigenen Projektionen zu betrachten – durch jene Bestandteile eines nicht zu Ende gebrachten und unverdauten Traums (die, wie ich meine, ein Leben zwischen den Alpha- und Beta-Elementen führen, also die Balpha-Elemente oder das α/β.)

Balpha-Elemente sind, wie schon gesagt, nur teilweise verdaute Beta-Elemente, die nicht bereits zureichend verarbeitet worden sind, um einen Platz in den Traumgedanken während der Phasen des Wachbewusstseins oder in der Kontaktschranke zu finden. Sie werden auf die Außenwelt projiziert und können, weil sie nur halb verarbeitet worden sind, miteinander verbunden werden. Sie sind ganz buchstäblich Regurgitationen von Traummaterial und verweisen auf einen grüblerisch-wiederkäuenden Geisteszustand. Dieses Ruminieren setzt

29 Es gibt meiner Meinung nach eine Stufenfolge von Formen des Wahns. Sie reichen von den »*flashes* von Träumen im Wachzustand« bis zu »Transformationen in die Halluzinose« oder »Halluzinationen« je nachdem, wie weit entwickelt die Ausstoßungen von Alpha-, Beta- oder Balpha-Elementen im Innern sind. Doch während die visuellen Phänomene unmittelbar auf eine Störung der Alpha-Funktion oder von ♀ ♂ verweisen, ist an den wahnhaften Narrationen darüber hinaus eine Pathologie der Bedeutungen und erneuten Bedeutungszuschreibungen der Welt sowie der Welt der Emotionen beteiligt. Ich erinnere mich des ersten Falls einer Wahnpatientin, die ich als Psychiater behandelt habe, eine ältere Frau, die in jungen Jahren ihre einzige Tochter als kleines Kind verloren hatte. Da sie nicht in der Lage gewesen war, ihre Trauer durchzuarbeiten, umsorgte sie auch zwanzig Jahre später noch immer eine Stoffpuppe, die sie nicht aus den Augen ließ und die, wie sie sagte, ihre Tochter war. Die Ausstoßung von Balpha-Elementen in die Puppe brachte diese in der Tat zum Leben oder schützte die Patientin vor einem katastrophischen Zusammenbruch.

30 A.d.Ü.: Giorgio Scerbanenco (1911–1969) war ein in Kiew geborener italienischer Kriminalschriftsteller.

sich fort, bis eine tiefgreifende Umstrukturierung der Alpha-Funktion eintritt, die eine Wiederaufnahme des Verarbeitungsprozesses gestattet, wodurch die Balpha-Elemente in Alpha-Elemente transformiert werden können.

Nach Jahren der Analyse tauchte Maurizio definitiv aus einem schweren Wahn auf, in dem er zunächst Sohn eines Pharao war, dann der Pharao selbst, später ein spanischer Edelmann und schließlich ein berühmter Wissenschaftler. Das Auftauchen aus dem Wahn bringt eine länger andauernde »katastrophische Veränderung« mit sich (Resnik 1982, 1986, 1998).

Längere Zeit musste er einen Psychiater konsultieren, der ihn mit hohen Dosen von Psychopharmaka behandelte, die einen sonst unerträglichen seelischen Schmerz betäubten. (In der Zeit davor brauchte er trotz seines Wahns keine Medikamente.) Zuvor war jede Verminderung seines Wahns von einem charakteropathischen Ausagieren begleitet, das als Ventil zur Abfuhr überschüssiger Beta- oder Balpha-Elemente diente. Obwohl er noch anästhesiert oder halb anästhesiert ist, sieht Maurizio sich jetzt dem seelischen Schmerz konfrontiert, den der Anblick der Welt ohne dazwischen geschobene Traumelemente mit sich bringt. Den Verlust des Wahns erlebte er als so schrecklich, dass er zu einer Reihe von Sitzungen mit zerrissener Kleidung und Löchern in Hosen und Schuhen erschien und ich ihm sagte, er sei wie ein Witwer, der den Verlust einer geliebten Lebensgefährtin betrauere.

Giorgio

Dieser Aspekt – dass ein Wahn Schutz bietet und das Wohlbefinden sichert – wird durch Giorgio besser als durch jeden anderen Patienten veranschaulicht. Aus einer Reihe von Gründen, die er mir aufzählte, schreckte er davor zurück, aus dem Wahn herauszutreten:

a) er entdeckte, dass er sterblich war und dass sein Leben nur eine begrenzte Zeit dauern konnte;
b) er entdeckte sich als eine Person, die erkranken konnte;
c) er entdeckte, dass er sich illusorische Ziele gesetzt hatte und

d) er hatte das Gefühl, sich in der Lage dessen zu befinden, der »sich vom Achill zu einer Art Demetrio Pianelli«[31] entwickeln sollte.

Diese Entwicklung wurde von einer Vielzahl von Träumen begleitet. In einem von ihnen stürzte das Castello di Fénis ein.[32] Dies war sein erster oneiroider Kommentar zum Zusammenbruch seines Wahns und zum *Hereinbrechen der Wirklichkeit.* An diesem Knotenpunkt des Leidens kommt es, mit anderen Worten, zu einer Umkehr des Flusses der Projektionen (⇒) von einer Schichtung der Wirklichkeit durch Beta und Balpha zu einem Wechsel des Gefälles in die andere Richtung (⇐).

Der Patient erinnerte sich an Heinrich Manns Buch *Professor Unrat* (1905), und ihm wurde bewusst, dass diese neue Entwicklung für ihn bedeutete, sein ganzes »In-der-Welt-Sein« neu beschreiben zu müssen. Er war jedoch auch in der Lage, erste positive Aspekte in dieser Katastrophe zu sehen: Seit er nicht mehr das Zentrum von allem war, fürchtete er nicht mehr wie zuvor, dass man über ihn lachte, wenn er jemanden lachen hörte. Er hatte sich von dem Albtraum der Lächerlichkeit befreit.

Nicht lange darauf machte sich eine zweite positive Entwicklung bemerkbar: Der Patient fürchtete nicht mehr, als Usurpator betrachtet zu werden, wenn er sich an die Arbeit machte; er glaubte zudem nicht mehr, Gegenstand von Neid, Eifersucht und Repressalien zu sein. Er konnte sich vielmehr vornehmen, seiner Cousine, einer »Gerichtsmedizinerin« bei der Abfassung ihrer vielen Gutachten zu helfen.

Es kam dann zu einer Akzentverlagerung auf die Tatsache, dass der gemeinsame Nenner seiner vielen Leiden die Angst war und dass er sich vor einer »schrecklichen und namenlosen Angst« zu retten suchte, indem er sich als den »Fürsten von Fénis« betrachtete, der mit Macht über Leben und Tod von allem ausgestattet war. Er entdeckte, dass er nie »vaginal« mit den Prostituierten verkehrt hatte, die er so lange frequentierte, sondern mit ihnen nur Analverkehr oder Fellatio betrieben

31 A.d.Ü.: Demetrio Pianelli ist eine von Emilio De Marchi (1851–1901) geschaffene Figur, die die Mailänder städtische Mittelschicht verkörpert.

32 A.d.Ü.: Das Castello di Fénis befindet sich im Val d'Aosta.

hatte. Doch das war seine Weise, sich in der Position des Fürsten von Fénis auf die Welt einzulassen. Alle waren ihm zu Diensten, waren ihm unterworfen, und er hatte mit niemandem je eine Beziehung »unter Gleichen«, nicht einmal zu mir während der Therapie. Dass ihm dies klar wurde, half ihm, sich der Position deutlicher bewusst zu werden, die er in jeder Beziehung einnahm.

Doch wenn ich ihm irgendetwas sagte, mit dem er nicht einverstanden war, fuhr er sofort aus der Haut: »Ich wünschte, ich könnte dem abscheulichen Neger, den ich an der Straßenecke gesehen habe, einen Besen in den Arsch schieben.« Da entzündete sich also sofort der *Zorn* des Fürsten von Fénis. Und eben dieser Zorn erschreckte ihn.

Dann wieder fürchtete er, Aids zu haben und über keine Immunabwehr gegen die gewaltsamen Emotionen zu verfügen, die dadurch ausgelöst worden waren. Gleichzeitig wurde ihm klar, wie schwierig es war, sich ohne die absolute Immunität des Fürsten von Fénis auf eine Beziehung einzulassen.

Wie ich zu Beginn des vorliegenden Kapitels ausgeführt habe, kann der Wahn als Transformation in die Halluzinose (Bion 1965) angesehen werden, die sich an einer Wirklichkeit vollzieht, die von all dem getönt und durchdrungen ist, was auf sie projiziert und dann an einer bereits verfälschten Wirklichkeit »abgelesen« wurde. Selbstverständlich versetzt uns dies direkt in die Spalte 2 des Rasters von Bion, also in den Bereich der Lügen und Falschheiten, aber auch des Schutzes vor allem, was nicht zu ertragen ist.

Maurizio

Nicht zu ertragen war im Fall von Maurizio das Gefühl, nicht verstanden oder nicht beachtet zu werden – die Angst, nichts zu gelten. All dies führte zu einer unerträglichen Verletzung, die mit dem »Keloid« des Wahns überdeckt wurde.

Das Heraustreten aus dem Wahn, der ihn so lange geschützt hatte, versetzte Maurizio in ein Minenfeld voll primitiver Emotionen. Diese Welt der Protoemotionen war für Maurizio ein schreckliches Erlebnis: Wann immer ich ihm beispielsweise etwas sagte, das nicht genau mit dem übereinstimmte, was er in sich spürte, explodierte in ihm eine schreckliche Verachtung für mich. Diese Verachtung begriffen wir sofort als Analgetikum gegen die Panik davor, nicht verstanden und geliebt zu werden. Sie wirkte indes wie eine Atombombe, die alles dem Erdboden gleichmachte, die ihn allein und völlig verschreckt zurückließ. Dasselbe galt für die Wut, die wegen des Neids und der ganzen Skala erregter Emotionen auf die wahrhaft mörderische Zornesäußerung hinauslief: »Ich möchte Sie mit bloßen Händen erwürgen und Sie dann in Stücke reißen.«

In der Arbeit mit Maurizio ging es darum, diese vulkanische Welt voller Magma bewohnbar zu machen, also nicht nur in Richtung der Inhalte (Wut, Neid, Verachtung etc.) zu arbeiten, sondern auch und vor allem Maurizio die Methode (die Alpha-Funktion) zu »übermitteln«, diese seelischen Zustände zu »bearbeiten«.

Roberta

Nachdem sie in einer recht wahnhaften »symbiotischen Wirklichkeit« gelebt hatte, war auch für Roberta die Rückkehr zu einer mit anderen geteilten Realität äußerst schmerzvoll. Sie sagte: »Die Realität ist wie ein kaltes Messer, das mein Fleisch auseinander reißt, und jedes Zentimeter seiner Klinge ist wie eine explodierende Bombe, die mich zerfetzt.« In einer anstrengenden und schmerzhaften Entwicklung wird die Wirklichkeit im Verlauf der Übertragung rekonstruiert, während der Patient nach und nach auf deren erotische Aspekte verzichtet.

Aber die *Transformation in die Halluzinose*, also die auf die Außenwelt gerichtete Projektion dessen, was dann dort als real gesehen wird, muss nicht ganz und gar die Form eines Wahns annehmen, sondern kann auch in begrenzteren Formen erscheinen wie in den narzisstischen Pathologien. In ihnen werden die heftigsten Emotionen, die keinen Ort und keine Art der Bearbeitung finden, nach außen projiziert und dort als anderen zugehörig gesehen. Dieser Vorgang kann bis zur Bildung eines »Gegenspielers« oder »Doppelgängers« getrieben werden (Carels 1998).

MAURIZIO

Doch wenden wir uns nun wieder Maurizio zu, den wir in den Qualen seiner Witwerschaft zurückgelassen haben. Konfrontiert mit neuen Wellen unbezähmbaren Schmerzes begann er, »Drogen« zu nehmen, indem er sich selbst unvorstellbar hohe Dosen von Psychopharmaka verschrieb. Nur so gelang ihm jene Anästhesie, die ihm das Überleben gestattete. Nach und nach akzeptierte er den Gedanken, dass er, wenn auch nur zu einem gewissen Grad, gesund werden könnte, aber sein Leben würde über Jahre hinweg vom Wahn gezeichnet sein. Er sagte, sein Leiden rühre nun daher, dass er sich »der Realität bewusst geworden« sei, aber er sei noch nicht in der Lage, sich darauf »emotional angemessen einzustellen«.

An diesem Punkt setzte ein weiterer notwendiger, aber äußerst schmerzhafter Integrationsprozess ein: Er musste sich nicht nur in die Realität integrieren, sondern auch die Realität in sein Seelenleben integrieren. Und das bedeutete, sich mit den eigenen kriminellen Anteilen auseinanderzusetzen, die ihm in seiner Kindheit lange Zeit den Wunsch eingegeben hatten, seinen Vater und seine Mutter zu töten und seinen noch in der Wiege liegenden kleinen Bruder durch »eine massive Dosis von Tabletten« umzubringen.

Und genau dies tat er nun sich selbst an, wenn er mit Tabletten die zarten und liebevollen Anteile auszuschalten suchte, die in ihm lebendig geworden waren und vor denen er sich entsetzte, weil sie ihm einen Horror vor den eigenen Fantasien und seinem zuweilen kriminellen Agieren bereiteten. Er begann also langsam, aber sicher die Betäubung durch Psychopharmaka herabzumindern und zu seinem Erstaunen ein Kind kennen zu lernen, »das gern Gedichte las«, sowie die »freundliche Zuwendung der Zeitungsverkäuferin« und einen »netten Jungen«, den er bei seiner Rückkehr an jenen Ort am See wieder traf, an dem er selbst als Kind zusammen mit seinem Vater spazieren gegangen war.

Seine Träume waren von zuweilen extremer Gewalttätigkeit – so wenn er einem »Neger« einen Stock in den »Arsch« schob, alle Albaner sodomisierte oder Analverkehr mit der Tochter des Gärtners hatte (sowie mit seinen eigenen hilfsbedürftigen und zarten Anteilen). – Sie wechselten ab mit Träumen, in denen liebevolle und zärtliche Beziehungen zu Mädchen aufzutauchen begannen. Zu diesem Zeitpunkt verliebte er sich platonisch in zwei Frauen, in eine »Kellnerin, die ihm im Café Milch brachte« sowie in ein Mädchen, das in einer Autobahnraststätte arbeitete, in der er einen »Cappuccino« trank. Wenn ich seinen kriminellen Aspekten über Gebühr nahe kam, wurde die Milch der Kellnerin brennend heiß und die Tassen des Cappuccino nahmen die beänstigende Gestalt von Kapuzinern oder Angehörigen des Ku Klux Klan an, die ihn mit dem Tod bedrohten.[33]

Seine zärtlichen und liebevollen Anteile gewannen nach und nach die Oberhand. Aber obwohl er sagt, dass er sich normal und geheilt fühlt, blieb da ein phobisches Gebiet in seinem Dorf. Er hatte sich als den Zar dieses Dorfes bezeichnet und Proskriptionslisten sowie Kataloge sexueller Misshandlungen angelegt, die an den dortigen Frauen begangen werden sollten. Ein Traum brachte uns in Kontakt mit »Ulrich«, einem Nazi, der geflohen war, nachdem er Grausamkeiten in den Konzentrationslagern begangen hatte, und der dorthin flüchten musste, wo man ihn weder kannte noch hätte wiedererkennen können. Folglich fühlte Maurizio sich an Orten sicher, an denen sich viele Menschen aufhielten, also in Supermärkten und großen Kaufhäusern, die er aufzusuchen begann und in denen er Bekanntschaften schloss, die er aus Angst, »wiedererkannt« zu werden, nie vertiefen konnte.

Er konnte nun den Teil seiner selbst integrieren, der durch »Pierre Clementi« in Buñuels Film *Belle de jour* (1967) repräsentiert worden war, also sadistische und gewalttätige Aspekte. Er träumte, dass seine »eigene Schwester Pusteln« hatte und kommentierte dies mit den Worten: »Das sind meine antisozialen Aspekte, die meine Liebesfähigkeit entstellen.« Doch nun stand ihm der Weg zur Integration offen, und Maurizio konnte sich durch die Straßen seines Dorfes bewegen. Allerdings zunächst nur in seinem Wagen. Lächelnd meinte er dazu: »Es ist wie in einem Safaripark.«

---

33 A.d.Ü.: Der Cappuccino hat seinen Namen nach den Farben der Kutten von Kapuzinermönchen. Und solche Kutten mit entsprechenden Maskenmützen tragen auch die Angehörigen des Ku Klux Klan.

Der Rest seiner Therapie liegt noch nicht weit genug zurück, um ohne Beeinträchtigung der »laufenden Arbeit« erzählt werden zu können.

Halluzinationen

Von größerer Bedeutung als der Wahn sind Halluzinationen. Meiner Meinung nach handelt es sich bei vielen Phänomenen, die als Halluzinationen beschrieben werden, in Wirklichkeit um »traumähnliche Fotogramme des Wachzustands«. Und diese Unterscheidung ist ähnlich wichtig wie die zwischen einem Tumor und einer (sei es noch so schweren) Infektion.

Während ein visueller *flash* Anzeichen einer gesunden Alpha-Funktion und eines unzulänglichen Apparats zum Denken der Gedanken ist, verweist die »eigentliche Halluzination« auf eine äußerst schwere Störung der Alpha-Funktion. Ich habe dies anderswo mit größerer Ausführlichkeit beschrieben (Ferro 1992). Hier möchte ich nur an eine dort detaillierter dargestellte Fallgeschichte erinnern. Es ist die eines Präadoleszenten, bei dem zu Beginn seiner Analyse »Halluzinationen im eigentlichen Sinn« mit massiven Ausstoßungen in bizarren Bildern auftraten, denen eine Bedeutung fehlte, die er mit anderen hätte teilen können. Er litt zudem an noch namenlosen Ängsten (Beta-Elementen). Im Verlauf dieser Ausstoßungen, die ihm grundsätzlich gut taten, weil sie ihn von jener unerträglichen Blockade entlasteten, durch die er in einen konfusen, traumähnlichen Zustand versetzt wurde, war er ganz hin und weg, als würde er durch das, was er sah, so vollständig gefangen genommen, dass er jeden emotionalen Kontakt zu mir verlor. In dem Maße, in dem ich nach und nach zu jener »toilet breast« wurde, die er nie ausreichend zur Verfügung gehabt hatte, hörten die »Halluzinationen im eigentlichen Sinn« auf und wurden abgelöst durch die umfassenderen Phänomene einer *Transformation in die Halluzinose*, in denen er die Dinge, die er mit Nachdruck in mich ausgestoßen hatte, als etwas sah, das ohne jeden Zweifel zu mir gehörte. Er entdeckte ein ganzes Ensemble von Aspekten meiner selbst – Verhaltensweisen, Einstellungen, Gesichtsausdrücke, Kleidungsfarben – die offenkundig Signale meines

Neids auf die neuen Entwicklungen waren, die er durchmachte. Und das war für ihn unstreitig so. Nach langer gemeinsamer Arbeit nahm, das, »was er sah«, allmählich besondere Merkmale der Zugehörigkeit zu seiner Innenwelt an, die er nach draußen projizierte. Er stand einem emotionalen Kontakt zu mir nicht mehr detachiert gegenüber, und was er sah, war genau das fragmentarische Bild von Traumgedanken während der Phasen des Wachbewusstseins (Alpha-Elementen), das er nach außen projizierte.

Ich schildere nun einen Moment seiner Analyse, in dem visuelle Phänomene fast ganz von der Szene verschwunden sind und in dem sich, trotz der Unzulänglichkeit meiner Deutungen, ein seelischer *Container* zeigt, der »hält«.

G. L.

Eine ganze Zeit lang hatte sich der Patient G. L. bereits Gedanken gemacht über den »Führerschein Klasse G« – den *guarigione*-Schein[34] – während er zugleich große Angst vor seinen »Nachbarn« hatte, die, wie er glaubte, intolerant waren und ihn hinauswerfen lassen würden, wenn er nicht perfekt war.

Mit immer größerem Nachdruck verlangte er, dass seine Therapie im Behandlungszimmer für Erwachsene stattfinden sollte. Schon seit Mitte Dezember deutete sich wegen der nahenden Weihnachtsferien eine wahre Katastrophe an, die er mit dem Gebrauch von Pornoheften und sexuellen Bildern zu mildern suchte. »Mutti will weggehen: Wer wird dann bügeln, saubermachen und mir zu essen geben?« Mehrfach bestand er darauf, dass vor den Ferien ein »Treffen« mit seinen Angehörigen stattfand.

Erneut litt er unter zahlreichen »Halluzinationen«, in denen er sich von *terroni*, also von süditalienischen Tölpeln, angegriffen sah. In

34 A. d. Ü.: Hier wird auf das System der italienischen Führerscheine Bezug genommen. Im ihm gelten: Klasse A für Motorräder, Klasse B für PKWs, Klasse C für LKWs und Klasse E zur Personenbeförderung. Der Patient erfindet also eine nicht-existente Klasse G und greift damit den ersten Buchstaben des Wortes *guarigione* (Heilung) auf.

Wirklichkeit handelte es sich dabei um traumähnliche Fotogramme des Wachzustands, mit denen wir arbeiten konnten, als wären es Träume. Er litt unter einer schrecklichen inneren Spannung, die sich in visuelle Ausstoßungen zu entladen schien. Das lähmte ihn, sodass er sich »wie jemand im Rollstuhl« fühlte. Er entdeckte sein Bedürfnis nach einer stets gegenwärtigen Mutter (also nach einer äußeren Alpha-Funktion, die seine Not zu verstoffwechseln half). Er war vor Angst ganz verschreckt und paralysiert. Noch mehr aber fürchtete er, diese Gefühle könnten auch in mich eindringen und mich anstecken. Um dem zu entgehen, musste er sich zuweilen sagen: »Ich will nicht mehr kommen«; er musste sich dann wütend zeigen und behaupten, ganz gut ohne mich auszukommen. Dann wieder fürchtete er den Ferienbeginn wie einen Weltuntergang.

Zwei Funktionsweisen existierten im analytischen Feld nebeneinander: Einerseits fürchtete er, dass seine Mutter (und damit auch ich als seine Mutter) geistesabwesend und abgelenkt oder durch die Anwesenheit anderer so beeinträchtigt waren, dass für ihn kein Platz blieb. Andererseits war sein Vater (und auch ich als sein Vater) geistig so organisiert wie das väterliche Geschäft, mit unterschiedlichen Stockwerken und gesonderten Verkaufsflächen für Sitzmöbel, Wohnzimmer und Küchen. Bei seiner Rückkehr aus den Ferien klagte er, große Ängste ausgestanden zu haben, obwohl er letztlich dem Vorschlag seiner Eltern zugestimmt hatte, seine Großeltern in Frankreich zu besuchen.

Wie zuvor vereinbart zogen wir in der dritten Sitzung nach den Ferien ins Behandlungszimmer für Erwachsene um. Er hatte eine ganze Reihe von Verfolgungsängsten und unterstellte seinem Vater, seiner Mutter und den Nachbarn allerlei Bosheiten. Er hatte Angst, dass ich nichts von dem verstand, was er mir sagte, und er war äußerst verwirrt. Zuweilen fühlte er sich nach einer Deutung für einen kurzen Augenblick »entwirrt«. Er erklärte, zwischen der Realität und seinen Einbildungen nicht unterscheiden zu können. In ihm habe sich »eine Art Nebel« gebildet; er sei ganz und gar »benebelt«.

Nach und nach begann er sich jedoch in dem neuen Raum zurechtzufinden: »Der Sessel ist aus Holz. Die Couch erinnert ihn an ›S‹ (Samen). Die Decke ist aus Kork, und dann ist da ein Tisch.« Allmählich war er in der Lage, die Gefühle zu verstoffwechseln, die durch den Umzug und durch den »Verlust der Orientierung wegen der ihm fehlenden vier Feriensitzungen« entstanden waren.

Oft war er sehr verängstigt durch das, was ich ihm sagte, und fürchtete sich vor Vorwürfen und kritischen Bemerkungen. Es schien mir notwendig, keine Eile an den Tag zu legen und mich mit kleinen Fortschritten zu begnügen. Denn sonst hatte er Angst, dass ich ihn »angreifen und zerstören« würde. In der Zwischenzeit waren die visuellen *flashes*, die mit der Wiederaufnahme der Sitzungen weniger geworden waren, ganz verschwunden. Doch mir war weiterhin bewusst, dass ich in meinen Deutungen äußerst vorsichtig bleiben und mich oft darauf beschränken musste, sozusagen als ein »Jacken-Container« zu fungieren.

Ich werde nun einiges Material aus den Sitzungen dieses Patienten vorstellen und kursiv gedruckt meine heutigen Ansichten hinzufügen, die sich von meinen damaligen stark unterscheiden.

G.L.: Ich muss heute zum Friseur gehen. Anna Rita wird dort sein. Ich hab nur Angst, dass sie mir eins von diesen Dingern, die die Friseure einem umhängen und über die Kleidung legen, nicht richtig anbringt. Manche Friseure tun es richtig, aber andere nicht, und dann hat man alles voller Haare.

A.: Du hast Angst, an einen nachlässigen Friseur zu geraten, der Dir nicht genug Beachtung schenkt.

Ich meine noch immer, dass dies eine gute Antwort war. Der Patient scheint zu sagen, wie er sich zu Beginn der Sitzung fühlt, sobald er seinen Kopf einer anderen Person anvertraut, die er als entgegenkommend empfindet, auch wenn er nicht sicher ist, wie weit er ihr vertrauen kann. Wie wird Mammi ihm das Lätzchen umbinden? Wie sorgfältig wird der Analytiker bei Veränderungen zu Werke gehen, und wird er nicht nachlässig sein? Wird ihm dies gelingen, oder wird der Patient durch ungenaue Deutungen »beschmutzt«, die allzu eng oder zu weit sind?

Schauen wir, wie der Patient antwortet.

G.L.: Ein bisschen schon, aber ich muss sagen, dass die Friseurin mit den Einzelheiten reichlich sorglos umgeht. Die wichtigen Dinge versteht sie sehr gut, und sie weiß genau, wie ich mein Haar haben will. Ich weiß noch nicht, was ich mit meinem Hut machen soll; denn er ist eine intime Sache, eben von mir. Das gilt auch für mein Jackett, aber nicht so sehr. Ist ja auch ganz gleich. Auch zu Hause habe ich Angst, dass mein grüner Bettüberwurf durch »S« beschmutzt oder gewechselt wird.

Der Patient ist im Grossen und Ganzen mit meinen Antworten zufrieden, aber ganz und gar nicht mit den Details. Doch meine Antwort hält seiner Überprüfung stand. Ihr »Schnitt« hat die richtige Stelle getroffen. Der Patient bringt nun seine Angst davor zum Ausdruck, seine schützende Abwehr aufzugeben – sich seines Huts, seiner Jacke und seiner Bettdecke zu entledigen. Was soll der Analytiker damit anfangen? Wird er in der Lage sein, diese Dinge zu respektieren, sie nicht allzu sehr zu verändern oder sie ihm zu beschmutzen? Doch das hatte ich damals nicht im Sinn. Ich war infiziert von der Idee, dass der Patient mir von einer Urszene berichtete. Also gab ich ihm eine Deutung, die zwar ungesättigt war, die er aber als nicht zur Sache gehörend empfand.

A.: Mir scheint, Dir fällt es schwer, diese Dinge sich selbst zu überlassen, Dich von ihnen zu trennen, und vielleicht noch schwerer, sie wiederzufinden, nachdem Du sie zurückgelassen hast, aus Angst, sie könnten beschmutzt, angesteckt oder gar verändert sein.

Auf diese Deutung antwortet er folgendermaßen:

G.L.: Lassen Sie mich Ihnen noch was anderes sagen. Auch in der Küche habe ich Angst, dass das Öl dort Schmutz und Flecken verursacht. Also muss ich dort sehr aufpassen, wenn ich die Tür des Küchenschranks zumache. Ich bin nie ganz sicher, dass die Tür richtig geschlossen ist. Und dann fällt es mir schwer, mich von ihr zu entfernen. Ich habe sozusagen Angst, dass Teile der Tür an meinen Händen kleben bleiben.

Heute bin ich der Auffassung, dass er allmählich fürchtet, meine Worte könnten ihn, statt (mit dem Öl) zu »kochen«, beschmutzen und befle-

cken. Die Tür bin selbstverständlich ich, der ihm in diesem Augenblick gegenüber sitzt. Er fürchtet, nicht verhindern zu können, von dem, was ich ihm gesagt habe, durchdrungen zu werden. Ich bin nicht in der Lage, dies zu begreifen, da ich an die Theorie einer Trennung denke. Also sage ich etwas, das nicht zu dem passt, woran der Patient denkt.

A.: Ich glaube, Du sagst mir gerade, wie schwer es ist, in der Küche zu bleiben und sich von der Küche zu entfernen, ohne sich darüber Sorgen zu machen. Du hast Angst vor dem Fett, vor dem Schmutz und davor, nicht sicher sein zu können, die Türen nicht richtig zugemacht zu haben und wegzugehen, wenn Teile von Dir und der anderen Person durcheinander geraten. Ich glaube zudem, dass all diese Probleme sich auf *diesen* Raum hier wie auf eine Küche und auf *mich* wie auf Deine Mutter beziehen.

Seine Antwort auf dieses mein absolutes Deutungs-Crescendo lautet:
G.L.: Da haben Sie mich wirklich getroffen! Ich möchte mir ein Paar Handschuhe besorgen, wie Claudio sie hat, mit Nägeln drauf wie die Rausschmeißer in den Nachtclubs. Ich gehe zum Tanzen in eine Disco, aber nachmittags. Dann sind da junge Leute, und es ist recht ruhig. Gott weiß, was abends in den Nachtclubs los ist.

Die ausdrückliche Bezugnahme erlebt er als etwas, das ihn trifft, und er sagt mir dies leicht manisch. Er möchte eine Abwehr haben »mit Nägeln drauf«, um loszuwerden, was ihm nicht gut tut, sondern ihn verwirrt. Und er kann nicht verstehen, warum eine Sitzung, die so ruhig begann, nach und nach zu etwas werden soll, was ihn konfus macht und chaotisiert. Ich begreife von dieser Ebene absolut gar nichts und verteidige mich erneut durch Rückgriff auf eine gesättigte Theorie (der Trennung und der Urszene):

A.: Du kommst auch hierher am Nachmittag, und dies ist ein ruhiger Ort. Aber wenn Du die Türen zumachst, hast Du Angst, dass die Küche sich in einen Nachtclub im Dunkeln verwandelt. Und es könnte hier nachts Gott weiß was passieren – Du darfst da nicht rein. Der Rausschmeißer sorgt dafür, dass Du draußen bleibst.

Der Patient antwortet:

G.L.: Was ist denn das hier? (Er zeigt auf ein altes Stethoskop, das seit langem im Bücherregal liegt.) Man kann damit das Herz hören? Was macht man damit? Ich hab einen Schmerz hier im Nacken, doch ich weiß nicht, was für ein Schmerz das ist.

Also antwortet er mir: Wozu dient Ihre Fähigkeit zuzuhören, wozu ist sie nütze? Wenn Sie sich ihrer nicht bedienen, setzen Sie mich einem obskuren und unerkannten Schmerz aus. Doch weil ich in der (für mich!) zufrieden stellenden Theorie der Trennung befangen bin, erhöhe ich die Dosis:

A.: Wenn ich auf Dein Herz höre, so geschieht das, weil wir uns trennen müssen. Wir müssen bis Donnerstag warten, um uns wiederzusehen.

Doch was passiert, wenn sich eine zu weite Kluft auftut zwischen dem, was der Patient sagen muss und gehört haben will, und dem, was der Analytiker aufzunehmen in der Lage ist? Was geschieht, wenn der Analytiker allzu sehr mit seinen eigenen Theorien beschäftigt ist und folglich wenig Raum für den Patienten hat? Eine Sitzung gibt uns hierauf unmittelbar eine Antwort. Der Patient tritt ein im Zustand unbezähmbarer Angst, und ein »Bruch mit dem Setting des Analytikers« ist folglich unerlässlich. Der Vater des Patienten muss zugegen sein, um den Angstüberschuss zurückzuhalten, der entstanden ist, weil der Patient sich unzureichend wahrgenommen, gehört und verstanden fühlt. Die Sitzung wird hier wiedergegeben, zusammen mit meinen schroffen Interventionen. Noch heute bin ich überzeugt, dass das Setting in Extremsituationen den Bedürfnissen des Patienten angepasst werden muss. Es ist, als wollte man sagen »à la guerre comme à la guerre«.

(Der Patient kommt völlig verschreckt herein, hält sich in einer gewissen Distanz und bleibt stehen.)

G.L.: Mir geht es schlecht. Sieht man das nicht? Meine Mutter hat mir etwas Schreckliches gesagt – nein, ich kann Ihnen nicht sagen, was es war. Sie können mich nicht dazu zwingen.

A.: Wenn Dir danach ist, kannst Du es ja später sagen. Das musst allein Du entscheiden.

G.L.: Nun gut, dann kann ich es ja sagen. Ich hatte gesagt, dass ich es verzweifelt nötig habe, Dampf abzulassen. Und sie hat mir gesagt: Wenn Du Dampf ablassen willst, dann geh doch zu den Nutten.

A.: Das klingt mir nicht so, als sei es hilfreich für Dich gewesen. Ich frage mich, ob Du nicht bloß an etwas denkst, was Deine Mutter Dir gesagt hat, sondern auch an etwas, was ich gestern gesagt habe.

G.L.: Aber meine Mutter hat das wirklich gesagt, und etwas in der Richtung haben Sie auch gesagt, ja wirklich. Aber genug davon, ich fürchte, das regt mich zu sehr auf. Lassen Sie mich doch einfach gehen. Denn auch mein Vater ist wütend auf mich. Weder mein Vater versteht mich noch meine Mutter, und ein bisschen, ein kleines bisschen auch Sie. Lassen Sie mich also bitte gehen.

A.: Ich frage mich, ob Du Angst hast, dass es Dir mit *dem* schlecht geht, was ich Dir sage – dass Du »die Schrauben verlierst«.[35]

G.L.: Ja, davor habe ich Angst: Also lassen Sie mich gehen. Sprechen Sie mit meinem Vater. (Voller Angst öffnet er die Tür und ist kurz davor zu gehen.)

A.: Möchtest Du, dass wir ein Zusammentreffen arrangieren?[36]

G.L.: Ja, ja.

A.: Aber vielleicht können wir das sofort tun und Deinen Vater anrufen.

G.L.: Gut, ist mir recht.

(Ich rufe den Vater an.) Er kommt und setzt sich. Ich sitze in meinem Sessel, während G.L. stehen bleibt.

G.L.: Aber Sie müssen nicht mit mir reden. Sie müssen meinem Vater erklären, was los ist.

A.: Ich glaube, ich kann Dir sagen, dass Du besorgt bist, dass Dich niemand versteht – weder er, noch Deine Mutter, noch ich.

35 Ein Ausdruck aus dem Vokabular unserer Therapie, der so viel bedeutete wie »den Kopf verlieren«.

36 Dies betraf eine analytische Funktion von mir. Denn ich hatte zweifellos noch nicht verstanden, dass seine Angst aus einem Bruch entstanden war, der überbrückt werden musste.

G.L.: Darüber können wir reden, nicht aber über das »S«, das geht nur uns etwas an.

A.: Vielleicht können wir auch sagen, dass Du Angst hast, dass Deine Mama und Dein Papa Dir nicht erlauben, Dampf abzulassen. Vielleicht aber hast Du auch Angst, hier keinen Dampf mehr ablassen zu dürfen, weil Du hier im Behandlungszimmer für Erwachsene bist.

G.L.: Das stimmt. Jetzt fühle ich mich schon weniger verwirrt. Ich habe weniger Angst und will meinen Vater um etwas bitten: Könnte er nicht mit mir einen Schaufensterbummel machen, bevor ich zu Ihnen in die Sprechstunde gehe?

VATER: Keine Frage, G.L., das können wir selbstverständlich tun.

A.: Aber vielleicht ist dies auch Deine Art, Deinen Vater zu bitten, Dir nahe zu bleiben und Dir zu zeigen, dass er sich um Dich kümmert. Und vielleicht sagst Du auch mir, ich solle mich nicht sofort auf das stürzen, was Du sagst, sondern zunächst einmal einen kleinen Spaziergang mit Dir machen, damit Du Dich mir nahe fühlst, um erst dann mit Dir zu arbeiten, wenn Du Deine Angst überwunden hast.

G.L.: Das stimmt. Doch jetzt reicht's. Ich habe Angst. Aber ich weiß nicht, ob ich darüber reden soll. Diese Sache mit den Schrauben.

A.: Vielleicht hast Du Angst, ich könnte einfach drauflosreden und das bisschen Ruhe stören, das Du Dir erworben hast, Dich also während meiner Sprechstunde in Verwirrung stürzen.

G.L.: Hier ja. Aber ich will, dass mein Vater meiner Mutter sagt, sie soll nicht wütend werden und nicht den Kopf verlieren.

VATER: Ich werde tun, was ich kann, G.L.

A.: Und vielleicht willst Du, dass ich – Mama Ferro – mehr aufpasse, was ich sage.

G.L.: Doch Vater komm mit mir in die Geschäfte für Jugendliche, die mit den etwas ausgefallenen Sachen, die mir gut stehen.

VATER: G.L., ist doch kein Problem.

A.: Und vielleicht bittest Du mich, sicherzustellen, dass ich Dir »die richtigen Sachen gebe, die Dir genau passen«.

Der Patient lässt die folgende Sitzung ausfallen, erscheint dann aber zur nächsten. Während er hereinkommt, scheint er zu lächeln.

G.L.: Sind Sie wütend auf mich?

A.: Hast Du Angst, dass ich wütend bin, weil Du gestern nicht gekommen bist?

G.L.: Ja, wir haben versucht zu kommen, aber der Wagen war zugeschneit, und wir konnten nicht losfahren. Hat mein Vater nicht angerufen, um Bescheid zu sagen?

Es wurde nötig, durch eine ausgefallene Sitzung etwas abzukühlen, was Gefahr lief, in einem Kurzschluss zu enden.

A.: Nein, er hat nicht angerufen, und vielleicht hast Du deshalb Angst, dass ich wütend bin.

G.L.: Ein bisschen haben Sie Recht. Es wäre mir lieber gewesen, er hätte es Ihnen gesagt. Heute fühle ich mich besser. Mir scheint, ich kann Einbildung und Realität besser auseinander halten, und ich stecke nicht mehr im Traum wie zu anderen Zeiten. Ich bin mit Papa in die Via Cavour gegangen. Da sind so viele Geschäfte, aber alle nur für Erwachsene, keins für Jungs in meinem Alter. Ich weiß nicht, wo ich eins suchen soll, vielleicht in der Straße bei der Polizeiwache, also in der, die beim Tunnel anfängt.

Die »Kühlung« hat funktioniert. Dank einer wirksamen Kontaktsperre sind die Traumgedanken während der Phasen des Wachbewusstseins von der Realität gut zu unterscheiden. Der Apparat zum Denken der Gedanken (♀ ♂ sowie PS ↔ D) funktioniert angemessen.

A.: Ich glaube, Du zeigst mir, dass Du anfängst, Dich auszukennen, dass Du Dich in Pavia zu orientieren beginnst – zwischen Einbildung und Realität. Und auch hier willst Du Dich orientieren. Auch hier willst Du passende Sachen finden, obwohl Du vielleicht fürchtest, im Therapieraum für Erwachsene nur schwer Sachen für einen Jungen finden zu können.

G.L.: Vor allem fühle ich mich heute »entwirrt«. Ich mache mir aber ein wenig Sorgen wegen Samstag und Sonntag. Sagen Sie es nicht weiter, aber am Sonntag bin ich zum Tanzen gegangen. Und dabei hatte ich Angst. Alles brach über mir zusammen. Ich hatte Angst, dass man mir alles klauen würde, was ich in mir habe, die intimen Dinge, das Geld, die Schlüssel, den Personalausweis. Heute habe ich den Eindruck, dass die Verwirrung weniger wird und dass die Dinge wieder normal werden. Wenn Sie ruhig bleiben, rede ich weiter. Ich bin froh, so viele Jacken zu haben, und mir scheint, dass sie mir wieder gut stehen. Doch etwas macht mir Angst: Wenn ich eine Sache wegschließe, bin ich beunruhigt, weil ich den Eindruck habe, dass ich nicht wirklich weiß, ob eine Schublade richtig verschlossen bleibt. Also muss ich mich anstrengen, mich davon zu überzeugen.

Der Patient sagt, dass er sich »entwirrt« und nicht mehr verwirrt fühlt. Was ich jedoch noch nicht verstehe, ist seine Angst vor den Augenblicken, in denen er mir nahe kommt, in denen wir »tanzen« und zusammen sind, während er sich weniger vor den Tagen ängstigt, an denen wir uns nicht sehen. Besser gesagt: Er hat Angst, dass ich ihn, wenn wir zusammen sind, beschmutze und mit unangemessener Deutungsaktivität verwirre. Er fürchtet noch immer, dass ich seine Innenwelt auf den Kopf stellen könnte, indem ich ihn um jene Abwehrhaltung bringe, die er zu seiner Orientierung braucht. Wenn ein Patient Gefahr läuft, in der Welt seiner Träume gefangen zu bleiben, müssen die Interventionen des Analytikers Rücksicht nehmen auf seine »Jacken« und müssen seine verschlossenen Schubladen respektieren. Denn am allerwichtigsten ist es, die Unterscheidung zwischen äußerer und innerer Realität zu respektieren, die nur getroffen werden kann, wenn die Alpha-Funktion nicht über ihre Stoffwechselfähigkeit hinaus aufs Spiel gesetzt wird. Denn sonst ist es, als würde man einem Diabetiker Schokolade verabreichen: Er verfiele sofort ins Koma durch eine verstärkte Anhäufung von Ketonkörpern.

A.: Vor allem wenn wir nicht zusammen sind, bricht alles über Dir zusammen. Dann läufst Du Gefahr, verwirrt zu werden und die

Dinge zu verlieren, die Dir eine Orientierung verschaffen. Doch Du hast auch Angst, wenn ich da bin, dass ich Dich durch das verwirren könnte, was ich Dir sage. Vielleicht bist Du allmählich auch wieder zufrieden, wenn Du Dich durch so viele Sitzungs-Jacken geschützt fühlst.

G.L.: Aber heute scheinen Sie mir mit den »Schrauben« gut umgehen zu können. Auch meine Mutter ist nun eher beruhigt, und mein Vater hat mir gesagt, dass er mich auf einem kleinen Spaziergang begleiten würde. Gestern wurden wir von einem Polizisten gestoppt, weil da ein Verkehrsschild die Zufahrt zur Altstadt verbot. Und als wir angehalten hatten, blockierten wir die Weiterfahrt für alle übrigen Autos.

Was der Patient hier zuletzt sagt, passt gut zu dem übrigen, nicht aber der Polizist, der (im ersten Teil der Mitteilung) den Verkehr anhält. Wieder verwirre ich ihn mit Deutungen, die noch eng mit dem Thema der Trennung zusammenhängen, die aber weit von dem entfernt sind, was der Patient vorzubringen sucht. Doch trotz der Unangemessenheit einiger meiner Interventionen »bleibt« G. L. »bei der Sache«, teilweise wohl auch, weil diese Interventionen eine Art »Zivilschutz« bieten. Obwohl die Sitzung mit einem Missverständnis schließt, bleiben die Jacken-Deiche am Ende ebenso intakt wie die Zäsur zwischen der Realität und den Traumgedanken während der Phasen des Wachbewusstseins.

A.: Der Polizist schließt Dich aus dem Stadtzentrum aus, und auch wir müssen unseren Laden für heute schließen und wir sehen uns am Montag wieder. Also sind wir alle wütend.

G.L.: Alle? Ich bin doch hier allein. Denke ich denn an Ihre anderen Patienten!?

A.: Vielleicht habe ich Dich mit dem, was ich sagte, aufgeregt.

G.L.: Ein bisschen schon, ich dachte an die anderen Patienten. Doch dann stellte ich mir vor, dass Sie glauben, ich hätte vielerlei Seiten.

A.: Vielleicht aber fühlst Du Dich schlecht, weil Du eifersüchtig bist. Die Eifersucht kann dazu führen, dass Du in lauter Stücke zerfällst.

G.L.: Ja, aber mir war klar, dass Sie nur mich meinten, als Sie von »allen« sprachen: also den lebhaften kleinen G.L., aber der ist nicht wie sein Hund, von dem vorher die Rede war. Und dann ist der Junge wie der Hut oder Stock irgendeines Mannes – er ist immer eine Person, die unterschiedliche Teile in sich hat.

A.: Du hattest Angst, dass ich nichts von Dir halte. Aber dann hast Du es geschafft, Dich zu orientieren und alle Teile wieder zusammenzusetzen, die für einen Moment Gefahr zu laufen schienen, auseinanderzufallen.

Kapitel 7

Charaktere in der Literatur und im Behandlungszimmer des Analytikers

Im folgenden Kapitel werde ich einige Überlegungen zu jenem Konzept des »literarischen Charakters« entwickeln, das ich ohne systematischen Anspruch bereits in vorhergehenden Arbeiten behandelt habe (Ferro 1992, 1993b, 1993c, 1993d, 1994c, 1996a, 1996b). Ich werde zugleich eine parallel laufende Entwicklung nachzuweisen suchen zwischen der Auffassung des literarischen Charakters in der Erzählforschung (Marrone 1986) und der Art, in der Charaktere in verschiedenen psychoanalytischen Modellen konzipiert worden sind.

In einer wunderbaren Kurzgeschichte unter dem Titel *The Persons of the Tale* (vgl. Martyn 1902, S. 1ff.) reflektiert Stevenson wie folgt über den Status von »Charakteren« in der Literatur: »Nach dem zweiunddreißigsten Kapitel der *Schatzinsel* schlenderten zwei der Marionetten hinaus, um ein Pfeifchen zu rauchen, bevor es wieder an die Arbeit ging. Sie trafen sich im Freien nicht weit von der Geschichte.« Dieser Anfang unterstellt bereits, dass die Charaktere unabhängig vom Text über eine selbstständige Existenz verfügen, also über einen Status, der sie außerhalb der narrativen Struktur oder neben sie platziert wie dreidimensionale Wesen, die ein Eigenleben führen.

Es folgt ein Austausch schlagfertiger Bemerkungen zwischen Long John Silver und Captain Smollet, der so lange fortgeführt wird, bis sich Silver, der die Wut des Captains fürchtet, rasch hinter seiner Identität als literarischer Charakter verbirgt: »Ich bin nur eine Figur in einer Meeresgeschichte. Ich existiere nicht wirklich« (ebd., S. 1f.). Auf diese Weise belegt er paradox und unmissverständlich die Wirklichkeit der eigenen Existenz. Es folgt eine Diskussion über den Autor sowie letztendlich über die »wirkliche« Existenz literarischer Charaktere jenseits des Papiers, auf dem ihre Geschichte niedergeschrieben ist: »Ich kann nicht begreifen, wie es überhaupt zu dieser Geschichte kommt, wie Du und ich, die nicht existieren, hier zusammenkommen, um zu plaudern und unsere Pfeifen zu rauchen, als wären wir hundert Prozent wirklich« (ebd., S. 4f.).

In Zweifel gezogen wird auch, ob die in der Geschichte erzählte Handlung stets dieselbe bleiben wird oder ob an ihr nicht Änderungen möglich sein können. Es werden, mit anderen Worten, viele der gegenwärtig in der Erzählforschung aktuellen Probleme aufgeworfen, ohne dass bereits alle Implikationen möglich wären, die sich aus der Triangulierung von literarischem Charakter, Autor und Leser ergeben. Dieser Übergang ist dem von der einfachen Geometrie zur Stereometrie vergleichbar.

Doch kehren wir zu Stevensons Geschichte zurück, in der es um den notwendigen Konflikt zwischen rechtschaffenen und bösen Charakteren geht: »›Wohin also würde sich eine Geschichte entwickeln, wenn es keine rechtschaffenen Charaktere gäbe?‹ ›Nun, wenn Du schon danach fragst‹, erwiderte Silver, ›wo würde denn eine Geschichte anfangen, wenn es keine Bösewichter gäbe?‹« (ebd., S. 6) Diese Thematik nimmt die Arbeiten von Propp (1928) und der Strukturalisten bis hin zu Greimas (1966, 1970) vorweg, die auf die Notwendigkeit verweisen, dass es für jeden »Akteur« eines literarischen Charakters bedarf, der sein Handeln als Gegenspieler beeinträchtigt.

Im selben Band der *Fables* von Stevenson ist eine Kurzgeschichte mit dem Titel »The Reader« enthalten (Stevenson 1902b). Mit ihr wird ein weiterer Schritt unternommen, der, wie schon gesagt, von zentraler Bedeutung ist für die moderne Erzählforschung. In dieser Geschichte kommt es zu einem Zwiegespräch zwischen Buch und Leser, in das auch der Autor einbezogen wird. Doch ich werde keine weiteren Zitate aus Stevenson anführen, obwohl die *Fables* es wert wären, sich eingehender mit ihnen zu befassen. Ich habe auf Stevensons Geschichte hingewiesen, um auf die Bedeutung aufmerksam zu machen, welche die Literatur dem Studium ihrer Charaktere seit jeher gewidmet hat.

Auch eine psychoanalytische Sitzung kann man sich als von Charakteren bevölkert vorstellen. Und sie ist dies in der Tat (wenn man von jenen außerordentlich primitiven Situationen absieht, in denen ein »Charakter« erst zusammengesetzt und in aussprechbarer Form aus hochgradig invasiven und zerfallenen emotionalen Zuständen konstruiert werden muss) (Ferro 1998a, 1998b). Was aber ist die Bedeutung solcher »Charaktere«?

Ein wenig Geschichte

Bereits 1992 habe ich folgendes geschrieben: »Im Modell Freuds werden Charaktere vor allem als Knoten in einem Netz geschichtlicher Beziehungen aufgefasst. Erzählte Fakten bieten ihrerseits Gelegenheit, Gefühle, Konflikte und emotionale Strategien auszudrücken, die stets auf diese Charaktere bezogen sind. Im Gegenzug erscheinen Fakten, die in der innerpsychischen Dynamik als gegenwärtig betrachtet werden, beinahe so, als hätten sie eine ›eigenständige‹ Existenz« (Ferro 1992).

Dasselbe sehen wir in *Untersuchungen* zu literarischen Charakteren, die vor der durch Propp ausgelösten Revolution geschrieben wurden. In ihnen werden literarische Charaktere in jeder Hinsicht »lebenden Personen« mit genau festgelegten psychischen Besonderheiten und Charaktermerkmalen gleichgesetzt.

In der idealistisch-romantischen Herangehensweise an narrative Texte erscheint die »Fabula«[37] als getreue Reproduktion der Wirklichkeit. Aus diesem Grund wird literarischen Charakteren ein hochgradig realistischer Status zugewiesen. Sie gelten als erfolgreich geschildert und werden als glaubwürdig bewertet aufgrund ihrer Entsprechung oder teilweisen Übereinstimmung mit der Welt bzw. durch deren Nachahmung. Die Logik dieser Entschlüsselung erzwingt eine Untersuchung der Attribute

---

37 Vgl. Kap. 4, Anm. 6: Die »Fabel« ist ein Grundschema der Narration, die Syntax der Charaktere, während das Geflecht des Plots die Geschichte ist, wie sie faktisch erzählt wird und an der Oberfläche erscheint (Eco 1979).

der Charaktere und ihrer Beziehungen untereinander im Vergleich mit den Parametern der Wirklichkeit.

Eine in vieler Hinsicht ähnliche Perspektive lässt sich an marxistischen und soziologischen Kritiken beobachten (Lukács 1946, 1948, 1955; Goldmann 1964), die literarische Texte als »signifikante Verdopplungen« der ihre Entstehung bestimmenden historischen Dynamik betrachten. Literarische Charaktere erscheinen dabei als Repräsentanten und Verkörperungen von (ökonomischen, ideologischen oder sozialen) Tendenzen ihrer Epoche. Sie sind mithin ein Spiegel der Wirklichkeit oder eines ihrer Teile (Barbieri 1998).

Doch kehren wir zurück zur Psychoanalyse. Es ist stets faszinierend, einzelne Passagen von Freud erneut zu lesen. So beispielsweise einen Auszug aus den Originalnotizen zur Fallgeschichte des *Rattenmanns* (vgl. Freud 1909, Gesammelte Werke, Nachtragsband, S. 539). Nach einer Rekonstruktion Freuds oder vielmehr, nachdem Freud darauf insistiert hatte, dass der Patient eine von Freuds präzisen Rekonstruktionen einer Episode aus seiner Kindheit akzeptierte, antwortete der Patient mit einem Traum. In diesem ging es um einen Professor Grünhut, der seinen Studenten im Examen bei jeder dritten oder vierten Prüfung die Frage vorlegte, was eine »domizilierte Tratte« sei, also eine Zahlungsverpflichtung, der man sich nicht entziehen konnte, weil sie an die Privatadresse gerichtet war. Freud fehlte selbstverständlich ein Vorbild, das es ihm gestattet hätte, den Traum als Antwort auf eine Deutung zu lesen (die vom Patienten als aufgezwungen erlebt wird). Heute würden wir bei einer »domizilierten Tratte«, also bei einem an einem bestimmten Ort zahlbaren Wechsel, an eine Deutung als Last oder Verpflichtung denken, und es fiele uns nicht schwer, die Rolle des Studenten dem Patienten und die des Professors Freud zuzuweisen.

Auch in seiner Beschäftigung mit Träumen suchte Freud (1900, 1914) – wie ich bereits in Kapitel V gezeigt habe – eine Wahrheit zu rekonstruieren. So bei dem berühmten Traum des *Wolfsmanns*, auf den schon in einer früheren Arbeit hingewiesen wurde (Bezoari/Ferro 1992a). Der Patient erinnert sich, dass es Nacht war … dass er in seinem Bett lag. Es war Winter, und auf dem Nussbaum draußen konnte er einige weiße Wölfe mit langen Schwänzen sehen und mit Ohren, die durchstochen waren wie die von Hunden. Verschreckt von der Vorstellung, von den Wölfen gefressen zu werden, schrie er vor Angst, bis das Kindermädchen kam. Zum Zeitpunkt dieses Traums war er vier Jahre alt.

Bestimmte Elemente werden in der Assoziationskette hervorgehoben: die weiße Farbe der Wölfe, die Lokalisierung der Wölfe auf dem Baum, die Geschichte vom Schneider, das Abschneiden des Schwanzes eines der Wölfe, die Märchen von Rotkäppchen und dem Wolf sowie von den Sieben Geißlein (der Wolf mit der vom Mehl weiß gemachten Pfote!), die Bewegungslosigkeit der Wölfe, ihr aufmerksamer Blick, das sich plötzlich öffnende Fenster, der Wunsch, die doppelte Anzahl von Weihnachtsgeschenken zu erhalten sowie die Enttäuschung darüber, nur so wenig geschenkt bekommen zu haben.

Bekanntlich *rekonstruiert* Freud aus diesem Material die *Urszene.* Die Position des Wolfs verweist auf die Haltung des Vaters in der Urszene. Der schwanzlose Wolf erinnert an die Entmannung als Folge der sexuellen Befriedigung. Der Traum bezieht sich mithin auf ein *reales, äußeres* Ereignis, das in der *historischen Zeit der Vergangenheit* stattgefunden hat. Der Schlüssel zu seiner Deutung ist wie folgt: Der Patient wachte unerwartet auf und beobachtete den elterlichen Geschlechtsverkehr *a tergo.* Das Kind war über den Vater entsetzt; denn es erlebte die Szene als schrecklich gewalttätig. Unter diesem Gesichtspunkt wird der hermeneutische Endpunkt erreicht, sobald es in jeder Hinsicht zur Person geworden ist, d.h., sobald die narrative Fiktion zerrissen ist und der König – wie in der bekannten Geschichte – endlich nackt erscheint.

In dem bereits erwähnten Artikel schlugen Bezoari und ich (Bezoari, Ferro 1992) einen Deutungsansatz auf einer anderen Ebene vor, ohne diesen Traum innerhalb derselben Geschichte zu verschieben. Wir wollten ihn nicht auf äußere Charaktere beziehen, sondern vielmehr als eine zwar nur mögliche, aber präzise Beschreibung des Vertex betrachten, den der Patient in jenem Augenblick einnimmt – also dessen, *was* er im Behandlungszimmer der Analyse erlebt und *wie* er das, was dort geschieht, erlebt. Es handelt sich mithin nicht unbedingt um einen Traum von der Geschichte des Patienten, sondern er kann gedeutet werden in Bezug auf das *Hier und Jetzt.* Der Patient, der in einem schwierigen Moment seiner Beziehung auf der analytischen Couch liegt, wird sich unversehens eines tief reichenden inneren Erlebnisses bewusst. Er ist darüber entsetzt, dass er sich im Behandlungszimmer neben einem scharfsinnigen Analytiker mit gespitzten Ohren befindet. Und er sieht diese Ohren als Wesen eigener Art, die auf der Lauer liegen und bereit sind, sich auf ihn zu stürzen. Er fühlt sich regelrecht verfolgt, bis er den Kontakt mit diesen tief reichenden Emotionen verliert und in die Wirklichkeit der analytischen Szene zurückfindet.

Das zentrale Problem besteht also darin, welcher Ort der Urszene zugewiesen werden soll. Liegt sie in der historischen Vergangenheit? In der Innenwelt? Oder in der aktuellen seelischen Beziehung zwischen Analytiker und Patient, selbst wenn diese sich teilweise aus den beiden ersten ergibt (Nosek 1995)?

Doch welchen Status gibt Freud den Charakteren des Traums? Er räumt ihnen einen historischen, referenziell auf die Außenwelt bezogenen, symbolischen Status ein – doch das ist nicht die einzig mögliche Antwort. Selbst wenn Freud eine zugegebenermaßen äußerst moderne Vorgehensweise praktiziert und uns dank seiner bemerkenswerten Fähigkeit, »die Geschichte des Patienten zu erzählen«, eine Arbeitsmethode bereitstellt, stimmen wir nicht mit ihm überein hinsichtlich der Gewaltsamkeit, als die ein Patient jeweils die aktuelle analytische Beziehung erleben kann. Auf jeden Fall aber verleiht Freud dem Schrecken und der Panik des Patienten eine glaubwürdige, verdauliche und assimilierbare Form, wenn der Patient hinter der vom Mehl weißen Pfote die Klauen des Wolfs fürchtet. Dieselbe narrative Fähigkeit oder vielmehr die Fähigkeit zur »narrativen Transformation« von Emotionen finden wir in den Träumen, die Musatti in seinem *Trattato di psicoanalisi* (1949) präsentiert.

Die Nacherzählung des Analytikers kann – in Freudscher Perspektive – betrachtet werden als eine Meta-Narration, also als eine Narration der ursprünglichen Narration des Patienten. Diese Meta-Narration enthält auch in sich das Element einer Deutung, das sich für den Patienten als umso wirkungsvoller erweist, je geringer der Abstand ist zwischen der (meta)narrativen Ebene und der kritischen Deutungsebene des neuen Texts, den der Analytiker ihm mitteilt.

Dieser Versuch, die Kritik ihrem Untersuchungsobjekt anzunähern, ist in stilistischer wie anderer Hinsicht auch auf dem Gebiet der Literatur zu finden: Carlo Emilio Gadda (1958, 1982, 1992) und Italo Calvino (1964, 1979, 1980, 1988) beschränken sich in vielen ihrer Texte nicht auf kritische Analysen, sondern nehmen in sie in beträchtlichem Umfang artistische und poetische Elemente auf. Die Sprache der Kritik nähert sich dem an, was sie untersucht. Man wird hier auch erinnert an Alda Merini, die in ihrem Buch *Sogno e poesia* (1995) Werke der bildenden Kunst mithilfe von Gedichten deutet. In anderer, aber ähnlicher Perspektive schreibt Roland Barthes (1964), der Semiologe sei ein Künstler, der einen Eindruck davon zu vermitteln suche, wie die Zeichen, die er untersucht, schmecken; er male, statt in die Tiefe zu graben (Barbieri, persönliche Mitteilung 1998).

Der bereits erwähnte Musatti berichtet den Traum eines Patienten von einem Barbier, der sich wie folgt zusammenfassen lässt: Der Patient befindet sich vor einem Spiegel … er hat ein Rasiermesser in der Hand, mit dem er nicht umzugehen weiß … er zieht die Haut hoch zur Schläfe und beginnt, seine rechte Backe zu rasieren … doch sobald er auf der linken Backe anfängt, entgleitet ihm das Messer und fährt hinab bis zum Hals … ein tiefer Schnitt, aus dem das Blut austritt … er fürchtet sich und ruft um Hilfe … das Blut schießt in Strömen heraus …

Wir könnten diesen Traum heute zum Gegenstand einer Übung machen und uns vorstellen, dass er auf zwei Arten der Begegnung im Behandlungszimmer der Analyse verweist: eine, die glatt und einfach vor sich geht, und eine andere, die tiefe Verwundungen hinterlässt durch vielleicht notwendige, aber einschneidende Worte oder die uns anhält, über Gewandtheit und Ungeschick beim »Rasieren« nachzudenken (in Bezug auf den neurotischen oder in Bezug auf den psychotischen Anteil der Persönlichkeit? – Als schlösse der Traum zwei verschiedene Vertices ein). Jedenfalls bringt der Patient seinen Vorbehalt gegenüber der analytischen Beziehung und seine Angst vor einer tief reichenden Begegnung wegen ihrer möglichen Folgen zum Ausdruck.

Überraschenderweise gelangt Musatti unter Verwendung der klassischen Regeln der Traumdeutung, indem er den Patienten zu jeder narrativen Untereinheit assoziieren lässt (sozusagen zu jedem Narrem eher als zu jedem Monem), zu sehr ähnlichen Schlussfolgerungen, obwohl er sie ausschließlich von der aktuellen Übertragungsbeziehung oder vom Feld auf die Angst des Patienten vor Frauen und die Feindschaft ihnen gegenüber verschiebt sowie auf seine Phobie vor der Ehe bzw. vor den Gefahren der Sexualität und auf den Wunsch, sich nicht durch eine Heirat zu binden.

Für Musatti bezieht sich die Narration nicht auf die beiden an einer Sitzung beteiligten Personen und die Form ♀ ♂ ihrer Paarbildung, sondern wird auf aussenstehende Personen verschoben. Dies macht in der Tat die Deutungen des Analytikers wahrer und akzeptabler für den Patienten. Erreicht wird das durch »freie Assoziationen«, die von der tragischen Liebe zwischen Paolo und Francesca bei Dante bis hin zu Geschichten vom Abschlachten oder von chirurgischen Operationen etc. handeln.

Erinnert man sich an Bions Konzept der »Traumarbeit β«, die im Wachen wie im Schlaf vor sich geht, so *würde ich den Scheitelpunkt/Vertex der Lektüre* im Hinblick auf die »freien Assoziationen« umkehren. Statt um freie Assoziationen, die eine Erklärung des manifesten Texts gestatten, handelt es sich um *obligate Assoziationen*, die in anderer Weise das Problem der im Augenblick gegebenen Beziehung neu erzählen, das schon im Traum ausgedrückt wurde und das nun in anderen Dialekten und mit einem anderen Plot wieder erzählt wird (Bezoari/Ferro 1992a).

Auf dieser Ebene lässt sich eine mögliche Parallele zwischen Erzählforschung und Psychoanalyse beobachten. Bekanntlich sucht die Erzählforschung nach einem Schema, nach einer mehr oder weniger konstanten Struktur unter der wechselnden Oberfläche des narrativen Geflechts einzelner Texte. Dies führte zu einer Revision der romantischen Vorstellung von einer schöpferischen Freiheit des Künstlers. Sie erschien nun teilweise als Handhabung einer variablen Freiheit, die innerlich von einer wenig flexiblen Struktur abhängig war. In der psychoanalytischen Narration gibt es neben der beispielsweise durch die Geschlechtszugehörigkeit vorgegebenen Struktur eine weitere, die zwar konstant ist, aber ständiger Veränderung unterliegt, nämlich die Dynamik der Beziehungen zwischen Patient und Analytiker. Und es ist gerade dieser Faktor, der uns zu einer Neubewertung der eben geschilderten »Freiheit« der Assoziationen anhält (vgl. Barbieri 1998).

Es ist das emotionale Klima des Augenblicks, das in den Assoziationen wiedererzählt wird, die sich auf den Traum beziehen, auf jenen Traum, der durch die Alpha-Funktion zu einem bestimmten Augenblick der Beziehung ausgearbeitet wird. Das aber erscheint uns als ein wertvoller Vorgang der narrativen Transformation und Retransformation (Bezoari/Ferro 1992a).

In neueren Arbeiten von Autoren mit großer Sensibilität herrscht dieser Ansatz zum Problem der Charaktere vor. Sie werden aufgefasst in referenzieller, historischer oder nach außen gerichteter Perspektive und insbesondere in der des Familienromans. Unter aktuellen Gesichtspunkten würde ich die Meinung vertreten, dass dieses Modell stärker als das freudianische *eine äußerst realistische Auffassung von Kommunikationen* vertritt.

Eine bemerkenswerte Arbeit von Owen Renik (1998) schildert mit klinischer Souveränität und sensibler Gegenübertragung eine Fallgeschichte, in der der Patient, ein Arzt, seine Arbeit in einer Notaufnahmestation beschreibt. Er berichtet, wie er das Leben einer Frau retten konnte, die an einer schweren Schilddrüsenunterfunktion litt. Ohne hier auf die Details des analytischen *working-through* einzugehen, auf die exzellente Fähigkeit des Analytikers, mit der Gegenübertragung fertig zu werden, auf die Art, wie er die aktuelle Interaktion zwischen seiner eigenen Geschichte und der des Patienten aufgreift, möchte ich mit Nachdruck darauf hinweisen, wie der Analytiker die Charaktere, die durch die »Notaufnahme«, »die Patientin«, »die kritische Schilddrüsenunterfunktion« konstituiert werden, als »real« und »auf ein Ereignis der Außenwelt bezogen« auffasst.[38] Sie werden nicht als Emanationen

38 Seit Greimas ist ein anti-anthropomorpher Ansatz vorherrschend. In ihm ist ein literarischer Charakter nicht notwendig ein menschlicher Akteur. Er kann vielmehr irgendein Element sein, dem an der Oberfläche ein figürlicher Status zugewiesen wird, der die Form einer grundlegenden syntaktischen Einheit erhält (ein Aktant). Ein literarischer Charakter kann mithin ein Tier sein, ein Haus oder ein Begriff. Ist erst einmal die anthropomorphisierende Diskriminante außer Kraft gesetzt, dann verweisen, wie Lotman (1970) gezeigt hat, literarische Charaktere zwar gewöhnlich, nicht aber notwendig auf menschliche Akteure.

innerer Objekte betrachtet oder als aktuelle Funktionsformen im analytischen Feld, mit denen der Patient etwa anzeigt, dass er – selbst bei einer fehlenden Thyroxin-Funktion des Analytikers – mit einer schweren Schilddrüsenunterfunktion oder Komatose eines Teils seiner selbst umzugehen vermocht hat. Sie werden auch nicht auf andere mögliche Deutungen von Funktionen oder Dysfunktionen im analytischen Feld durch Narrationen bezogen, die insofern bedeutsam sind, als sie narrative Ereignisse im Feld selbst darstellen.

In dem zweiten großen Modell, das ich zuvor als das *kleinianische* beschrieben habe, »sind Charaktere Knoten in einem Netz innerpsychischer Beziehungen. Die von Patienten berichteten Tatsachen sind letztlich eine verkleidete Mitteilung ihrer inneren Realität, die jedoch als bereits ›gegeben‹ betrachtet wird. Diese Realität erwartet, dass jemand sie deutet und ihren Funktionszusammenhang aufklärt, indem er ihre Wurzeln in den unbewussten Fantasien aufdeckt« (Ferro 1992).

Ein Beispiel hierfür findet sich in einem Aufsatz von Heimann (1955): Zu Beginn einer Sitzung beklagt sich ein Patient sehr und fürchtet dann, verfolgt zu werden. Zu deuten war dies dahin gehend, dass sich in der Klage des Patienten die *unbewusste körperliche Fantasie* eines urethralen Angriffs mit kochend heißem Urin aktualisierte und dass er dann die Rache des verbrannten Objekts fürchtete. Heute würde ich dieses Modell eher als eine *starke fantasiebezogene Prägung* bezeichnen, die sich auf die *Innenwelt des Patienten* und auf deren Funktionen und Dysfunktionen richtet. In Hanna Segals Beitrag über den kleinianischen Ansatz in dem von Arnold Rothstein herausgegebenen Buch *Models of the Mind* (New York: New York University Press 1985) wird häufig auf die grundlegende Körperfantasie Bezug genommen, die insofern narratologisch als der wahre »Held« bezeichnet wird, als sie emotional besonders hervorsticht. Aus dieser Sicht scheinen die Charaktere einer Sitzung in besonderem Maße auf den Ausdruck unbewusster Fantasien reduzierbar oder in sie übersetzbar zu sein. Das Schicksal einer unbewussten Fantasie besteht darin, durch eine Übertragungsdeutung in Worte gefasst zu werden: Charaktere sind »Masken«, die Fantasien verbergen, welche zum Patienten und seiner Innenwelt gehören.

Auf dem Gebiet der Erzählforschung lässt sich eine interessante Parallele ziehen zwischen den freudianischen und kleinianischen Konzepten des Charakters und denen, die Hamon als *personnages-référentiels* und *personnages- embrayeurs* bezeichnet (Hamon 1972, S. 121f.). Erstere sind historische oder mythologische Figuren, die im narrativen Text einen so hohen Realitätskoeffizienten besitzen, dass sie wie wirkliche Personen erscheinen (so im Ansatz von Freud). Letztere dagegen sind Reflexionen ihres Urhebers – Zeichen, die den Autor, seine Auffassungen und Ideen verraten (eher wie in einer kleinianischen Perspektive).

Es erscheint zudem legitim, die Unterscheidung von Greimas (1966) zwischen »Akteuren« und »Aktanten« zu vergleichen mit der kleinianischen Unterscheidung zwischen den Charakteren in den Erzählungen eines Patienten und dessen unbewusster Fantasie (Klein 1929, 1961).[39] Der einzelne Charakter (der Akteur) ist für Greimas nur die Oberflächenerscheinung einer tieferen, strukturellen und funktionalen Dimension (des Aktanten), die auch wenn sie konstant bleibt, eine Reihe äußerer Verkleidungen annehmen kann. Dasselbe gilt für die kleinianischen Charaktere, die sich auf eine Aktantenstruktur zurückführen lassen, welche in der Tat mit der unbewussten Fantasie des Patienten gleichgesetzt werden kann. Charaktere sind in dieser Sicht »Doppelgänger«, die auf eine Einheit reduzierbar sind, und sie haben Teil an der Dimension des Schattens in Andersens gleichnamiger Erzählung (1847), an den im Spiegel reflektierten vielfältigen Harry Haller in Hermann Hesses *Der Steppenwolf* (1927), an dem *Sosias* von Dostojewski (1846) sowie am *The Secret Sharer* von Joseph Conrad (Arrigoni, Barbieri 1998).

Die in einer Sitzung zur Sprache kommenden Charaktere können sich als innere Objekte des Patienten erweisen, die auf den Analytiker projiziert werden, der dann als Leinwand für diese Projektionen und auf der Grundlage einer fundierten Theorie als ihr Dolmetscher dient. Dabei geht es nicht um die Konstruktion einer gemeinsam mit dem Patienten entworfenen, dem analytischen Paar äußerlichen Geschichte aus der Vergangenheit, sondern es entwickelt sich nach und nach das

39 Bei Greimas (1966) sind Akteure einfach nur die verschiedenen Charaktere, während Aktanten Klassen von Akteuren mit ähnlichen Funktionsgruppen und Handlungsbereichen sind.

Bedürfnis nach einem *Code*, der hochgradig generalisiert verwendet werden kann (Ferro 1997a).

Abraham (1919) schildert den Traum einer Patientin, die in einem Korbstuhl an einem See sitzt, in dem viele Menschen schwimmen, als eine große Welle und ein starker Wind aufkommen, die die Boote und die Schwimmer mit sich fortreißen. Abrahams Deutung der Fantasien dieser Patientin erinnert stark an die Fantasien von Melanie Klein: Welle und Wind repräsentieren Urethral- und Analerotik, während der Korbstuhl ein Toilettensitz ist.

Meiner Auffassung nach handelt der Traum von den Worten des Analytikers, die die Patientin verwirren. Doch es geht nicht so sehr um eine Nichtbeachtung möglicher Beziehungsaspekte des Traums als vielmehr um die Berufung auf ein teils schon vorab vorhandenes Wissen, das dann im Traum wiedergefunden wird. Ähnlich deutet Abraham (1922) den berühmten Spinnentraum in einer Weise, die die Partialobjekte von Melanie Klein vorwegnimmt und sich auf die innere Realität des Patienten bezieht (De Simone, Fornari 1988).

In früheren Veröffentlichungen (Bezoari, Ferro 1992a; Ferro 1992) habe ich auf die Faszination von Melanie Kleins Fallgeschichte ihres Patienten Richard verwiesen. Sie beschreibt einen durchlaufenden Kontrapunkt zwischen dem, was der Patient sagt, und den daraus abgeleiteten unbewussten Fantasien. Was der kleine Patient träumt, »bedeutet«, »repräsentiert«, »ist«, »steht für« ... und stimmt stets mit einem gesättigten Code überein. Richards Reaktion auf diese Deutungen ist meiner Meinung nach interessant. Er geht nicht auf ihre Deutungen ein und sagt, auf der Zeichnung Nr. 38 »reisten die Menschen in verschiedenen Richtungen« (Klein 1975, S. 321), oder er kommentiert Zeichnung Nr. 14: »Das ist die schlimmste von allen« (ebd., S. 297) Die platzenden Röhren in einem Traum oder das kochende Wasser werden gelesen als Hinweise auf »kochenden Urin« und Urethralfantasien statt als emotionale Blockaden oder als Signale von Inhalten, die dem Patienten vorschnell und übersättigt von Seiten der Analytikerin aufgezwungen werden. Auch hier wieder weist Richard eine Zeichnung zurück.

Diese Art der Deutung findet sich in vielen von Melanie Klein beeinflussten Entwicklungsdarstellungen, beispielsweise in einem recht originellen Artikel von Norman (1995). Er beschreibt ein Mädchen, das ihm in einer Sitzung erzählt, es habe eine Geschichte über einen Grizzlybären gehört, der ein Muttertier mit Jungen war ... Es war eine grässliche Geschichte, in der die Mutter einen gebrochenen Schädel hatte und die kleinen Bären verschwanden. Der Analytiker reagierte darauf mit einer Deutung der negativen Übertragung (dass die Enttäuschung über den Therapeuten das Mädchen in eine schreckliche Welt versetzt hatte) und der unbewussten Fantasien über ihre inneren Objekte. Er erwähnte die konkrete Außenwelt nicht, sondern bezog sich stattdessen auf die Innenwelt der Patientin (vgl. Unchôa Junqueira 1995), auf Fantasien von einer gewalttätigen Urszene und von negativen Empfindungen dem Analytiker gegenüber. Ebenso wenig ging er auf eine andere intratextuelle Ebene ein, in der es darum ging, wie das Mädchen die Deutungen des Analytikers erlebte, mit anderen Worten: er konzentrierte sich nicht darauf, dass die Erzählung zugleich ein Bericht über das war, was im Zusammentreffen von Analytiker und Patient von beiden im Feld hervorgebracht wurde. Das Moment einer unvorhersehbaren Erzählung, das bei Freud noch vorkam, scheint hier verloren gegangen zu sein (Bezoari/Ferro 1992a).

Es ist in etwa wie der Unterschied zwischen Symbol und Allegorie in der westlichen Kultur: ersteres umfasst einen gewissen Grad an Intuition, an Offenheit und Unvorhersagbarkeit, die bei letzterer geopfert werden zugunsten eines unflexiblen Codes. Ersteres verweist auf eine mysteriöse, obskure, widersprüchliche und nicht verbalisierbare Realität, letztere impliziert eine Kanalisierung des Dunklen, Mysteriösen und Widersprüchlichen in einem Schema, das die Magma verbalisierbar macht. Allegorien waren die Grundlage der mittelalterlichen Zusammenstellung von Enzyklopädien wie dem *Physiologus*, die einen Katalog codierter Schlüssel zur Lektüre der Wirklichkeit enthielten (Arrigoni, Barbieri 1998). In diesem Zusammenhang sprach ich früher von einem *ungesättigten Beziehungsmodell*, das seine Wurzeln in den Schriften von Madeleine und Willy Baranger sowie in denen von Bion hatte. In diesem Modell sind Charaktere »Knoten in einem interpersonalen oder vielmehr inter-gruppalen narrativen Netzwerk, die als ›Hologramme‹

der aktuellen emotionalen Beziehung von Analytiker und Patient entstehen« (Ferro 1992).[40]

In diesem Modell haben die beiden an einer Sitzung beteiligten Personen das Bedürfnis, einander zu sagen oder zu erzählen, was zwischen ihnen vor sich geht, und insbesondere, was bei der Konstituierung eines Feldes emotionaler und projektiver Turbulenzen tief drinnen geschieht. Die nicht unbedingt anthropomorphisierten Charaktere gestatten es, dass sich Erzählungen und Geschichten entwickeln, die als Hologramme des Funktionszusammenhangs der Protagonisten als eines Paars in Erscheinung treten. Heute würde ich dies als ein *Modell mit einem stark narrativen Gepräge* beschreiben, *bei dem das Gewebe der im aktuellen Feld vorhandenen Emotionen als der Ort aller historischen und fantasiebezogenen Niederschläge von Patient und Analytiker* erscheint.

Wenn wir diesen Wechsel des Vertex mit den Kategorien von Roman Jacobson betrachten (1963), gelangen wir zu einigen interessanten Beobachtungen. In der Perspektive von Freud und Melanie Klein schickt der *Absender* (der Patient) eine *Botschaft* an den *Empfänger* (den Analytiker), der in der Dynamik der Mitteilung und der Deutung eine zumeist *referenzielle* Funktion einnimmt und der seine Rolle auf eine Entschlüsselung von Zeichen im Blick auf die Realität ausrichtet. Alle anderen Funktionen (die *emotionale*, die dem Absender, die *intentionale* oder die *des Begehrens*, die dem Empfänger, oder die *poetische*, die der Botschaft gilt, sowie die *metasprachliche*, die auf den Code und die *phatische*, die auf den Kanal bezogen ist) sind faktisch der referenziellen Funktion untergeordnet, die sich auf das Bedürfnis gründet, die ›wirkliche‹ Bedeutung eines Texts aufzuspüren und zu deuten (vgl. Barbieri 1998).

In einer strikt relationalen Perspektive stellt sich die Frage vor allem deshalb anders, weil sowohl der Patient als auch der Analytiker zu-

40 »Hologramme« – Die Holografie ist eine optische Technik, die kohärente Lichtquellen verwendet und dreidimensionale photografische Reproduktionen eines Objekts auf einer einzelnen Oberfläche und seine spätere dreidimensionale Rekonstruktion gestattet. Ihre vielgestaltigste Verwendung findet sie in der dreidimensionalen holografischen Kinematografie, die eine *vollkommene Illusion* der dargestellten Szene mit allen Effekten der realen Präsenz von Objekten hervorbringt (Denisjuk 1979).

gleich Absender und Empfänger sind. Ihre Botschaften strukturieren sich dementsprechend gemäß einer doppelten Urheberschaft. Während sie, wie gesagt, einerseits an eine Partitur für ein Stück zu vier Händen erinnern, sind sie andererseits auch ein Stück, dessen Autor gleichzeitig Publikum, Aufführender und Kritiker ist. Dies bedeutet, dass die eben erwähnten fünf Funktionen nicht der Referenzfunktion untergeordnet werden müssen. Die verliert ihre Priorität, während zugleich ihr Status transformiert wird, sodass sie alle anderen Funktionen absorbiert. Die Referenzfunktion ist nur produktiv und nützlich, wenn die übrigen Funktionen als ihre konstitutionellen Teile betrachtet werden – die emotionale und die intentionale Funktion bzw. die des Begehrens (die miteinander verwoben und wegen der überlappenden Rollen von Absender und Empfänger kaum voneinander zu unterscheiden sind), die phatische Funktion (weil selbst ein Kontakt einer Referenz unterliegt), die metasprachliche und die poetische Funktion (Sprache und Text an sich sind nicht einfach als Material zu analysieren, sondern sind wesentliche strukturelle Bestandteile der referenziellen Tätigkeit einer Entschlüsselung, vgl. Barbieri 1998).

In einer analytischen Sitzung geschieht dasselbe wie in Italo Calvinos Roman *Wenn ein Reisender in einer Winternacht* (1979), in dem nicht nur Leser und Autor wirklich zu literarischen Charakteren werden, sondern in dem die erzählerische Dynamik die Beziehungen zwischen den beiden Polen der Erzählung umfasst. Auf diese Weise konstituieren die Erwartungen, Fragen, Hoffnungen und Ungewissheiten der Lektüre (und der Schrift) das Bindegewebe der Erzählung.

So gesehen nimmt ein psychoanalytischer Charakter einen besonderen Status ein: Während ein literarischer Charakter nicht nur eine Konstruktion darstellt, die in der Erzählung präsent und mit eigenen Wesensmerkmalen begabt ist, sondern auch eine Rekonstruktion des Lesers, durch den dieser Charakter sozusagen aus seiner Potenzialität heraus aktualisiert wird, fehlt einem psychoanalytischen Charakter ein gegebener, objektiver Aspekt, weil er nach und nach in einem dialogischen und projektiven Wechselspiel von Patient und Analytiker zur Sprache kommt. Er ist eine dynamische, nie abschließend definierte, durch ihre doppelte Urheberschaft geprägte, fortwährenden Zusätzen und Modifizierungen unterliegende Einheit, die dank ihrer doppelten Herkunft unablässig verändert wird. Mehr noch als in einer literarischen Erzählung erweisen sich Charaktere in psychoanalytischen Erzählungen als Grundelemente, die die Kohäsion und Kohärenz eines Textes sowohl bestimmen als auch regulieren und damit eine Erzählung erst lesbar machen (Barbieri 1998).

Man kann in diesem Zusammenhang von einer »kooperativen Deutung« sprechen, wie dies Umberto Eco (1979) für das Gebiet der Literatur tut. Eine solche Deutung wird von den beiden Polen der Kommunikation im Verlauf einer Sitzung in einem durch sie konstituierten Text zustande gebracht.

In *Finnegans Wake* (1939) nehmen die Landzunge (Howth Head) und der Fluss (Liffey) anthropomorphe Züge an. Ferner sind da der Gastwirt Humphrey Chimpden Earwicker und seine Frau Anna Livia Plurabelle. Doch anders als im *Ulysses* (1937) behalten diese Charaktere ihre Identität nicht den ganzen Roman über. H. C. E. ist zugleich *Here Comes Everybody* – also jedermann über alle Zeiten hinweg, von Adam bis Noah, Cromwell, Caesar, Napoleon und Wellington sowie eine unbegrenzte Zahl anderer historischer und sagenumwobener Charaktere bis hin zu dem Handlanger und Ziegelträger Tim Finnegan. Und der ist zugleich der gemeine Durchschnittsmensch sowie der Vater der Menschheit (auch unter dem Namen *Haveth Childers Everywhere*). Dasselbe gilt für Anna Livia.

Es gibt hier eine unausgesetzte Metamorphose der Charaktere. Sie verwandeln sich in einer fortwährenden Transformation aus einem Charakter in einen anderen. Geschichte erscheint als die einzig mögliche Grundlage der Menschheit nach dem »OK«, mit dem Molly Bloom im *Ulysses* halb schon schlafend die Conditio humana in ihrer historischen Dimension akzeptiert.

In der Absicht, ein unbegrenztes Spektrum an Bedeutungen und eine Vielzahl an Rezeptionsschichten anzusprechen, ist jedes Wort in *Finnegans Wake* die Transkription eines Ideogramms in Buchstaben unseres Alphabets. Es kommt dabei an auf die komplexen und mehrdeutigen Suggestionen eines Gewebes aus Klängen.

Finnegans Wake ist die Geschichte einer Familie, die in dem Dorf

Chapelizod in der Umgebung von Dublin wohnt. Doch was zählt, ist, *wie* diese Geschichte erzählt wird. Sie ist durchsetzt von Umwegen und Sprüngen, und ihre Erzählung vollzieht sich auf mehreren Ebenen gleichzeitig. Dasselbe gilt auch für ihre Sprache, die eine Metasprache mit grenzenlosem Ausdruckspotential ist (Melchiori 1982). Ähnlich verfährt eine psychoanalytische Erzählung nach dem Kriterium der größten Offenheit in der Weise, dass Analytiker wie Patient sich erlauben, frei umherzuschweifen zwischen den »möglichen Welten«, die der emotionale Kontext des Augenblicks nahe legt, und dabei zugleich außerhalb des Texts alle auf Schlussfolgerungen angelegten Spaziergänge zu unternehmen. Die versprechen ebenso lustvoll und produktiv zu sein, ohne irgendeine Folge des Sinns zu vergrößern oder a priori zu vernebeln. Sie versprechen, die Isotopien zu beachten und nicht von sich aus zu schaffen, die der semantische Fluss des im Entstehen begriffenen Texts von Mal zu Mal hervorruft. Darüber hinaus besteht ein wichtiges Element dieses Vorgangs auch in der Lust, die der Analytiker ebenso wie der Patient aus der Tätigkeit des Deutens ziehen. Denn letzterer gibt seine rein passive Rolle auf und nimmt an der mehr oder weniger unbewussten Suche nach einer *proportio* teil, die in einem Wechselspiel harmonischer Beziehungen auf eine Abstimmung zwischen den Worten des Texts und den Elementen der Realität drängt.

Ein literarisches Gegenstück zum eben Ausgeführten findet sich in der Kontroverse zwischen Richard Rorty (1989) mit seiner *leserorientierten* oder pragmatischen Konzeption der Deutung und Umberto Eco (1990). Wenn man das Problem aufs Äußerste simplifiziert, vertritt Rorty die Auffassung, dass jede Art der Lektüre eines literarischen Texts vollkommen legitim ist, weil der Text an sich eine Spur ist, die vervollständigt und auf die eine oder andere Weise zum Leben gebracht wird. Eco lehnt diese Hypothese ab und vertritt die Meinung, was zählt, sei nicht so sehr die *intentio lectoris*, wie Rorty glaubt, sondern die *intentio operis*. Die Struktur eines Textes bestehe aus bestimmten Elementen, die eine besondere Lektüre autorisierten und eine andere als nichtig erscheinen ließen (Barbieri 1998).

Die relationale Perspektive der Psychoanalyse versetzt die Entschlüsselung in einen Bereich zwischen den Positionen von Rorty und Eco:

Ihre Grundannahme ist *leserorientiert* in dem Sinn, dass jedweder Schlüssel brauchbar und legitim sein kann. Der emotionale und relationale Kontext lässt die Position von Eco produktiver erscheinen, vorausgesetzt, dass die Leitlinien der eigenen Lektüre im Text und Kontext der jeweiligen Sitzung gesucht werden und nicht in Lieblingskategorien des Analytikers.

Exemplarisch veranschaulicht wird dies in dem Doppelfilm von Alain Resnais *Smoking/No smoking* (1993), dessen Plot auf einer Reihe von narrativen Gabelungen oder wiederkehrenden Bifurkationen beruht, die den nachfolgenden Handlungsverlauf bestimmen: Wenn die Figur A in Richtung auf X gehandelt hätte, wäre dies geschehen. Wenn sie stattdessen Y getan hätte, wäre das Ergebnis ein anderes gewesen. Und jeder Zweig verdoppelt sich erneut in einem unterhaltsamen Spiel der Möglichkeiten, die voraus in die Zukunft und zurück in die Vergangenheit projiziert werden. Dieses Spiel ist gewiss vergnüglicher mit einer DVD als mit einer normalen Filmprojektion oder Videokassette; denn die neuere Technik erlaubt eine Manipulation der Erzählzeit und befreit sie aus der einsinnigen Abfolge der traditionellen Speichermedien.

Ein weiteres Medium, das es erlaubt, sich auf die Abenteuer einer Welt aus Möglichkeiten einzulassen, ist jenes Buchspiel, das den Leser in die Lage versetzt, seinen eigenen Erzählverlauf und seine eigene Geschichte auszuwählen und zu konstruieren. Der Unterschied zwischen dem Umgang mit möglichen Welten in literarischen und in psychoanalytischen Erzählungen scheint an diesem Punkt eindeutig. Offenheit ist für beide wesentlich, doch auf dem Gebiet der Literatur sind mögliche Welten Umwege, die durch die nachfolgenden Textteile legitimiert werden (oder auch nicht), da die beschriebenen Ereignisse schon niedergeschrieben, ausgerichtet, strukturiert und abgeschlossen sind. Es handelt sich, anders gesagt, um Welten, die nur für den Leser »möglich« sind; denn sie sind eingelassen in einen Textverlauf, der allein wegen der begrenzten und unvollständigen Kenntnis des Lesers labyrinthisch, mysteriös und offen erscheint. Es ist daher im Grunde eine Frage der Zeit, dass mit dem allmählichen Fortgang der Reise durch den Text die Möglichkeiten und Öffnungen mehr und mehr reduziert erscheinen.

In psychoanalytischen Narrationen dagegen ist die Suche nach möglichen Welten insofern wirksam und greifbar, als wir es hier mit einem ungezähmten Text zu tun haben, der von zwei Autoren auf der Grundlage einer schöpferischen Dynamik konstruiert wird, die ebenso stimulierend wie delikat und zugleich umfassend und ungewiss ist, vor allem jedoch frei von der Notwendigkeit, ein bestimmtes narratives Ziel zu erreichen. Hier sind Welten wirklich möglich; sie sind offen in der Richtung auf eine narrative Zukunft (die weitere Entfaltung einer Geschichte), aber auch auf eine pragmatische Gegenwart (die Interaktion der beiden Subjekte in einer Sitzung) sowie auf eine persönliche Vergangenheit, die zur Erscheinung gebracht werden soll.

In der Literatur müssen mögliche Welten auf Relevanz, Kohärenz und Legitimität Rücksicht nehmen. In der Psychoanalyse unterliegen sie derartigen Einschränkungen nicht. Daher ist eine »abweichende Decodierung«, also eine Herangehensweise an einen Text, durch welche die Intentionen seines Absenders ins Gegenteil verkehrt oder zumindest modifiziert werden, auf dem Gebiet der Literatur ungewöhnlich und wird dort nur mit großen Vorbehalten akzeptiert. In der Psychoanalyse dagegen ist sie ein verbreitetes Verfahren, das dazu verwendet wird, den Text eines Patienten etwas sagen zu lassen, was dieser selbst niemals hätte sagen können. Eine psychoanalytische Narration wird ohne die notwendige philologische, historische, ästhetische und hermeneutische Rücksichtnahme »verwendet«, die angesichts eines literarischen Texts gefordert ist (Barbieri 1998).

In einem Beitrag über das Denken von Francesco Corrao benennt Riolo (1997) einige Analogien zwischen der Arbeit eines Historikers und Naturwissenschaftlers einerseits und der eines Analytikers andererseits:

> »Die Ungreifbarkeit eines objektiven Datums, die zeitliche Doppelausrichtung von Ereignissen, die Unerlässlichkeit spekulativer Fantasie bei der Rekonstruktion eines Texts oder eines narrativen Bildes, vor allem aber die unvermeidliche transformierende und deformierende Interferenz zwischen dem Beobachter und den beobachteten wie beobachtbaren Objekten.«

Corrao ist nach Riolo ferner der Auffassung, die Psychoanalyse sei kein symbolisches System »zur Entzifferung von Bedeutungen«, sondern ein »System zur Generierung neuer Gedanken«. Und »neue Gedanken erfordern einen ungesättigten Raum, einen Rand voller Möglichkeiten, ein Oszillieren und eine geringfügige Abweichung *(Clinamen)* des Sinns in Bezug auf vorgängige Determinierungen«.

Ich möchte hier eine wichtige Klarstellung vorbringen: Wie Mancia (1995) festgestellt hat, ergibt sich bei der Psychoanalyse eine notwendige Asymmetrie aus der Verantwortung des Analytikers für die Therapie sowie aus seiner Garantie dafür, dass die während der Sitzungen eintretenden Transformationen (in der Sprache Bions gesagt) von α nach β verlaufen, und zwar nicht um die Theorien des Analytikers zu bestätigen, sondern um das, was zuvor nicht denkbar war, für den Patienten denkbar zu machen. Der Analytiker hat während der Therapie große ethische Verantwortung, weil er eine leidende Person »behandelt«. Und jedes auf dieser therapeutischen Reise anfallende Stück Erkennen ist ein Mittel in Richtung einer Veränderung.

Ich werde jetzt einige klinische Beispiele dieses Ansatzes präsentieren, bei dem die lebensgeschichtliche wie fantasiebezogene Realität eines Charakters dekonstruiert wird zugunsten seiner Fähigkeit, auf Orte, Punkte oder Aggregate bedeutungsvoller Emotionen innerhalb eines Feldes zu verweisen, das sich in unablässiger Fluktuation befindet. Der Charakter wird dabei zu einer fluiden Fantasie emotionaler und affektiver Tönungen, zu einer Fantasie der orografischen Merkmale und der Wellen der transformatorischen Geografie des Feldes (Bezoari, Ferro 1990a, 1991a, 1991b; Ferro 1994a, 1996a).

Die Arzneien Darias

Daria ist eine Patientin, der das übliche *Setting* einer »klassischen« Analyse unerträglich ist. Ich habe mich daher mit einiger Mühe entschlossen, manche Änderungen zu akzeptieren, die einfach unvermeidbar waren. So gestatte ich ihr beispielsweise, ihre Sitzungen zwei oder drei (und manchmal noch mehr) Minuten zu überziehen. Ich beantworte (innerhalb gewisser Grenzen) Fragen, die sie, von Panik getrieben, stellt. Ausgefallene Sitzungen versuche ich nachträglich stattfinden zu lassen. Sie hat von mir für Notfälle den Schlüssel zur

Haustür erhalten. All diese Modifizierungen wurden für lange Zeit Teile unseres gewöhnlichen *Settings*. Da diese Analyse nun bis zu einem bestimmten Punkt fortgeschritten ist, scheint mir der Moment gekommen, diese »Ausweitungen« des *Settings* in Frage zu stellen. Ich führe darüber hinaus eine weitere Variable an, die lange unbeachtet geblieben ist – nämlich Darias Bedürfnis, sich auf der Couch nicht hinzulegen, sondern auf ihr sitzen zu bleiben wie jemand, der die Welt von einem Balkon aus betrachtet. Sie beobachtet dabei jede Nuance meines Gesichtsausdrucks und meiner Körperhaltung.

Nach einer Sitzung, in der ich diese quasi erworbenen Rechte in Frage zu stellen suchte, erscheint Daria beim nächsten Mal so übellaunig wie schon lange nicht mehr. Sie sagt, sie sei bei ihrer Psychiaterin gewesen, die ihr »einige Medikamente« verschrieben hätte. Und die seien nach Meinung der Psychiaterin ebenso nötig wie eine »Verhaltenstherapie«. Ferner sei diese Medizinerin der Meinung, die Analyse sei gegen ihre Panikattacken nutzlos, ja sogar schädlich. Daria sagt mir, ich hätte alles falsch gemacht und gegen ihre Angstanfälle blieben als Lösung nur »die Medikamente« und die »Verhaltenstherapie«. In der vorhergehenden Sitzung hatte Daria gesagt, der Zweck jeder Sitzung bestehe nicht darin, eine Analyse zu machen, sondern aus der Sitzung mit der Überzeugung hinauszugehen – die jedes Mal erneuert werden müsse –, dass ich sie gern habe.

Nach einem Moment der Ratlosigkeit, in dem ich mich frage, wie unzulänglich ich war, kann ich Daria in der nächsten Sitzung, in der sie erneut auf die Psychiaterin zu sprechen kommt, sagen, sie sei offenbar der Meinung, Panikattacken seien etwas ganz »Besonderes«, das von der Psychoanalyse nicht gebessert oder behandelt werden könne. Die Analyse sei wohl nur für andere Probleme gut. Als Medikamentenexpertin glaube Daria vielleicht, Panikattacken könnten nur behandelt und geheilt werden durch eine *Verhaltenstherapie* und *Medikamente* wie die folgenden: den Schlüssel für den Hauseingang, Antwort auf Fragen während der Therapie, überzählige Minuten pro Sitzung und Nachholen der von der Patientin versäumten Sitzungen. Solche Medikamente und Verhaltensweisen bestätigen, dass ich sie gern habe, und nur diese allerneueste Medizin sei gut gegen ihre Panikattacken.

Die Analyse besteht aus Worten. Medikamente und Verhaltensanweisungen sind unzweideutige Fakten, die folglich höheren Wert besitzen: »Also haben Sie mich gern, *wenn* Sie mir den Schlüssel geben, *wenn* Sie auf meine Fragen antworten, *wenn* Sie mir gestatten, die Zeit zu überziehen, *wenn* Sie die Sitzungen, zu denen ich nicht erschienen bin, nachholen, damit sie mir nicht verloren gehen …«

Der Einsatz einer Vielzahl an Medikamenten und Verhaltensanweisungen ist offensichtlich weniger evident. Was also ist zu tun? Lässt sich denn eine Analyse durchführen ohne die »Korrekturmaßnahmen« von Medikamenten und Verhaltensanweisungen gegen die Panikattacken?

Francescas Husten

In der Geschichte von Francesca, einem vier Jahre alten Mädchen, ist die alles bestimmende *Figur* ein Husten – ein fortwährender, äußerst irritierender Husten, der schon seit Jahren jede Person in ihrer Umgebung gequält hat. Die Ärzte haben trotz intensivster Untersuchungen keine organische Ursache finden können und rieten von sich aus zu einer psychologischen Behandlung.

In unserem ersten Gespräch berichtet Francescas Mutter, der Husten habe bei ihrer Tochter im Alter von zwölf Monaten begonnen, etwa zeitgleich mit einem Umzug der Familie und der bevorstehenden Geburt einer kleinen Schwester. Nach einigen Monaten traten auch Tics auf, ein stoßweises Ein- und Ausatmen. In jüngster Zeit hat Francesca zudem des Nachts Albträume. Sobald sie aus ihnen erwacht, sagt sie, sie habe es mit »bösen Menschen« zu tun gehabt.

Ich denke bei mir, dass dieses Etwas, das sich zunächst im Ausstoßen des Hustens ausdrückte, nach und nach ausgearbeitet wurde zu einem »Seufzer« und schließlich in Träumen repräsentierbar geworden ist. Die Mutter besteht jedoch darauf, ihre Tochter sei in keiner Weise aggressiv; zudem höre der Husten auf, sobald sie ihr etwas *Sedocalcio* gebe.

Diese Mitteilung bestätigt mich in der Auffassung, dass es sich hier um das Problem einer abwesenden Figur handelt. Denn die Aggression kann sich nur in Symptomen ausdrücken. Eine Besserung tritt ein durch ein »se-do-calcio«[41], wenn also die Aggressivität irgendwie zum Ausdruck gelangt. So auch in der nächsten Mitteilung der Mutter, sie bereite ihrer Tochter die Pasta stets »al pesto« zu.[42]

Zeichnungen Francescas, die die Mutter mitgebracht hat, zeigen eine Kriegerin und eine Feuer speiende Rakete.

Schon in einem Vorgespräch wird also sichtbar, welches die Charaktere sind, die anstelle eines Symptoms, Gestalt gewinnen können, das … zu sprechen beginnt.

Eine Mandarine und die Spritze gegen Tetanus

Eine Patientin träumt von einem intimen Kontakt mit mir, bei dem sie Lust verspürt, weil ich ihre Genitalien mit einer Mandarine »berühre«. Sie ist verstört und schämt sich wegen dieses Traums, für den sie sich zudem schuldig fühlt. Doch das Risiko einer Erotisierung lässt sich vermeiden, ohne sie zu verletzen, indem ich die positiven Aspekte dieses Kontakts aufgreife. Also sage ich ihr: »Es scheint mir ein gutes Zeichen zu sein, dass es zwischen uns zu einer fruchtbringenden Beziehung kommen könnte!«

Bei anderer Gelegenheit träumt sie von einem wenig klaren Meeresabschnitt von eisenhaltiger Färbung … Während sie darin schwimmt, sieht sie einige Nägel … sie hofft, die werden sie nicht verletzen … ihr fällt assoziativ dazu ein, dass sie nicht gegen Tetanus geimpft ist. »Nun gut«, sage ich ihr, »Sie müssen aufpassen, dass Sie sich nicht an den rostigen Nägeln aus Eisen *(ferro)* verletzen.«[43] Sie lacht laut auf!

Charaktere oder *Figuren* müssen nicht unbedingt, wie bereits früher gesagt wurde, notwendig als anthropomorph oder als Lebewesen verstanden werden. Die Erwägungen (oder »Gesetze«), denen sie unterliegen, gelten auch für alle konkreten oder abstrakten »Dinge«, die

---

41 Der Name des Medikaments verweist, in seine Teile zerlegt, auf einen Ausdruck von Wut und Aggressivität »se do un calcio« (wenn ich jemandem einen Fußtritt verpasse).

42 »Pesto« ist nicht nur eine Gewürzmischung aus der Küche Liguriens, sondern verweist auch auf das italienische Verb »pestare« – »zerstoßen, stoßen, zerreiben«.

43 A.d.Ü.: Das italienische Wort für Eisen *(ferro)* ist zugleich der Name des Analytikers.

mit dem analytischen Feld in Verbindung stehen – beispielsweise für eine »Erinnerung«. Als Charakter oder Figur in einer Sitzung kann eine Erinnerung entweder so aufgefasst werden, dass sie mit einer Lebensgeschichte zu tun hat und folglich das Gedächtnis ins Spiel bringt, oder als etwas, das sich auf die Innenwelt bezieht und folglich die inneren Objekte und deren Beziehungen ins Spiel bringt. Ein Charakter oder eine Figur kann schließlich aufgefasst werden als »Erzählung über das gegenwärtige Feld«, die einen Traumgedanken während der Phasen des Wachbewusstseins ins Spiel bringt, der im Feld der Beziehung wirksam ist.

Entsprechende Überlegungen gelten für die »Geschichte«, die uns ein Patient schon beim ersten Vorgespräch erzählt. In noch größerem Maße zeigt sich dies auch in Supervisionsgruppen, wenn der Literatur der zu erörternden Sitzungen ein Bericht über die Lebensgeschichte eines Patienten vorausgeht. Eine solche Geschichte wird sofort zu einem Charakter oder zu einer Figur des Feldes und kann folglich entsprechend dem jeweiligen Vertex des Zuhörens aufgefasst werden a) als eine äußere Realgeschichte, die sich auf einen anderen Ort und eine andere Zeit bezieht, b) als eine Fantasie, die sich auf die Innenwelt des Patienten bezieht, c) als etwas, das sich auf den aktuellen Funktionszusammenhang zwischen Analytiker und Patient bezieht. Letzteres kann selbstverständlich ausgeweitet werden (c1), wenn sich die Narration auf das Feld einer Gruppe bezieht, das im Augenblick der Narration wirksam ist.

Kapitel 8

Notizen über das Ausagieren, die Gegenübertragung und das Generationen übergreifende Feld

Bei meiner Erörterung des Ausagierens möchte ich zunächst dessen genetische und intrapsychische Aspekte ausklammern und mich auf das analytische Feld als den möglichen *Ort* einer Untersuchung der Unzulänglichkeiten des »Denkens« oder seines Scheiterns konzentrieren. Zugleich möchte ich dieses Feld zu jenem *Ort* machen, an dem wir lernen, uns selbst und unsere Theorien so zu modifizieren, dass wir die Denkfähigkeit des Patienten rekonstruieren und zuweilen sogar allererst konstruieren (vgl. Micati 1990, 1993).

In der therapeutischen Situation signalisiert das Ausagieren eine Unzulänglichkeit der Alpha-Funktionen des Feldes (oder der Apparate zum Denken der Gedanken). Während die Alpha-Funktion die des Patienten sein mag, kann sie ebenso gut die des Analytikers sein, der seinerseits nicht in ausreichendem Maße die Beta-Elemente, die projektiven Identifizierungen des Patienten akzeptiert und metabolisiert hat oder der (durch nicht hinreichend »durchdachte« Deutungen) die Alpha-Funktion des Patienten oder gar das Fassungsvermögen seines Apparats zum Denken der Gedanken (durch zwar gedanklich reife, aber exzessive Deutungen) aufs Spiel gesetzt hat.

Meine These lautet, dass das Ausagieren des Patienten eine Dysfunktion des Feldes und mithin in gewissem Umfang auch der geistigen Leistungen des Analytikers bezeugt. (Die Rede ist hier von einem Ausagieren oder auch von einem Agieren nach innen, von dem wir selbstverständlich nur aus Berichten Kenntnis haben.) Sobald ein Ausagieren stattgefunden hat, muss es nach meiner Meinung betrachtet werden wie projektive Identifizierungen. (Es sollte nicht vergessen werden, dass das erste Anzeichen einer Dysfunktion des Feldes in der Bildung eines Beta-Schirms besteht.) Das Ausagieren muss zudem unter seinem wie immer gearteten kommunikativen Wert gesehen werden (Bion 1962).

Während beispielsweise ein Traum, ein Gedanke oder die Fantasie eines Patienten bereits reich an Alpha-Elementen sind – d. h., auch wenn dieses Material schon beträchtliche Ausarbeitung erfahren hat – sind eine gewalttätige projektive Identifizierung oder mehr noch ein Ausagieren durchsetzt und gebildet von Massen von Beta-Elementen, die unseren Apparat zum Denken der Gedanken und unsere Alpha-Funktion durch eine belastende Alphabetisierung, der wir nicht durchweg gewachsen sind, auf eine harte Probe stellen. Daher die verständliche Irritation angesichts der projektiven Identifizierungen und des Ausagierens.

Ich betrachte daher das Ausagieren als Signal einer Dysfunktion des Feldes, das jedoch die Chance einer Kommunikation bietet, wenn es angenommen und ins Denken transformiert wird, auch wenn dieser Vorgang noch so anstrengend sein mag (Nicolò/Norsa 1991; Barale 1996; Ferro 1998e).

In Bions Modell des Geistes transformiert die Alpha-Funktion, die so heißt, weil wir zwar einige ihrer Faktoren, nicht aber ihren Funktionszusammenhang kennen, unablässig alle sensorischen, emotionalen und wahrnehmungsbezogenen Afferenzen (die sogenannten Beta-Elemente) in Alpha-Elemente, bei denen es sich vor allem um emotionale Piktogramme handelt, die unentwegt hervorgebracht werden. Sie sind daher vorherrschend visueller Natur und bilden (durch das unbewusste Denken in Wachzuständen sowie im Traumdenken) die Bausteine der Gedanken.

Diese Vorgänge, die von Beta-Elementen zu Gedanken führen, unterliegen verschiedenen Dysfunktionen, von denen in erster Linie ein Überschuss an Beta-Elementen und eine unzureichende Alpha-Funktion zu nennen sind. In diesen Fällen bleiben nicht transformierte Mengen an Beta-Elementen erhalten und müssen ausgestoßen werden – durch Halluzinationen, in psychosomatischen Erkrankungen, durch ein Ausagieren (und zuweilen durch ein Verhalten nach den Grundannahmen). Ihnen fehlt, anders gesagt, die »Fülle« und »Dichte« des Denkens.

Doch selbst wenn alles gut geht und genügend Alpha-Elemente und mithin Gedanken produziert werden, sind die Probleme nicht zu Ende: Denn Gedanken, die einmal gebildet worden sind, bedürfen eines Apparats, der geeignet ist, sie zu behandeln und anzuwenden (eben des von Bion sogenannten »Apparats zum Denken der Gedanken«). Dieser Apparat ist stets in gewissem Ausmaß unzureichend, weil das Denken, wie Bion uns lehrt, einen neuen Aspekt der lebenden Materie darstellt, für den die Menschengattung noch nicht angemessen ausgestattet ist. Wegen dieser Unzulänglichkeit des Apparats werden Gedanken dann wie Beta-Elemente behandelt und mithin ausgestoßen. (Elemente des Apparats zum Denken der Gedanken sind das Oszillieren PS ↔ D und die Schicksale von ♀ ♂.)

Ich möchte hinzufügen, dass Patienten agieren, »um nicht zu denken«. Ihr Agieren ist aber auch ein kommunikativer Akt, der einem »unangemessenen Denken« aufseiten des Analytikers entspricht. Der hat möglicherweise allerbeste Deutungen gegeben (die zuweilen wohl gar ihrerseits einem Ausagieren entsprachen – Manfredi Turillazzi 1978), ohne fähig zu sein, die emotionale Verfassung des Patienten hinreichend aufzunehmen und zu transformieren oder sich im Einklang mit ihm zu befinden (Preve 1988; Filippini/Ponsi 1993).

Dies soll keine Beschuldigung des Analytikers darstellen, sondern ihn auf die Grenzen seiner geistigen Fähigkeit aufmerksam machen, etwas auf einer ihm unbekannten Wellenlänge wahrzunehmen, es entsprechend zu transformieren und sich damit abzustimmen. Wichtig ist, diese Grenze der Denk- und Aufnahmefähigkeit nicht einfach nur dem Patienten zuzuschreiben, sondern in ihr den Anreiz zu einer weiteren Veränderung der Technik zu sehen.

Festzuhalten ist, dass nicht »der Geist« die Triebe regiert und dass die Besonderheit menschlicher Wesen daher nicht in einer Rationalität besteht, die die Welt der Triebe zu beherrschen vermag. Das Problem für Menschen besteht genau im Gegenteil darin, dass sie einen Geist besitzen, der so seine Besonderheiten hat. Ein Geist beispielsweise, der sich nicht hat entwickeln können, ist die Ursache von antisozialem und gewalttätigem Verhalten. Denn Gewalttätigkeit liegt nicht in den Trieben, sondern resultiert aus einem Leiden des Geistes, das den harmonischen Funktionszusammenhang im Verhalten des Tiermenschen durcheinander bringt. Hätten Menschen keinen Geist, wären sie funktionstüchtige Primaten.

Das Problem des Menschen ist sein Geist und seine rudimentäre Natur, vor allem aber die Tatsache, dass dieser Geist, wenn er sich angemessen entwickeln soll, jahrelanger Pflege und Achtsamkeit bedarf. Ein dysfunktionaler Geist führt zu Gewalt und Zerstörung als einzigen Mitteln der Ausstoßung von Beta-Elementen.

Dies ist ein guter Ausgangspunkt für Reflexionen über das Agieren. Ein angemessen funktionierender Geist ist der, der unentwegt aus Proto-Emotionen und Proto-Empfindungen Bilder (Alpha-Elemente) schafft, der alles, was er empfängt, verstoffwechselt und zu Faktoren seiner Kreativität macht, der Traumgedanken und aus denen Träume und Gedanken schafft.

Wenn ein Geist nicht diesem Modell des Aufnehmens, der Transformation und der Kreativität entsprechend arbeitet, wird seine Funktionsweise in ihr Gegenteil verkehrt (Ferro 1987; Ferro/Meregnani 1998). Was ist für eine solche Verkehrung verantwortlich? Wir kennen die Antwort bereits: eine Ausstoßung von Beta- oder Balpha-Elementen. Diese Ausstoßung kann auf vielen Wegen erfolgen. Zu ihnen zählen das Agieren *durch* den Körper, also Delinquenz und Charakteropathie, ebenso wie das Agieren *im* Körper, also psychosomatische Erkrankungen.

Der Ort der »Gegenübertragung« in einer Theorie des Feldes

Zu Beginn meiner Arbeit als Analytiker schrieb ich dem Konzept der Gegenübertragung zentrale und wachsende Bedeutung zu. Nach und nach definierte ich sie in komplexeren Begriffen und verstand sie in unterschiedlichen Bedeutungen und auf der Grundlage unterschiedlicher Modelle (Raker 1968; Sandler 1976; Faimberg 1989, 1992; Vallino 1992; Renik 1993a, 1993b; Manfredi 1994; Ferruta 1996, 1997). Mein Interesse erreichte seinen Höhepunkt in einer gemeinsam mit Barale verfassten Arbeit zu den Gegenübertragungsträumen (Barale/Ferro 1993).

Dieses Interesse verschwand zusehends, sodass es schließlich kaum noch Spuren in meiner Arbeit hinterließ. Wenn sich Gelegenheit fand, erneut über das Konzept der Gegenübertragung nachzudenken, fragte ich mich, warum ich über ein Thema offenbar so wenig weiß und nichts zu sagen habe, das mir einmal derart wichtig war. Auf diese Weise wurde mir klar, dass meine nachlassende Beschäftigung mit der Gegenübertragung zusammenfiel mit meinem wachsenden Interesse an den Feldtheorien, in denen sie meiner Ansicht nach zunehmend marginalisiert erschien, je komplexer und raffinierter diese Theorien wurden.

Bekanntlich wurde die erste psychoanalytisch orientierte Feldtheorie von Willy und Madeleine Baranger entwickelt, zwei aus Frankreich stammenden Analytikern, die sich in Buenos Aires niederließen. Diese Theorie lässt sich wie folgt zusammenfassen: Analytiker und Patient bilden von ihrem ersten Zusammentreffen an (und auch schon zuvor) eine von einen wie vom anderen unabhängige *Gestalt* [A.d.Ü.: im Original deutsch]. In diesem von beiden determinierten Feld erzeugen sie jene Widerstandsbereiche, die ihnen als Paar zuzurechnen sind (und die wir als Bastionen oder Bollwerke bezeichnen). Ein Analytiker muss folglich in der Lage sein, sich von solchen Bollwerken zu distanzieren, zu deren Bildung er selbst beigetragen hat, weil er mit seinem »zweiten Blick« jene Gebiete einander überschneidenden Widerstands deuten und damit auflösen kann.

Der gesamte Prozess der Analyse durch dieses Verfahren: die Bildung von Bastionen, den zweiten Blick des Analytikers, seine Deutung, die Auflösung einer Bastion, eine Evolution des Feldes, die Bildung von Bastionen usw. (Baranger/Baranger 1961–62, 1964, 1969; Baranger/Baranger/Mom 1983).

Verschiedene Autoren (Corrao 1986; Ferro 1992, 1996a; Bezoari/Ferro 1991b; Barale/Ferro 1992; Gaburri/Ferro 1988; Neri 1993) entwickelten diese Konzepte zu einem anderen Begriff des analytischen Feldes. Obwohl man zunächst fand, diese Konzepte seien von zentraler Bedeutung für die Arbeit mit Gruppen, wurden sie später auch auf Einzelanalysen übertragen (Corrao 1981, 1986, 1987; Neri 1995; Riolo 1986, 1989; Costa 1979, 1991; Sarno 1994; Vigneri 1991). Diese Entwicklung vollzog sich in einem Klima, in dem die Theorien Bions in erster Linie beziehungsorientiert aufgefasst wurden (Bléandonu 1998).

Das so definierte Feld weist die folgenden Besonderheiten auf:

- es wird zu einer Raum-Zeit, in der die emotionalen Turbulenzen in Gang gesetzt werden, welche die analytische Begegnung auslöst;
- es ist eine Funktion der beiden Teilnehmer des analytischen Paars, wie dies in den Schriften von Baranger und Baranger dargestellt wurde, aber es besitzt ein außerordentlich hohes Maß an Ungesättigtheit;
- es wird zum Ort und zur Zeit von Geschichten und Narrationen, die eine Alphabetisierung der bei dem Paar vorhandenen Protoemotionen darstellen.

Die *Transformationen des Feldes* wurden durch einen fortdauernden Prozess der Ko-Narration von Analytiker und Patient erzielt, die zu »zwei Autoren auf der Suche nach Charakteren« werden (Ferro 1992), welche die Protoemotionen alphabetisieren und sich kontinuierlich weiterentwickeln lassen.

Im *Feld* erweitert sich der semantische Umfang des Begriffs der Deutung und umfasst nun alle ungesättigten und gesprächsweisen Interventionen des Analytikers.

Ein zentrales Element des Feldes ist die *Rêverie des Analytikers* (also seine Fähigkeit, mit seinem Traumdenken während der Phasen des Wachbewusstseins und dessen Unterbestandteilen, den Alpha-Elementen, in Kontakt zu treten und sie in Worte zu fassen). Diese Rêverie transformiert das Feld. Doch nicht weniger zentral sind die *narrativen Derivate* der Traumgedanken während der Phasen des Wachbewusstseins aufseiten des Patienten sowie die Alpha-Elemente, aus denen sie bestehen.

Von einem bestimmten Vertex aus gesehen, kann die Narration des

Patienten aufgefasst werden als eine kontinuierliche Re-Narration der Art und Weise, in der er die Elemente, die Ereignisse und Kraftlinien des Feldes sozusagen »filmt«. Unter diesem Gesichtspunkt ist nichts, was der Patient sagt, für das Feld ohne Bedeutung.

Die früher den Mitteilungen des Patienten und der Gegenübertragung gewidmete Aufmerksamkeit richtet sich nun auf die Figuren, die im Feld zum Leben erwachen und die dieses Leben fortlaufend signalisieren.

Solche *Signale* müssen für den Analytiker Ausgangspunkte von Änderungen seines Deutungsverfahrens sein. Mit anderen Worten, all jene »dunklen« emotionalen Ereignisse, die von der Gegenübertragung aufgegriffen zu werden pflegten, werden jetzt *gewöhnlich*, *bevor* sie eintreten, durch das Feld signalisiert. Dies setzt voraus, dass der Analytiker in der Lage ist, die Narrationen in einer Sitzung als Bestandteile des aktuellen Feldes zu hören.

Ich sehe eine Ähnlichkeit des Feldes mit Eschers Lithografie *Relativität*. In beiden gibt es einen visuellen Vertex, während an anderen Orten des Feldes andere Möglichkeiten seiner Lektüre gegeben sind: etwa die Lebensgeschichte des Patienten, dessen Innenwelt usw.

Nach Bion (1962) besteht eine vitale Funktion des Beta-Schirms darin, eine Gegenübertragung im Analytiker zu erzeugen, wenn die therapeutische Umgebung unzureichend ist. Mir scheint, dass massive projektive Identifizierungen vorgenommen werden müssen, um eine Gegenübertragung hervorzubringen. In einem angemessen funktionierenden Feld verhindert die Aufmerksamkeit des Analytikers (und Aufmerksamkeit ist einer der Faktoren der Alpha-Funktion) auf die Signale von Mikrodysfunktionen des Feldes, dass ein Beta-Schirm aktiviert wird. Der Analytiker wird so zum Garanten der transformierenden Narration – also einer Narration, welche die Protoemotionen (die unverdauten Fakten, die der Patient beibringt) transformiert.

Auf diese Weise übernehmen das Feld selbst und die Erzählungen des Patienten eine wichtige Funktion dessen, was zuvor der Gegenübertragung zugewiesen wurde. Der Analytiker hat die Möglichkeit, die Abstufungen der Transformation $\alpha \Rightarrow \beta$ zu überwachen, die während der Sitzung auftreten.

Doch dies ist nicht immer der Fall. Stattdessen beobachten wir

Dysfunktionen des Feldes. Bei einer von ihnen wird ein bestimmter Aspekt – die Gegenübertragung des Analytikers – zu einem Ort der Signalgebung anstelle des Feldes. Andere mögliche Abfuhrkanäle für »Beta-Schirme« sind Gegenübertragungsträume, ein Ausagieren des Patienten, ein Ausagieren des Analytikers, psychosomatische Erkrankungen am Körper des Patienten, am Körper des Analytikers oder am »Körper« des *Settings*. Bleibt ein Signal aus dem Feld unbeachtet, kann es in eine manifeste Gegenübertragung transformiert werden.

In manchen Situationen gewinnen die *Gegenübertragung oder die Gegenübertragungsträume* große Bedeutung als privilegierte Orte der Signalgebung. So beispielsweise, wenn das Feld »stumm« bleibt, etwa in Sackgassen, im hartnäckigen Schweigen des Patienten, in einigen negativen therapeutischen Reaktionen. Bei all diesen Fällen fehlen direkte Signale aus dem Feld, und es wird unerlässlich, auf diese zweite Reihe von Signalen zurückzugreifen (Martin Cabré 1994; Sarno 1994).

Die Gegenübertragung ist, mit anderen Worten, einer der möglichen Orte einer Signalgebung aus dem Feld, aber in einem solchen Fall ist das Feld bereits in bestimmtem Ausmaß dysfunktional. Es ist etwa so, wie wenn jemand auf einer altmodischen Schreibmaschine voller Ungestüm mit größerer Geschwindigkeit auf die Tasten hämmert, als sie die Maschine vertragen kann, sodass sich die Tasten ineinander verhaken. Er muss dann innehalten, die Tasten voneinander lösen und die entsprechende Sequenz noch einmal schreiben.

Die Gegenübertragung zeigt den Ort eines solchen »Verhakens« im Feld (oder an dessen Rändern) an, der selbstverständlich zum Ausgangspunkt transformativer und kreativer Verfahren des analytischen Paares werden kann. In dieser Hinsicht ist sie jedoch weder mehr noch weniger wichtig als irgendeine andere Einheit, die auf eine Dysfunktion im Feld aufmerksam macht, also beispielsweise jene nicht verstoffwechselten Sektoren des Feldes, die in den Analytiker überlaufen.

Wie eine nützliche Verstopfung signalisiert die Gegenübertragung, dass das Feld mit Beta-Elementen durchtränkt ist, die die Alpha-Funktion des Analytikers noch nicht in Alpha transformiert hat, oder sie zeigt die Unfähigkeit des Analytikers, mit dem eigenen Traumdenken während der Phasen des Wachbewusstseins in Kontakt zu treten. Das *working through* in der Gegenübertragung (Brenman/Pick 1985) ist das Verfahren, durch das die Alpha-Funktion und PS ↔ D sowie ♀ ♂ in Gang gesetzt werden auf Ansammlungen von Beta-Elementen, die in Alpha oder in dessen narrative Derivate transformiert werden.

Das gegenwärtige und das Generationen übergreifende Feld

Das Thema Generationen übergreifender Zusammenhänge (Faimberg 1998; Kaës et al. 1993; Neri 1993, 1997) wird von Meotti und Meotti (1996) zusammenfassend dargestellt. Über das *gegenwärtige Feld*, das *horizontal* ins *hic et nunc* eingezwängt ist, legen sie ein ebenso komplexes *vertikales Feld*, das ein multigenerationales Element umfasst. Sie weiten mithin das Feld aus und versehen es mit einer »dritten Dimension«, der Höhe. Wird es jedoch nicht nur in den Begriffen von Höhe und Dichte, sondern auch in dem der Sukzession gesehen, dann kommt die vierte Dimension hinzu, die der Zeit. Doch ist dies nicht die Zeit eines Anderswo, sondern *eine Zeit, die in den Behandlungsraum hineinreicht.*

Wir werden damit einerseits mit einer Geometrie der »Innenwelt« und ihrer »Beziehungen« konfrontiert, andererseits mit einer Geometrie der Lebensgeschichten (Barale, Ucelli 1992) und ihrer Übermittlung. Anstelle des Analytikers und des Patienten mit zweidimensionalen »Fotografien« der Eltern, Onkel und Tanten oder Großeltern, die gedeutet und in der Übertragung enthüllt werden, haben wir dann Gegenwarten, dreidimensionale Charaktere mit je verschiedener Zeitlichkeit, die Zutritt zur Szene verlangen oder jedenfalls aus eigenem Recht Zutritt erhalten müssen. In dieser Hinsicht ist jede Deutung »im Feld« eine Übertragungsdeutung.

Nach meiner Auffassung muss sich der Analytiker in dieser Dimension solchen »gefriergetrockneten«, mehrere Generationen übergreifenden Elementen stellen, die nur auf das klare Wasser der Akzeptanz im Feld warten, um »Dichte« und Geschichte zu entwickeln.

Im Behandlungsraum wird etwas inszeniert und bewohnt, was sich nicht nur entlang der Achse des Raums, sondern auch auf der der Zeit erstreckt: »unverdaute Tatsachen«, »Säcke voller Beta-Elemente«, aber eben auch »Packen von Alpha-Elementen« treten im Behandlungsraum in Erscheinung.

Wir sind daher einer Komplexität konfrontiert, für die wir nicht ausgestattet sind. Es geht wirklich um einen »extemporierten Auftritt heute Abend« oder, wenn man so will, um »Autoren auf der Suche nach Charakteren« – auf der Suche nach Krypten oder verborgenen Schätzen (Meotti/Meotti 1996).

All dies spielt übrigens bei der *Faszination* von *Horrorgeschichten* eine Rolle. Stephen Kings *Danse Macabre* ist eine außerordentliche Geschichte von Horrorerzählungen. Sie werden dargestellt als etwas Fremdes, vor dem wir nicht fliehen und dem wir uns nicht entziehen können. Ich bin überzeugt, dass Horror oder Terror einer unaufgelösten, Generationen übergreifenden Sphäre angehört, die in uns lebendig bleibt und darauf drängt, erzählt zu werden. Viele der Geschichten von Poe, Lovecraft und King selbst können dementsprechend gelesen werden. Doch das Feld ist auch ein Feld in der Gegenwart – *es genügt nicht, dass dies »alles gewusst« wird*, es muss *transformiert* werden (Corrente 1992; vgl. die Szene aus Corto Maltese in Abb. 1).

Diese Ideen haben vielfältige Implikationen. So etwa die Frage, wie die narrative Funktion des Feldes, also die Ko-Narration von Analytiker und Patient, die Säcke voller Undenkbarkeit »konjugieren« kann. Zahlreiche weitere Punkte bieten Stoff für Reflexionen:

- Der mehrere Generationen übergreifende Hintergrund des Analytikers, der ebenfalls im Behandlungszimmer in Erscheinung tritt, und zwar als persönliches Element ebenso wie durch *Übermittlung der analytischen Funktion*, also auch der eventuell vorhandenen blinden Flecken des Analytikers (auf die glücklicherweise das Feld aufmerksam machen kann, wenn wir ihm nur zuhören!). Ein wichtiges Thema ist in diesem Zusammenhang die »geistige Reifung« des Analytikers, die unvermeidlich über nachahmende Identifizierungen vermittelt wird.
- Die Geschichte, auch unsere eigene Geschichte als Analytiker muss erneut in Augenschein genommen werden, und zwar nicht nach Art eines Ritus, sondern um *Generationen übergreifende Hinterlassenschaften* aufzuspüren.

➢ Zu den Konzepten der projektiven Identifizierung und der emotionalen Turbulenzen ist sehr viel zu sagen. Eine Parallele aus der Welt des Films ist der Beginn von *Jurassic Park*, wo sich Fragmente von DNA bis in die Gegenwart erhalten haben. Ähnlich kann der Geist sich nur entwickeln, indem er abgespaltene Elemente der Vergangenheit in die Gegenwart überführt und damit reaktualisiert.

Während die »zweifache Multipersönlichkeit« (Baranger 1963) von Analytiker und Patient uns zuvor den Weg öffnete zu Myriaden möglicher Universen auf der Achse des Raums, enthüllt sie uns nun unweigerlich eine Überfülle von Verästelungen in der Zeit. Borges schreibt in *Der Garten der Pfade, die sich verzweigen* (1941) von dem »Netz der Zeit, dessen Fäden sich einander nähern, sich verzweigen, sich überschneiden oder sich ignorieren«. Dies ist die Welt der Uchronien oder Utopien in der Geschichte. Sie eröffnet uns jene Möglichkeiten, die für die Entwicklung der Menschheit bloße Gedankenspiele sind. (Was wäre, wenn Custer am Little Big Horn gewonnen hätte?) In der persönlichen Lebensgeschichte aber können sie dank des Phänomens der *Nachträglichkeit* Wirklichkeit werden. So etwa in einer Überlegung wie der folgenden: »Wenn ich meinen Koffer nicht in der Gepäckaufbewahrung gelassen hätte, wie anders wäre mein Leben dann verlaufen?« Und wie anders wird das Leben jenes Patienten verlaufen, wenn wir, gemeinsam mit ihm, einen Koffer voller ... entdecken?

Unterstellt man die Verantwortung von Eltern für das Seelenleben ihres Kindes (Borgogno 1994b), so können Ängste, projektive Identifizierungen und Beta-Elemente dem Geist des Kindes aktiv »injiziert« werden, sodass die gewöhnliche Einflussrichtung (vom Kind zu den Eltern) in die Gegenrichtung verkehrt wird und das Kind als Abladeplatz dieser Einheiten dient. Doch ebenso gut kann sich ein anderer Modus ergeben: D. h., die Fähigkeit der Eltern, die Ängste eines Kindes zu verarbeiten, kann sich als defizient erweisen, sodass mehr und mehr unverdaute Beta- und Balpha-Elemente übrig bleiben, die schließlich das Kind verfolgen. Selbstverständlich können diese beiden Modi in wechselnden Verhältnissen nebeneinander existieren; sie sind im Feld offensichtlich immer dann vorhanden, wenn eine Dysfunktion im Geist des Analytikers vorliegt, er also entweder seine Ängste ausstößt oder sie nicht zu absorbieren vermag.

Merkwürdigerweise sagen manche Analytiker, dass dies nicht passieren darf, statt zu sagen, dass es nicht passieren »sollte« oder dass es wünschenswert wäre, wenn es so wenig wie möglich passierte. Denn der Geist des Analytikers kann nur eine »Variable« des Feldes sein, denn er ist, wie gründlich er auch analysiert worden sein mag, nicht immun gegen die Oszillationen PS ↔ D jeden Geistes, gegen die Trauer und gegen jene schwierigen Augenblicke, die – bedauerlicherweise – unweigerlich ihren Weg ins Feld finden. Dies gilt, obwohl es zur Verantwortung des Analytikers gehört, so rasch wie möglich sein seelisches Gleichgewicht wiederzufinden.

Kapitel 9

Zur Analyse von Kindern und Jugendlichen: Ähnlichkeiten und Unterschiede, die eine grundlegende Einheitlichkeit überdecken

Ich möchte mich im vorliegenden Kapitel zunächst der Frage zuwenden, ob größere Unterschiede, die denen zwischen der Analyse von Kindern und Jugendlichen (wie Erwachsenen) entsprechen, auch zwischen den verschiedenen theoretischen Modellen der Psychoanalyse (von Kindern, Jugendlichen oder Erwachsenen) existieren. Die Unterschiede zwischen den verschiedenen Modellen lassen sich zunächst anhand der unterschiedlichen Rollen untersuchen, die den »Charakteren« zugewiesen werden, die in einer psychoanalytischen Sitzung erscheinen. Sie erstrecken sich über ein Kontinuum, das von jenen, die über einen konkreten äußeren, also lebensgeschichtlich bedeutsamen Status verfügen (wie Vater, Mutter, Geschwister, Freunde, Sexualpartner etc.), über jene, die als Ausdruck »innerer Objekte und assoziierter Fantasien« zu betrachten sind, bis hin zu jenen reicht, die als »Ausdrucksformen des gegenwärtigen Funktionszusammenhangs« des analytischen Paars bei seiner Arbeit in Erscheinung treten.

Je mehr meiner Meinung nach die Analyse als transformative Interaktion zwischen Analytiker und Patient in der aktuellen Gegenwart aufgefasst wird, desto mehr werden die altersbezogenen Unterschiede zwischen den Patienten verwischt und desto bedeutsamer werden die Besonderheiten des jeweiligen analytischen Paars. Je mehr die alters- und verhaltensbezogenen Merkmale beachtet und auf Entwicklungsstufen wie Fantasien »des« Patienten bezogen werden, desto mehr Unterschiede lassen sich entdecken (vgl. Marcus 1980, Bernstein 1975).

Meiner persönlichen Überzeugung nach gibt es eine Einheitlichkeit der Transformationen und analytischen Interaktionen sowie eine jeweilige Besonderheit der sprachlichen Ausdrucksformen. So behaupten viele Erwachsenenanalytiker, sich der Analyse von Jugendlichen näher zu fühlen und leichter Zugang zu ihnen zu finden, weil sie sich zugegebenermaßen um andere Ausdrucksformen kümmern müssen (also um Spiele, Zeichnungen, Agieren während der Sitzungen). Man darf jedoch den Verdacht hegen, dass sie sich vor allem von dem »Infantilen« angesprochen fühlen (vgl. Guignard 1997a). Analytiker würden jedoch generell dahingehend übereinstimmen, dass in jeder Analyse (auch in der von Erwachsenen) jugendliche und infantile Aspekte anzutreffen sind (vgl. Aalberg 1997) und dass jeweils auch die jugendlichen und infantilen Anteile des Analytikers selbst in der Behandlung angesprochen werden (vgl. Lussana 1992).

Wie funktioniert eine Analyse?

Diese Frage mag naiv und überflüssig erscheinen, da wir die Antwort selbstverständlich alle kennen. Ich möchte jedoch erklären, was ich unter der Einheitlichkeit analytischer Prozesse verstehe, indem ich die Geschichte eines Films nacherzähle und dann über eine analytische Sitzung berichte.

Bei dem Film handelt es sich um *Jumanji*, eine Arbeit von Joe Johnston aus dem Jahr 1995, die auf einem Roman von Chris van Allsburg beruht. Ein kleiner Junge, Alan Parrish, findet eines Tages auf einer archäologischen Grabungsstätte eine Schachtel. Sie enthält ein Brettspiel mit einer Linse in der Mitte des Brettes und einigen Spielsteinen. Nach einer Auseinandersetzung mit seinem Vater fängt er an, dieses Spiel zusammen mit einer kleinen Freundin Sara zu spielen. Sara würfelt eine bestimmte

Zahl, und aus der Linse kommt eine ungeheuer große Zahl von Fledermäusen hervor, die das ganze Zimmer ausfüllen. Unmittelbar darauf ist Alan an der Reihe. Die Linse saugt ihn auf und versetzt ihn durch das Brett hinweg in einen Dschungel. Dort muss er bleiben, bis ein anderer Spieler eine bestimmte Zahl gewürfelt hat. Doch voll Entsetzen rennt seine kleine Spielgefährtin weg und bricht das Spiel ab.

Szenenwechsel zu einer Zeit 26 Jahre später: Das Haus der Parrishes steht zum Verkauf. Die Eltern von Alan sind verstorben, nachdem sie sich dadurch ruiniert haben, dass sie all ihre Zeit und all ihr Geld drangegeben haben, um ihren Sohn zu suchen. Alan bleibt auf mysteriöse Weise verschwunden.

Neue Bewohner beziehen das Haus: Peter und Judy sind Bruder und Schwester. Beide sind Waisen, die ihre Eltern bei einem Autounfall verloren haben. Jetzt sind in Begleitung einer Tante, die für sie sorgt. Eines Tages finden sie auf dem Dachboden die Schachtel mit dem Brettspiel. Sie öffnen sie und beginnen zu spielen. Und wieder kommt Schreckliches aus der Linse hervor: Furchterregende Mücken, die erst das Zimmer anfüllen, dann die ganze Stadt usw. Schließlich erscheint auf den Würfeln, als sie weiterspielen, genau »jene Zahl«, die es Alan gestattet hätte, in das erste Spiel zurückzukehren. Und genau das geschieht: Alan betritt die Szene, um 26 Jahre gealtert, gekleidet wie ein Dschungelbewohner ... und gefolgt von einem Löwen.

Nach einer Reihe von Missverständnissen und Ängsten begreifen Alan und die zwei Kinder, dass sie das kleine Mädchen wiederfinden müssen, wenn sie das Spiel fortsetzen wollen. Denn die Spielsteine lassen sich erst wieder in genau derselben und in keiner anderen Abfolge bewegen, wenn Sara erneut mitspielt. Also machen die drei sich auf die Suche nach ihr. Sie finden sie schließlich als eine Erwachsene. (Immerhin sind mittlerweile 26 Jahre vergangen.) Sara arbeitet als Medium. Nach und nach erfahren wir, dass sie sich einer langen Psychotherapie unterzogen hat, um sich davon zu überzeugen, dass das, was sie erlebt hat, nicht wahr war: dass nämlich aus einem Brettspiel Fledermäuse ausgetreten sind und dass Alan in dieses Spiel hineingesaugt wurde und verschwand.

Ich vergaß zu erwähnen, dass das Spiel deshalb weiter gespielt werden musste, weil eine seiner Regeln festlegte, alle seine Ergebnisse seien nur dann rückgängig zu machen, *wenn* und *sobald* das Spiel zu Ende geführt worden sei.

Sara lässt sich überzeugen, dass Spiel wieder aufzunehmen … Weitere schreckliche Dinge geschehen im Spielzimmer und breiten sich aus über die ganze Stadt: Pflanzen bilden Wurzeln aus, die so rasch wachsen, dass sie alles, was ihnen im Weg steht durchdringen und zerstören; ganze Ladungen von Rhinozerossen, Elefanten und anderen Dschungeltieren; ein Jäger aus dem Dschungel mit den Gesichtszügen von Alans Vater will Alan umbringen; schließlich dringen Affen in die Stadt ein und bringen in ihr alles durcheinander, Alligatoren, Überschwemmungen und alle anderen Arten von Schrecken.

Dies alles ist durchsetzt von immer wieder neu auftretenden Zwischenfällen, die das Spiel der Gefahr aussetzen, sowohl durch den Jäger beendet wie von den hereinbrechenden Wassermassen weggespült zu werden. Dies würde bedeuten, dass das Spiel nicht zu Ende geführt werden könnte und dass seine schrecklichen Folgen nicht rückgängig zu machen wären.

Am Ende aber gelingt es Alan, die richtige Zahl zu würfeln, die ihn auf das letzte Feld vorrücken und das Schicksalswort »Jumanji« aussprechen lässt. Da geschieht das Wunder: Alles, was aus dem Zentrum des Spiels herausgetreten war, fällt in es zurück – die Fledermäuse, die Mücken, die Affen, der Jäger, die Rhinozerosse, die Elefanten werden jetzt »umgekehrt« durch eine Art Tornado strudelförmig von draußen nach drinnen eingesaugt. Alle Auswirkungen des Spiels sind ungeschehen gemacht – und das heißt wirklich: *alle*. In dem Zimmer befinden sich nun wieder der junge Alan und das kleine Mädchen Sara. Die anderen beiden Kinder sind nicht mehr da, weil sie zu der Zeit vor 26 Jahren noch nicht geboren waren!

Von da an haben wir es mit einer anderen Realität zu tun als mit der, die zur Zeit von Alans Verschwinden und danach vorhanden war. Alans Vater kehrt nach Hause zurück, und sein Sohn umarmt ihn. Die Geschichte wird von nun an neu geschrieben, ohne all die Katastrophen des vorherigen Skripts. Das Schuhmachergeschäft der Familie Parrish geht nicht pleite. Alan übernimmt es und heiratet, sobald sie groß sind, Sara.

Doch beide haben die Erinnerung an ihre Vorgeschichte nicht verloren. Als sie 25 Jahre später auf einer Party die beiden Kinder Peter und Judy wiedertreffen, erkennen sie sie sofort. Sie hören, dass deren Eltern nach Kanada aufbrechen wollen, und hindern sie an dieser Reise. Damit verhindern sie, dass die Eltern sterben und die Kinder zu Waisen werden. Am Ende des Films haben offenbar andere das »Spiel« gefunden, das Alan ins Wasser geworfen hatte, um es loszuwerden ... also geht das Spiel weiter.

Selbstverständlich lässt sich diese »Geschichte« auf vielerlei Weise lesen, und es gibt für die Ableitung ihrer Bedeutungen und für ihre möglichen Dekonstruktionen keine Grenze. Dies gilt selbst dann, wenn wir uns auf einen einzigen Vertex beschränken, den der Psychoanalyse. Allein hier schon könnten wir schwanken zwischen dem Familiennamen des Helden, Parrish, und anderen möglichen inhaltsbezogenen und symbolischen Lektüren. Denn Parrish könnte auf »parricide«, einen Vatermord, und die ihm entsprechende Verfolgung und Sühne verweisen, die auf eine ganz andere Geschichte hinausliefe als die der beiden als »Waisen« zurückgebliebenen Kinder.

Doch meine »Lieblingserfindung« (oder mein »gewähltes Faktum« – Bion 1963 – aufgrund einer Emotion, welche die Fakten in einer möglichen Gestalt versammelt) besteht darin, die im Film beschriebenen Ereignisse als durchaus gelungene Metapher der analytischen Begegnung aufzufassen, also als eines Spiels, das von den erwachsenen, jugendlichen und kindlichen Anteilen sowohl des Analytikers wie des Patienten gespielt werden muss. In diesem Spiel gewinnen die Emotionen, Affekte und Charaktere, die es erzählen und personifizieren, Gestalt. Sie durchdringen das Behandlungszimmer, das *Setting*, die Innenwelt und manchmal auch die Außenwelt durch unablässige Externalisierungen (also durch Transformation in Halluzinosen, Halluzinationen und Ausstoßungen), die zu imitativer Wut, zu Zorn, Verfolgungs- und Fötalfantasien führen. Doch trotz aller Schwierigkeiten muss das Spiel zu Ende geführt werden; denn nur dann kann die Inversion der invertierten Alpha-Funktion (Bion 1962) (also die Verstoffwechslung der zuvor ausagierten Fantasien) die Dinge wieder in Ordnung bringen. Erst dann kann das, was zuvor ausgestoßen wurde, transformiert und reintrojiziert (mithin denkbar gemacht) werden.

All dies gestattet jedoch eine vollständige Um-Schreibung der Geschichte des Patienten auch als eine die Generationen übergreifende Geschichte, sodass die dann transformierten Protoemotionen wiederkehren und ein Unbewusstes bewohnen können, das nun scharf von der Welt des Wachbewusstseins geschieden ist, die nicht mehr unter seinen Übergriffen leiden muss.

Dies ist meiner Meinung nach das Spiel der Analyse. Sie stellt einen Kontakt her zu allem Undenkbaren und nicht Vorstellbaren, das zuvor amorph pulsierte, sodass es in »Narrationen« repräsentierbar wird. Es kann nun ein Unbewusstes bewohnen, das aus den erzählbaren, wenn auch verdrängten Elementen einer Geschichte besteht. Mit anderen Worten, die pulsierende Masse oder die Ansammlung von Beta-Elementen, wird zunächst ausgestoßen, bearbeitet und transformiert zu einem Alpha und kann erst dann als Traum des Geistes von sich selbst reintrojiziert werden (als »Traumgedanke während der Phasen des Wachbewusstseins« und in Form von »Gedanken«, Bion 1962, 1963, 1965).

Darüber hinaus erinnert die »zentrale Linse«, in der Verse in Schriftform auftauchen, bevor etwas aus ihr nach draußen projiziert wird, stark an eine Analyse, die die heftigsten emotionalen Turbulenzen abfangen kann, in der projektive Identifizierungen Raum finden und aufgenommen werden und in der nicht versucht wird, jene Halluzinosen zu vermeiden, die im Feld entstehen können. Ebenso wenig entzieht man sich in der Analyse jenen Halluzinationen, jenem Agieren und all jenen Erscheinungsformen, die ein freies und turbulentes Zirkulieren von Betaelementen mit sich bringen, die – wie erinnerlich – Zutritt zum Feld haben müssen, um transformiert werden zu können.

Ein Brettspiel, in dessen Zentrum sich nicht die zum Träumen und Ausstoßen befähigende Linse befindet, gestattet eher nur klassische Spiele ohne Zugang zu dem primitivsten Dschungel oberhalb des Verdrängten, eben den Betaelementen.

Wir können zudem an den Moment denken, in dem das kleine Mädchen sich dem Spiel entzieht. Er ähnelt dem Versuch, die Beteiligung kindlicher Anteile in der Analyse zu übergehen, was in eine Sackgasse und zu einer negativen Übertragung führt. An deren Stelle tritt später die Wiederherstellung einer genuinen Kooperation zwischen den erwachsenen, kindlichen und jugendlichen Anteilen sowohl des Patienten als auch des Analytikers, die selbstverständlich insgesamt im Feld der Analyse gegenwärtig sein müssen.

Wie leben Erwachsene, Jugendliche und Kinder im Behandlungszimmer miteinander?

Die russische Puppe: der Erwachsene, der Jugendliche und das Kind

Giorgio, ein erwachsener Analysand, begann eine Sitzung im Monat Dezember, indem er mir von einem schwer depressiven Mann erzählte, der in einer psychiatrischen Einrichtung behandelt wurde. Als seine Wirtin eine unausgesprochene Übereinkunft brach und die Miete erhöhte, ergriff der Mann ohne zu zögern ein Gewehr und erschoss erst die Vermieterin und dann sich selbst.

Seit einiger Zeit hatte ich überlegt, ob es angebracht und möglich wäre, bei diesem Patienten mein Honorar für die Sitzungen ab Januar zu erhöhen. Ich hatte dann – aus einer Reihe von Erwägungen – beschlossen, dies nicht zu tun. Also antwortete ich: »Gott sei dank habe ich von Ihnen keine Honorarerhöhung für das neue Jahr verlangt!« Nachdem er einen Augenblick voller Überraschung geschwiegen hatte, fing Giorgio, der zunächst etwas verärgert schien, schallend an zu lachen.

Der Patient versäumte die folgende Sitzung und erzählte mir in der übernächsten Sitzung, seine *16 Jahre alte Tochter* habe jetzt wieder eine herzliche und lustige Beziehung zu ihm aufgenommen und ihn »freundlich in den Bauch gekniffen«, als sie ihm auf dem Flur begegnete. Obwohl ihm dies sehr gefiel, war er nicht zur Therapie erschienen; denn sein *achtjähriger Sohn* war beim Spielen von einem Ball getroffen worden und hatte eine Reihe von Blutergüssen davongetragen, sodass er nicht zur Schule gehen konnte und einen Tag zu Hause bleiben musste.

Obwohl ich dies nicht aussprach, betrachtete ich selbstverständlich die ausgefallene Sitzung und das, was Giorgio mir berichtet hatte, als

Antwort seiner *erwachsenen, jugendlichen und kindlichen Anteile* auf meine Deutung, die er als einen Angriff empfunden hatte: Giorgio musste die Sitzung ausfallen lassen, obwohl er wieder eine herzliche Beziehung zu mir aufgenommen hatte, weil die Herzlichkeit ihn verletzte und ihn an seiner empfindlichsten Stelle traf.

Betrachten wir die beteiligten Charaktere: *Giorgio* war ein Patient im Alter von 50 Jahren, ein Rechtsanwalt lateinamerikanischer Herkunft. *Carla* war seine rebellische 16 Jahre alte Tochter, die kein Wort sagte, wenn sie wütend war. Sie ging dann nicht zur Schule und machte keine Hausaufgaben. *Stefano* war der achtjährige Sohn, ein sehr zartes und feingliedriges Kind. Wie sollten wir mit diesen Charakteren auf der analytischen Bühne umgehen?

Von einem bestimmten Vertex aus gesehen, handelte es sich selbstverständlich um konkrete Personen: um Vater, Tochter und Sohn. Unter einem anderen Gesichtspunkt jedoch verwiesen Carla und Stefano auf innere Objekte von Giorgio. Unter wieder einem anderen Gesichtspunkt verwiesen sie jedoch auch auf aktuelle Funktionszusammenhänge unserer Beziehung im Behandlungszimmer.

Ich fand es sehr schwer, bei Giorgio eine angemessene Modalität der Deutungen zu finden: Zunächst hatte ich geglaubt, ich könnte seine Mitteilungen in der Übertragung direkt und erschöpfend deuten, doch dann kam es zu versäumten Sitzungen, vergessenen Träumen (Carla) und einem Stillstand der Arbeit (Stefano).

Schließlich gelang es mir jedoch, während der Behandlung zwischen drei Funktionsweisen zu unterscheiden, die unterschiedliche Deutungsstrategien erforderten: Bei »Stefano« war es von vitaler Bedeutung, nichts zu sagen, was er als zudringlich empfinden konnte oder was ihn in irgendeiner Form hätte »verletzen« können. Ich musste in narrativer Form deuten, durch Bilder, durch Metaphern … als würde ich (meinem Eindruck nach) mit Worten spielen, bis sich ein von uns beiden akzeptierter Sinn konstruieren ließ. Bei »Carla« musste ich alles »akzeptieren und so achtsam transformieren«, als hätte ich es mit einem Stachelschwein zu tun. Ich musste hier auf jede direkte und unmittelbare Explikation in der Übertragung verzichten. Bei Giorgio waren Deutungen durch ein Gespräch über die Eigenarten von

»Stefano« gestattet, der blutete, wenn ihn jemand schlug, oder von »Carla«, die nicht zur Schule ging … oder nichts mehr sagte, wenn …

Giorgio war nach und nach in der Lage, die Dinge zu integrieren, die gesprächsweise über Carla und Stefano gesagt wurden … und äußerst langsam nahm er sie als seine eigenen an.

Doch was hat all dies zu bedeuten? In gewisser Hinsicht ist es in der Tat richtig, dass wir uns im Behandlungszimmer stets zugleich in Gegenwart eines Erwachsenen, eines Jugendlichen und eines Kindes befinden. Daraus ergibt sich natürlich eine grenzenlose Vielfalt möglicher Kombinationen.

Die Jugendliche und das kleine Mädchen

Silvana erlitt im Alter von vier Jahren ein schweres Trauma, durch das sie längere Zeit die Fähigkeit zu sprechen verlor, die sie dann aber allmählich wiedergewann. Sie ist jetzt eine intelligente, aufgeweckte Jugendliche mit schwer erklärbaren Schulschwierigkeiten, die mir mit ihrer traumatischen Erfahrung zusammenzuhängen scheinen sowie mit Ängsten, mit denen ich nicht in Kontakt zu treten wusste, bis die Zeichnungen, die sie während der Therapie anzufertigen begann, eine vertiefte Kommunikation mit ihr möglich machten.

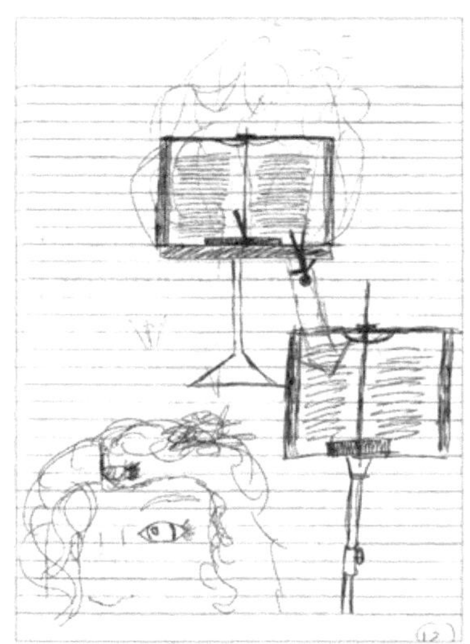

Abb. 11: Von der alten zu einer neuen Geschichte

Eine dieser Zeichnungen (Abb. 11) zeigt zwei Notenständer, auf denen jeweils ein Buch steht. Das Buch auf dem ersten Notenständer steht in Flammen, und um sich in Sicherheit zu bringen, springt einer seiner Charaktere in das andere Buch. Er hat jedoch heftiges Heimweh nach den übrigen Charakteren

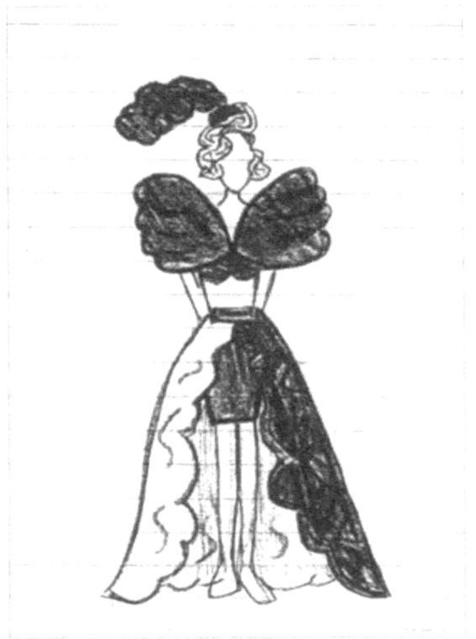

Abb. 12: Silvanas unbekanntes Gesicht

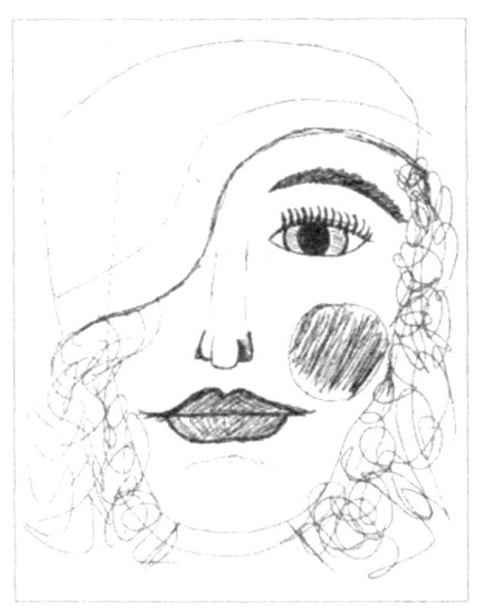

Abb. 13: Die schützende Eisenkappe

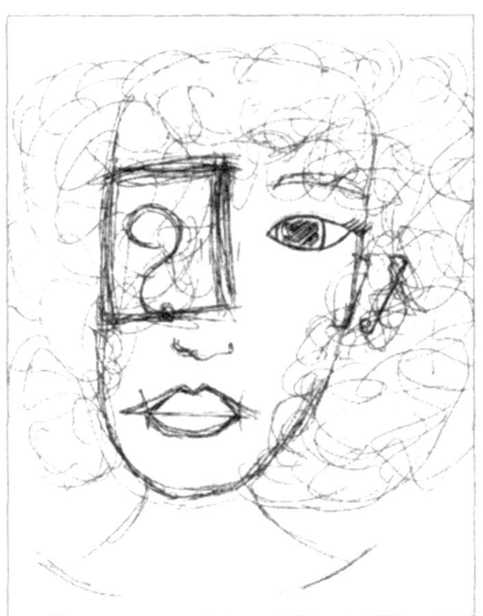

Abb. 14: Rätsel und Neugierde

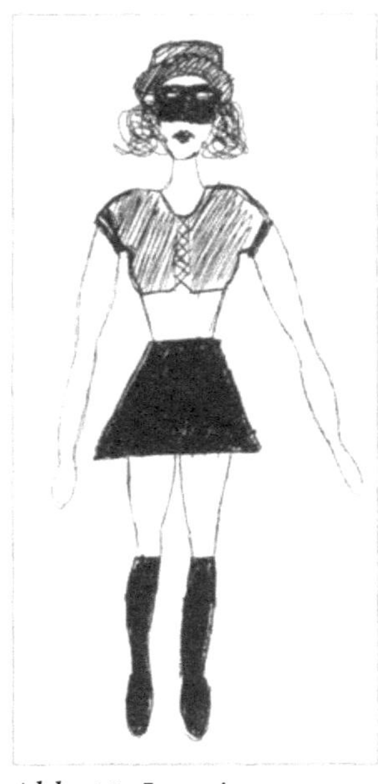

Abb. 15: Jetzt ist es nur eine Maske

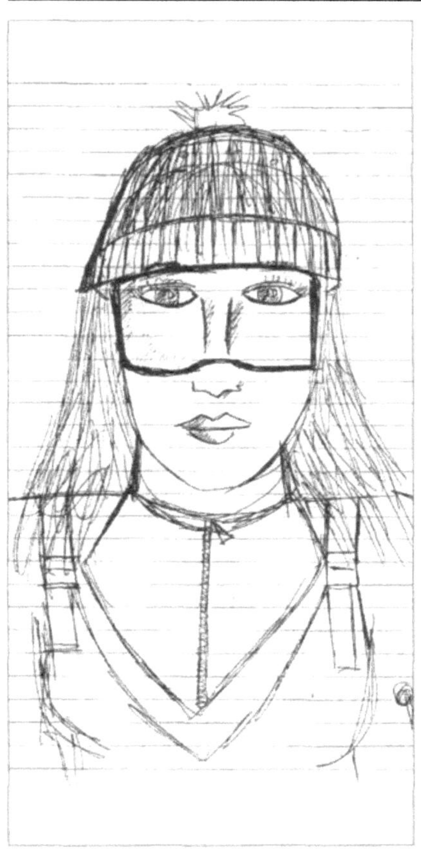

Abb. 16: *Zu 90% weiß ich, wer ich bin*

aus dem ersten Buch und sieht sich im zweiten Buch neuen Geschichten und Situationen konfrontiert.

Sobald sie diese Geschichten erzählt hat, zeichnet Silvana eine Figur ohne Gesicht (Abb. 12); dann erscheint ein Gesicht, das zum Teil »durch eine Eisenkappe geschützt« wird (Abb. 13), die sich aber bald als ein unbekannter und rätselhafter Aspekt erweist, der bestimmte Fragen aufwirft (Abb. 14). Schließlich führen weitere Veränderungen zu einem maskierten Gesicht (Abb. 15) und dann zu einem Skianzug mit einer Schutzbrille, die »90% dessen, was dahinter ist, anzuschauen« gestattet (Abb. 16).

Ich sehe mich hier also einer Jugendlichen konfrontiert, die ein kleines Mädchen in sich trägt, das nicht spricht, die aber mehr und mehr in der Lage ist, sich durch Zeichnungen auszudrücken.

Das aber führt auf eine weitergehende Frage: Was ändert sich, wenn wir es in der Therapie nicht mit kindlichen oder jugendlichen »Aspekten« oder »Anteilen« zu tun haben, *sondern mit wirklichen Kindern und Jugendlichen*? Auf dieses Problem macht Mächtlinger (1987) aufmerksam. Auch Nicolò und Corigliano (1997) greifen es auf in ihrer italienischen Einleitung zu dem Sammelband der Europäischen Vereinigung für die Psychoanalyse von Jugendlichen. Und mehr noch: Welche formalen und substanziellen Unterschiede gibt es zwischen der Kinderanalyse und der Analyse von Jugendlichen?

Formale Ähnlichkeiten und Unterschiede

Aus Raumgründen will ich mich nicht bei den offensichtlichen formalen Unterschieden aufhalten. Kinder spielen, zeichnen und »rennen im Behandlungszimmer herum«, während der Analytiker seinerseits in all dies »hineingezogen« wird (Ferro 1995c, 1996h, 1997b; Sacco 1995a, 1995b). Jugendliche spielen und zeichnen während der Therapie gewöhnlich nicht. Sie laufen auch weniger im Behandlungszimmer herum.

Doch diese Unterschiede gelten nicht absolut (vgl. Markman 1997; Ferro 1996e). Eine Sechzehnjährige, die Schwierigkeiten hat, jenseits der rituellen Mitteilungen über ihr »Studium« mit tiefer liegenden Problemen in Kontakt zu treten, nimmt einen Taschenrechner aus ihrem Rucksack und versucht, ihn zu öffnen. Als ihr dies gelingt, betrachtet sie sein Inneres und sagt: »Wie hässlich doch das Innere eines Taschenrechners ist.« Dies setzt sofort unsere Kommunikation wieder in Gang. Da sie eine Patientin ist, die klare und explizite Deutungen zu akzeptieren und für sich zu nutzen in der Lage ist, kann ich ihr sagen, dass sie hässliche Aspekte ihrer selbst zu enthüllen fürchtet und Angst hat, eine profitgierige »Rechenmaschine« zu sein … dass sie wegen dieser Angst alles »in sich verschlossen« hält.

Doch auch eine Jugendliche, wie im Fall von Silvia – und warum nicht auch eine Erwachsene? – kann während einer analytischen Sitzung zeichnen (vgl. Decorbet/Sacco 1995). Ein Beispiel hierfür bietet Martina, eine erwachsene Patientin. Um mir zu demonstrieren, was passiert, wenn etwas in ihren Ohren wie eine Kritik klingt oder wenn sie glaubt, mich kritisiert zu haben, zeichnet sie zwei Katzen, die sich mit solcher Wut gegenseitig zerfleischen und auffressen, dass nur ein Schwanz übrig bleibt: das Ende der Geschichte.

Nicht nur Jugendliche, auch Erwachsene können während einer Sitzung agieren. Dieses Agieren sollte nicht bloß als Angriff auf das *Setting* gesehen werden, sondern auch als eine Mitteilung. Ich erinnere mich an eine Patientin, die mein Behandlungszimmer betrat, sich sofort auf meinen Schreibtisch setzte und sich weigerte, ihn zu verlassen. Schließlich sagte ich ihr, dass sie mich an Italo Calvinos »Baron auf den Bäumen« erinnerte, der seine Mitmenschen so abstoßend fand, dass er nicht länger die Erde mit ihnen teilen wollte und folglich beschloss, sich auf die Bäume zu flüchten. Das bot mir Gelegenheit, die indignierte Reaktion dieser Patientin mit dem in Verbindung zu bringen, was in der Sitzung davor geschehen war.

Jugendliche tendieren zweifellos dazu, außerhalb der Therapie zu agieren. Ladame (1980, 1992) verweist auf den kommunikativen Aspekt solcher Situationen, die beinahe wie Traumszenen sind. Aber ein Ausagieren findet sich auch bei Kindern und bei vielen Erwachsenen, die zu Ausstoßungen neigen.

Obwohl Jugendliche häufiger als Kinder Träume erzählen oder Dinge aus ihrem Alltagsleben berichten, kann dies auch bei Kindern vorkommen. Wichtig und bewegend war für mich stets der Augenblick, wenn ich mit einem Kind an der Schwelle zum Jugendalter darüber zu sprechen begonnen habe, mit der Therapie in das »Zimmer für Erwachsene« umzuziehen, das ich auch für Jugendliche benutze.

Diese Entscheidung führte zu einer Änderung des Kommunikationsstils: Spielen, Zeichnen und sich Bewegen waren nun von immer geringerer Bedeutung, während der verbale Austausch zunehmend wichtiger wurde. Je mehr »Sprachen« und sprachliche Register der Analytiker beherrscht, desto leichter scheint mir dieser Wechsel vonstatten zu gehen (vgl. Amati Mehler/Argentieri/Canestri 1990). Jeder, der nicht nur mit Kindern und Jugendlichen, sondern auch mit schwer kranken Patienten arbeitet, die oft zu den eben beschriebenen Ausdrucksformen greifen, weiß das. Ich erinnere mich beispielsweise an einen psychotischen Patienten, der sich nach einer meiner Deutungen, die ihm nicht gefiel, einen Schuh auszog, daran roch und verächtlich sagte: »Plastik!«

Doch diese explizite Ebene ist gewiss weniger interessant als das tiefer reichende Problem der *substanziellen* Ähnlichkeiten und Unterschiede, welche die Theorie, die Theorie der Technik und die Technik betreffen (Olmos 1996, 1998).

Substanzielle Ähnlichkeiten und Unterschiede

Die Modelle des Analytikers

Auf dieser Ebene spielt das *theoretische Modell des Analytikers* eine große Rolle. Wie ich bereits einleitend sagte, besteht ein einfacher und klarer Schlüssel zu den hier einschlägigen Modellen darin, wie sich der Analytiker den Charakteren nähert, die während einer Sitzung zum Leben kommen (Ferro 1993c, 1996e).

Die Deutung

Statt mich nach dem Alter der Person zu fragen, an die sich eine Deutung richtet, frage ich mich nach ihrer Fähigkeit, eine Deutung zu akzeptieren. Und die wird mir fortlaufend durch die Reaktionen auf meine Deutungen signalisiert. Ich halte es auch für wichtig, den Text eines Patienten über lange Zeit hinweg zu respektieren, ohne durch Deutungen übertriebene Zäsuren zu setzen. Auch glaube ich, dass wir bei Jugendlichen und Erwachsenen lernen können, zu deuten, »als spielten wir« oder »als zeichneten wir« – als bedienten wir uns der Worte wie einer Zeichnung, die auf je andere Weise verändert, angereichert oder koloriert wird (vgl. Cancrini/Giordo 1995).

Ein weiteres wichtiges Element ist eine gelingende Transformation, die nicht allein und notwendig durch die Enthüllung von irgendetwas vonstatten geht, sondern auch durch die fortgesetzte Bearbeitung von Emotionen, die in einer Sitzung vorhanden sind, oder, wie Giannakoulas (1993) sagen würde, durch das Auftauen eines »eingefrorenen Spiels«, das jedes Symptom darstellt. Eine ähnliche Auffassung scheint mir Gibeault (1991) zu vertreten, der unter Berufung auf Barberich (1990) zwischen einer Deutung *in* der Übertragung und einer Deutung *der* Übertragung unterscheidet.

Diese Probleme werden ausführlich erörtert in den Arbeiten von Fonagy, Sandler und Mitarbeitern (1995), Molinari Negri (1985), Meotti (1988), Norman (1995), Bonamino (1993), Bonfiglio (1993, 1994), Bezoari,

Ferro 1989, 1994a, 1994b) sowie als zentrales Thema in einem Aufsatz von Guignard (1997b).

Die Gegenübertragung

Auf dieser Ebene findet sich vielleicht der bedeutsamste Unterschied. Es gibt meiner Meinung nach Perioden im Leben eines Analytikers, in denen er es vorzieht, Kinder oder Jugendliche zu behandeln. Kollegen, die ich hierzu befragt habe, berichten von einer Vielzahl unterschiedlicher Erfahrungen.

Die Arbeit mit Kleinkindern ist anstrengender – wenn auch nicht, wie manche meinen, nur unter motorischen Gesichtspunkten. Viele, die mit Kleinkindern gearbeitet haben, wechseln nach einiger Zeit in eine Arbeit als Supervisoren solcher Therapien. Waksman (1985) und Siniavsky (1979) verweisen auf die größere mentale Belastung, auf die Schwierigkeit, mit archaischeren Identifizierungen fertig zu werden, und auf die Notwendigkeit einer – zuweilen gar körperlichen – Einschränkung.

Am wichtigsten aber – so wird oft gesagt – ist es, dass sich der Analytiker angesichts der analytischen Situation innerlich konsequent verhält (Flegenheimer 1989); denn es kommt auf sein inneres *Setting* an, also auf die innere Verfassung, aus der heraus er deutet. Hier scheint mir der Kern des Problems zu liegen, auf den Laufer (1996, 1997) mehrfach hingewiesen hat, wenn er auf die enorme Bedeutung der »Skotome« des Analystikers aufmerksam machte. Darin stimmt er substanziell mit Guignard überein, bei dem von »blinden Flecken« die Rede ist. Es ist unmöglich, anderer Meinung zu sein als Laufer, der ein tiefgreifendes Verständnis unserer Jugend sowie der fortdauernden Rolle für unerlässlich hält, die sie in unserem Erwachsenenleben spielt. Laufer zufolge wird in den Analysen unserer zukünftigen Analytiker in aller Regel deren Kindheit einlässlich untersucht, während ihre Jugendzeit vernachlässigt wird. Doch ist es, so fährt er fort, für einen zukünftigen Analytiker (von Jugendlichen?) in seiner eigenen Analyse nicht von grundlegender Bedeutung, dass er mit der eigenen Jugend eine nicht bloß theoretische, sondern affektive Realität zu verbinden weiß. Er muss in der Lage gewesen sein, seine Fantasien und Ängste, seine perversen und psychotischen Handlungen aus dieser Zeit, die Augenblicke seines Kontrollverlusts sowie den Sinn seiner eigenen sexuellen und masturbatorischen Praktiken in sich wachzurufen und zu rekonstruieren.

Ein Analytiker (von Jugendlichen?) muss darauf vorbereitet sein, mit fast psychotischen Patienten zu arbeiten und er muss seine eigene psychotische Abwehr durchgearbeitet haben: Er braucht große innere Freiheit, wenn er in der Lage sein soll, alles zu sagen (und sich einzugestehen): von seinen homosexuellen Fantasien und Neigungen bis hin zur Gewalt. Er muss sich mit seinen psychotischen Kernen konfrontieren, um sie durchzuarbeiten (Olmos 1990).

Auch Cahn (1996) macht auf einige Aspekte der Gegenübertragung aufmerksam – insbesondere auf die Gefühle der Sehnsucht oder die angstbetonte Reizvermeidung, die Erregung, die Verwirrung sowie den Wechsel von Verzweiflung und Halluzinationen. Wegen der Schwierigkeiten, die eine Beziehung zu Jugendlichen mit sich bringt, verlangt Anderson (1997) eine Spezialisierung nach einer vorausgegangenen Ausbildung als Kinder- oder Erwachsenentherapeut. Es ist jedoch interessant festzuhalten, dass Guignard, dessen Arbeit aus dem Jahr 1986 die Ähnlichkeiten und Unterschiede in den Analysen von Kindern, Jugendlichen und Erwachsenen betraf, die Anstrengung der Gegenübertragung bei Kindern sowie die Schwierigkeiten hervorhob, wegen der Neigung der Kinder zu motorischer Abfuhr eine analytische Haltung aufrechtzuerhalten.

Das Setting

Das erste Problem, das sich hier stellt, ist das der Frequenz der wöchentlichen Sitzungen. Dazu gibt es eine Vielzahl unterschiedlicher Meinungen (vgl. Anderson 1993; Barberich 1993; De Levita 1993; Schacht 1991). Ich möchte dieses Problem daher offenlassen.

Ein weiterer wichtiger Faktor ist selbstverständlich das Gewicht, das jeweils der *Anwesenheit der Eltern/dem wechselnden Verhältnis zu ihnen* beigemessen wird (vgl. Norman 1993; Eskelinden de Folch 1988).

Laufer (1998) gibt eine besonders klare Schilderung dieses Themas. Meine eigene Einstellung den Eltern gegenüber ist zunehmend nachgiebiger und entgegenkommender geworden, da ich mehr und mehr versucht habe, mich in Bezug auf sie konstruktiver zu verhalten. So lehne ich Unterredungen nicht mehr ab, um die sie mich bitten, und betrachte sie so weit wie möglich als Verbündete (auch wenn sie gelegentlich unbewusst meine Arbeit sabotiert haben). In diesem Zusammenhang habe ich die Idee von Kancyper (1997) äußerst nützlich gefunden, das Konzept des Feldes auf die gesamte analytische Situation mit Kindern und Jugendlichen auszudehnen, darunter eben auch auf die Beziehung zu den Eltern (vgl. Goijman/Kancyyper 1998).

Darüber hinaus verfahre ich in gleicher Weise auch mit den Eltern oder Angehörigen von psychotischen Patienten, die sich in Analyse befinden. Ich lasse sie zwar durch einen Kollegen betreuen, suche aber stets für sie erreichbar zu sein, wenn sie dies wünschen und es mir nützlich erscheint. Eskelinen de Folch hat dieses Thema in Verbindung mit den Problemen der Gegenübertragung ausführlich erörtert.

Am allerdringlichsten aber finde ich es, die Vertraulichkeit bei jugendlichen Patienten zu respektieren, die sich in riskanten Situationen befinden. Denn schließlich machen sie mir ihre Mitteilungen in einer Sphäre, die strenge Diskretion voraussetzt.

Narrative Szenarien und ihre Charaktere

Die Szenarien der Kinderanalyse sind gewöhnlich eher fantastisch – sie sind bevölkert von Tieren, Hexen und Ungeheuern. Die Analysen von Jugendlichen dagegen neigen oft zu schon realistischeren Szenarien. Trotz aller Unterschiede gibt es aber zwischen beiden substanzielle Ähnlichkeiten.

Ich lasse meine Studenten eine nach meiner Meinung nützliche Übung absolvieren, indem ich sie zu überlegen bitte, wie ein und dasselbe Thema von einem Kind, einem Jugendlichen und einem Erwachsenen ausgedrückt würde. Die Übung besteht darin, sich eine konkrete Sitzung mit einem Kind vorzunehmen und sie in der Form umzuschreiben, die sie bei einem erwachsenen Patienten angenommen haben könnte, und dann darin, sich eine konkrete Sitzung mit einem Erwachsenen vorzunehmen und sie den expressiven Modalitäten eines Kindes entsprechend umzuschreiben. Ich bin selten auf Material gestoßen, das so spezifisch war, dass es nicht auf etwas tiefer Liegendes als jenen manifesten Aspekt verwies, der nicht in der Sprache eines Erwachsenen, Kindes oder Jugendlichen ausgedrückt werden konnte.

Mir scheint, was sich ändert, ist der Plot, nicht aber die Fabel – wobei ich unter dem Plot die Geschichte verstehe, wie sie erzählt wird und auf der Oberfläche erscheint, während ich unter der Fabel das Grundschema der Narration verstehe, die Syntax der Charaktere und das, was den profunden geistigen Austausch zwischen Patient und Analytiker betrifft.

Kapitel 10

Das Spiel: Charaktere, Narrationen, Deutungen

Das vorliegende Kapitel soll eine Reflexion darüber bieten, wie man Patienten am besten nahe kommt und sie in der analytischen Begegnung zu Vertrauen und Hoffnung ermutigt. Es behandelt die Wirkung von Deutungen sowie die Art und Weise, in der die Charaktere und Narrationen einer Sitzung uns äußerst wertvolle Hinweise zu einer Änderung unserer Interventionen geben. Dies setzt voraus, dass Charaktere und Narrationen als Ereignisse in einer Beziehung im Hier und Jetzt aufgefasst werden und nicht als bloß historische Abkömmlinge oder Derivate der Innenwelt »des« Patienten.

Beginnen möchte ich mit einer Spielsequenz aus einer Kinderanalyse, die ich als Grundlage theoretischer Beobachtungen nehmen will. Das klinische Material, auf das ich zurückgreife, ist viele Jahre alt, sodass ich sehr gut sehen kann, wie sich meine Ideen mit der Zeit verändert haben. Ein solcher Rückblick ist zugleich schmerzhaft, weil ich auf diese Weise all das sehe, was ich damals nicht verstanden habe, obwohl mich der Patient darauf hinwies.

Massimo ist ein neun Jahre alter Junge, der wegen großer schulischer Probleme in die Analyse gebracht wurde. Zwar sind seine schulischen Leistungen exzellent, doch sein Verhältnis zu seinen Klassenkameraden ist äußerst schlecht. Seit seiner Geburt wurde er durch wiederholte medizinische Eingriffe auf dem Gebiet der plastischen Chirurgie gequält, die wegen bestimmter Missbildungen erforderlich waren.

Er leidet zudem unter einer schweren Anorexie. Er isst nur wenig und nimmt stets dieselben Speisen zu sich; er intellektualisiert ständig und ist von seinen Emotionen weit entfernt. Die folgende Zufallsauswahl von Sitzungen aus dem ersten Jahr seiner Analyse gibt einige Probleme der Behandlungstechnik wieder.

Montag

Massimo beginnt die Sitzung, indem er einige Holzklötzchen aus der Spielkiste nimmt und mit ihnen die Figur eines Mannes (a) und dann die eines kleinen Jungen (b) baut.

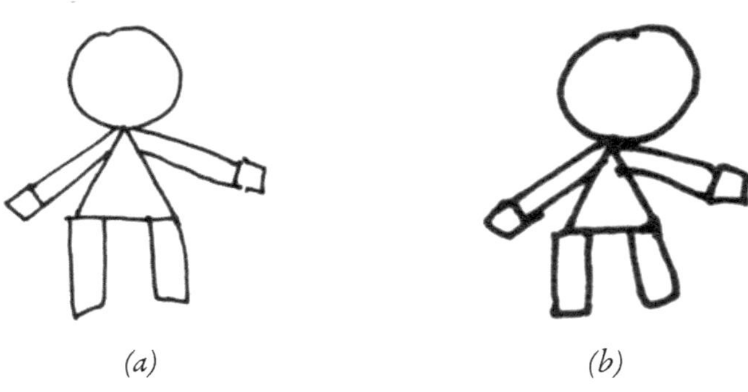

(a) *(b)*

Während er die Figur des Jungen baut, sagt er, dessen Kopf müsse durch irgendwas abgestützt werden, um an seinem Platz zu bleiben. Daher stellt er eine Lokomotive hinter ihn. (»Die ist aus Eisen [Ferro], also stabil.«) Darüber sollten wir uns nun mal keine Gedanken machen. An diesem Punkt mache ich ihn darauf aufmerksam, dass sich auch hier im Raum ein Mann und ein kleiner Junge befinden und dass der Kopf des kleinen Jungen von einer Lokomotive gestützt werden muss, die aus Eisen [Ferro] ist, wie er selbst vom Doktor Ferro gestützt werden muss. *(Nach Massimos erster Mitteilung gebe ich ihm sofort eine Übertragungsdeutung. Doch von heute aus gesehen habe ich den Eindruck, dass diese Deutung das Geschehen eher vorschnell sättigt und verschließt. Ich nehme zudem auf Massimos Wunsch keine Rücksicht, dass die Unterstützung unausdrücklich bleiben sollte. Heute würde ich eine offenere, ungesättigtere Intervention vornehmen. Vielleicht würde ich nach dem Kopf des Jungen fragen.) Doch schauen wir uns die Antwort auf meinen starken und eindeutigen Auftritt an.*

Er sagt: »Ich verstehe jetzt, dass Du sagen willst, der Junge braucht Hilfe.« Dann fängt er an, »ein Tier zu bauen«, indem er die Beine so unter ein Rechteck legt, als bewegten sie sich – »ein Tier, das wegläuft oder flieht« (c).

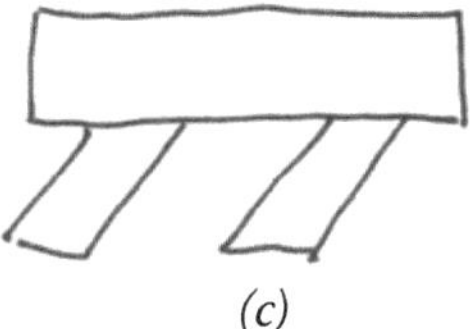

(c)

Die Figur hat ein prekäres Gleichgewicht, sodass sie zusammenbricht, als er weitere Teile hinzufügt, bis er schließlich die Beine des Tieres senkrecht hinstellt (d).

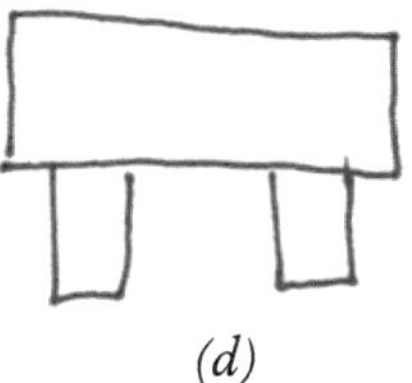

(d)

Dann beendet er seine Konstruktion, die sich nun als eine Katze erweist (e).

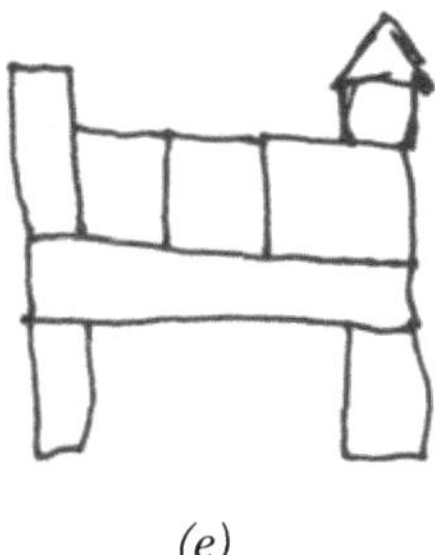

(e)

Er sagt mir, dass es sich um eine Katze handelt, um ein Tier also, das er sehr liebt. Seine Antwort ist konziliant. Heute neige ich dazu, in dem »Tier, das wegläuft oder flieht,« Massimos zutiefst emotionale Reaktion auf meine erste Deutung zu sehen, die »Panik« hervorrief und dann eine Entmutigung – bei der alles zusammenbricht – bis die Flucht ein Ende hat (und das Tier auf senkrechte Beine stellt). Er konstruiert dann die Katze, die aus meiner heutigen Sicht auf Misstrauen und Argwohn hinzudeuten scheint. (Diesen Charakter, der in diesem Augenblick der Sitzung »geboren« wird, können wir uns als etwas vorstellen, das mit Massimos konkretem äußeren Erleben zu tun hat, an sein Misstrauen im Verhältnis zu den Eltern oder als ein »dem Jungen« zugeschriebenes inneres Objekt. Wir können ihn uns aber auch als etwas vorstellen, das während der Therapie in der Interaktion zwischen uns ins Leben tritt. Die Art und Weise, in der ich deutete, erzeugte bei diesem Patienten Angst, Enttäuschung sowie Fluchtimpulse und all das rief als affektive Besonderheit dieses Augenblicks die Katze ins Leben. Obwohl ich damals nicht in solchen Begriffen dachte, war ich aber offenbar meinerseits auf der Hut.)

Ich frage ihn, welche Aspekte der Katze ihm gefallen, und er antwortet: »Katzen sind schlau; sie trauen keinem und hüten sich vor allen.« *(Massimo fasst hier in Worte, was ich heute als die emotionale Besonderheit des Feldes betrachten würde, das sich zum damaligen Zeitpunkt herausgebildet hatte.)*

Ich sage ihm, dass er wohl über ähnliche Gefühle mir gegenüber sprechen möchte, dass er sich auch mir gegenüber argwöhnisch und misstrauisch fühlt und sich fragt, ob er mir sagen kann, was er denkt, oder es klug für sich behalten muss. Ich nehme die letzte Zeichnung aus der vorigen Sitzung, die oben auf den übrigen liegt; sie zeigt eine Dampfwalze. Ich frage ihn, ob nicht auch zwischen uns etwas vorgeht wie zwischen der Dampfwalze und den Steinen. *(Auch hier hatte ich wieder das Bedürfnis, eine Übertragungsdeutung zu geben, indem ich die Katze als etwas deutete, das zu ihm gehörte, und nicht als etwas, das auch durch meine erste Deutung miterzeugt worden war. Ich hatte damals eine Rêverie – obwohl mir dies nicht klar war – und verwendete die Zeichnung aus der vorherigen Sitzung, um ihm, ganz und gar unbe-*

wusst, mitzuteilen, was geschehen war: Ich bedrängte ihn mit meinem Wissen über ihn wie eine Dampfmaschine, statt ihm zu helfen, seine Gedanken zu entwickeln.)

Er sagt, alles was ich ihm sage, könnte stimmen, auch wenn er es seinem Eindruck nach so nicht gedacht habe.

Dienstag

In der folgenden Sitzung ist Massimo sehr schweigsam und verschlossen. Er beschließt, von der dreidimensionalen Figur der Katze eine Zeichnung anzufertigen, »damit ich sie immer wieder neu machen kann, wenn ich will«. Dann beginnt er, die Zeichenblätter zu nummerieren, und bringt eine ganze Weile damit zu. Ich sage ihm, er wolle offenbar die Dinge in Ordnung bringen und sehen, ob auch ich mich an diese Ordnung der Arbeit erinnere, die wir machen. Dann erfindet er einen komplizierten Schlüssel zur Klassifikation seiner Blätter.

Ich sage ihm, er wolle wohl sichergehen, »dass er alles unter Kontrolle halte«. (Heute scheint es mir, dass meine Deutungen vom Vortag ihn verschlossen und traurig gemacht haben und dass mein übersättigtes Deutungsverhalten ihn bedrängte sowie die Katze und unsere Kommunikation platt machte. Ich deute schulgerecht und bringe damit die Sitzung um die in ihr enthaltenen Affekte.)

Mittwoch

In der folgenden Sitzung zieht Massimo, kaum dass er das Zimmers betreten hat, seinen Mantel aus. Der fällt ihm zu Boden. »Der Mantel ist mir runtergefallen, weil er zu schwer ist. Außerdem ist das Futter ganz rutschig.« Dann sagt er: »Machen wir jetzt andere Tiere mit den Bausteinen.«

Er nimmt die Holzklötzchen und baut aus ihnen einen sehr realistisch gesehenen und recht großen Hund. Auch ihn will er auf einem Blatt zeichnen, doch ein Blatt genügt ihm nicht. Er fragt, ob ich Klebstoff habe, um die Blätter aneinanderzukleben. Und ich sage, ich würde zum nächsten Mal welchen besorgen.

»Aber ich kann doch«, sagt er, »auch ein anderes Tier zu machen versuchen, zum Beispiel einen Hasen.« Voller Staunen sehe ich vor meinen Augen einen Hasen entstehen; doch mit dem Kopf hat er Schwierigkeiten.

Ich frage ihn, woran er bei diesen Tieren denkt: »Dass Hund und Katze Feinde sind; sie bekriegen sich gegenseitig.« Ich sage ihm, dass auch wir zwei hier im Zimmer ein Kleiner und ein Großer sind und dass er wohl Angst hat, es könnte zwischen uns zum Krieg kommen. Er antwortet, das sei wohl möglich, er sei aber sicher, dass ich ihm nicht glaube, wenn er mir sage, er habe eine *ungeheuer große Katze* auf der Straße gesehen. Und die beschreibt er dann in allen Einzelheiten.

(Heute würde ich denken, dass er meine Deutungen abweist, weil er sie als zu schwer und so »rutschig« wie das Mantelfutter empfindet. Das gibt ihm neuen Auftrieb, und er kann sein Spiel mit neuen Projekten wieder aufnehmen: mit einem Hund, der Treue und Bindung, dem friedlichen Hasen. Mit anderen Worten, ein entspanntes, vertrauensvolles Klima tritt an die Stelle des Misstrauens. Hund und Katze sind insofern verschieden, als sie ein unterschiedliches geistiges Naturell verkörpern. Ich jedoch gebe eine Übertragungsdeutung und schlage vor, in Hund und Katze mich und ihn zu sehen. Daraufhin entsteht eine ungeheuer große Katze, ein enormes Misstrauen.)

Ich sage ihm, er wolle wohl gelegentlich selbst eine ungeheuer große Katze sein und mir Angst machen. Er sagt, er wolle sehen, ob er den Hund neu zusammensetzen könne. Zwar erinnere er sich daran, aber er wolle seiner Sache sicher sein. Dann fügt er hinzu: »Der Hase dagegen stellt den Frieden dar. Und vielleicht habe ich den Kopf nicht gut machen können, weil ich den Frieden nicht gut kenne und weil wir erst noch was anderes entdecken müssen, bevor wir dazu kommen.«

Er nimmt das Knetgummi und erklärt, nun wolle er andere Tiere daraus formen. Dann nimmt er, zum ersten Mal, die Tiere aus dem Spielzeugkarton und sortiert sie in zwei Häufchen, in das eine das Pferd, das Huhn, den Hund sowie das Krokodil und in das andere alle übrigen Tiere. Schließlich legt er alle zur Seite außer dem Krokodil, von dem er aus weißem Knetgummi eine große Kopie (etwa im Verhältnis 3:1) anfertigt …

Ich frage ihn, was ihm bei dem Krokodil in den Sinn kommt: »Der Krieg«, antwortet er, »die Schlachten und Auseinandersetzungen.« Ich lege ihm nahe, dass er vielleicht meint, mit dem Krieg und den Auseinandersetzungen vertrauter zu sein, weil er beides zwischen seinem Vater und seiner Mutter sowie zwischen mir und ihm erlebt hat und weil er vielleicht auch in sich mehr Kämpfe als Frieden verspürt. Er nickt gedankenverloren und sagt, das erscheine ihm sehr wahr. Der Kopf des Krokodils löst sich noch weiter.

Ich sage ihm, dieses Krokodil verliere, wenn es im Krieg sei, den Kopf. »Ich verstehe, was du sagen willst. Wenn zwischen mir und dir Auseinandersetzung und Kampf ist, können wir keine neuen Entdeckungen machen und kommen nur langsam voran.«

Noch einmal habe ich seinen Wunsch, mir Angst zu machen, mit einer Übertragungsdeutung beantwortet, statt sein neu entstehendes großes Misstauens aufzugreifen. Massimo versucht dann wieder, ein Klima des Vertrauens aufzubauen. Er will den »Hund« vom Anfang nicht vergessen. In meinen folgenden Interventionen gelingt es mir nicht, ihm zu einem friedlichen, ländlichen Klima zu verhelfen – das Kaninchen. Meine Interventionen führen dazu, dass er ein anderes, emotionaleres Klima ablehnt, und verweisen ihn in die Savanne, in der das Krokodil für gefährliche Kämpfe, Schlachten und Scharmützel steht und nicht für friedliche und freundliche Ruhe. Ich belaste seine Alpha-Funktion und sein ♀ ♂ über deren Aufnahme- und Transformationsfähigkeit hinaus; damit schaffe ich ein Klima der Verfolgung.

Es folgen jetzt einige kurze Überlegungen.

Deutung

Deutungen haben einen umso höheren Transformationswert, je eher sie zum Wachstum statt zu einer Verfolgung beitragen (Lussana 1983, 1984, 1989; Rosenfeld 1987; Tuckett 1989; Speziale Bagliacca 1991, 1998; Rosse 1994; Bianchedi 1996).

Ich erinnere mich, dass eine junge Patientin nach einer vorschnellen Übertragungsdeutung zusammenzuckte und mir entgegnete: »Ich bin von irgendeinem Tier gestochen worden. Gucken Sie sich doch bloß die Beule an, die sich da bildet.« Die Deutung war zur Quelle einer starken Turbulenz geworden; sie hatte zur Bildung eines Alpha-Elements geführt, zu einem emotionalen Piktogramm, das erhalten blieb wie ein nach innen gekehrtes Polaroid-Foto. Doch wir können dessen »narratives Derivat« erkennen. Der Satz »Ich bin von irgendeinem Tier gestochen worden. Gucken Sie sich doch bloß die Beule an, die sich da bildet« berichtet von einem Piktogramm, das einer Erfahrung von Überraschung, Irritation und Schmerz eine Form, eine Tönung und einen Ausdruck verliehen hat.

Auch andere narrative Derivate von starkem kommunikativem Wert hätten hier gewählt werden können. Beispielsweise: »Als ich klein war, kriegte ich unversehens Ohrfeigen von meinem Vater, die ihre Spuren auf der Backe hinterließen« oder »Im Fernsehen habe ich einen Lastwagen gesehen, der ein Stoppschild überfuhr und in eine Reihe von Autos raste« oder »Im Kindergarten wurde mein kleiner Bruder von einem schrecklichen Burschen blutig zu Boden geschlagen« oder »Ich erinnere mich an eine Episode aus der Fernsehserie *Emergency Room*, in der einige Leute, die von Räubern verletzt worden waren, reanimiert werden mussten, und in der furchtbar viel Blut floss« – und so weiter ... Möglich ist in der Tat eine unbegrenzte Zahl anderer narrativer Derivate desselben Alpha-Elements. Denkbar sind auch ein grafisches Derivat (die Zeichnung eines Pfeils, der einen Bären verwundet und zum Bluten bringt), ein spielerisches Derivat (der Sprung eines Tigers, der plötzlich über einen Jäger herfällt), ein sensorisches Derivat (akute Bauchschmerzen), ein motorisches Derivat (gegen eine Tischkante stoßen und sich dabei verletzen) sowie ein oneiroides Derivat (der Bericht von einem Traum, in dem ein Fuß des Patienten durch ein spitzes Glas verletzt wird).

Meiner Meinung nach müssen Deutungen oft die Form eines ungesättigten, polysemischen Ereignisses annehmen (vgl. Guignard 1996, 1997b), das eine Öffnung des Sinns gestattet (vgl. Andrade de Azevedo 1996) sowie eine narrative Entwicklung, die der Patient jederzeit aktiv und konstruktiv unterstützt (vgl. Nissim Momigliano 1979, 1991, 1992).

Riolo (1997) verweist darauf, dass es symbolische Systeme gibt, denen die Funktion einer Entzifferung von Bedeutungen zukommt, und andere, deren Funktion es ist, Bedeutungen hervorzubringen. Die Psychoanalyse ist ein System, das auf die Erzeugung neuer Gedanken gerichtet ist. Die jedoch erfordern ein gewisses Maß an Ungesättigtheit und möglicher Oszillationen. Denn es besteht, wie Guignard sagen würde, stets die Gefahr einer *Flaschenhals-Deutung*, welche die Gedankenentwicklung blockiert.

Zweifellos ist es aber dennoch zuweilen nötig, mit gesättigten Übertragungsinterventionen eine »Schließung des Sinns« herbeizuführen (vgl. Bott Spillius 1983, 1988; Rocha Barros 1996).

Signalgebung durch den Text

Patienten signalisieren uns unentwegt, wie sie unsere Deutungen erleben (vgl. Muñoz 1998). Wir können, was ein Patient sagt, als Produkt einer Wiederholung seiner Geschichte auffassen (und das ist teilweise auch so), wir können es als Projektion der Fantasien seiner Innenwelt nach außen auffassen (und auch das ist teilweise so), aber wir können es auch auffassen als etwas, das sich aus der Unmittelbarkeit des hier und jetzt Geschehenden ergibt, als eine Antwort in Echtzeit auf die emotionalen Afferenzen der augenblicklichen Beziehung. Dieser letzte Gesichtspunkt bietet uns Gelegenheit, unsere Interventionen fortlaufend so zu modulieren, dass eine Ausweitung des Denkbaren möglich wird.

Die während einer Sitzung in Erscheinung tretenden Charaktere

Wie in Kapitel 7 ausgeführt, können die während einer Sitzung in Erscheinung tretenden Charaktere je nach dem Modell, für das man sich entscheidet, sehr verschieden sein. Wenn beispielsweise Massimo von seinem »Kater«, seinem »Hund« oder seinem »Kaninchen« spricht, können diese Charaktere zunächst ganz realistisch aufgefasst werden.

Der Erwerb eines Katers oder der versprochene Hund sind gewiss bedeutsame Ereignisse im äußeren Leben Massimos, die ihm tiefer gehende affektive Besetzungen und eine Durchbrechung seines selbst geschaffenen Abwehrpanzers gestatten. Kater und Hund können aber auch intrapsychischen Funktionsweisen zugeordnet werden, also seinen inneren Objekten – und müssten als solche gedeutet werden. In wieder einem anderen Modell verweisen sie auf die Beziehung des analytischen Paars zu einem gegebenen Moment: Vertrauen, Argwohn, Nähe und Angst folgen im Behandlungsraum aufeinander. Und es kommt darauf an, wie sie in der jeweiligen Gegenwart *transformiert* werden.

Vor einiger Zeit erzählte mir Marcella, eine fünfzehn Jahre alte Patientin, die zwei Mal pro Woche zur Therapie kam, in ihrer Schule gebe es nur zwei Toiletten für fünfzehn Mädchen und es falle ihr schwer, sie zu benutzen, weil sie auf dem Weg dorthin immer an ihren Mitschülern vorbeigehen müsse. Ich erwiderte lediglich: »Zwei Toiletten für fünfzehn Mädchen ist wirklich nicht viel. Es ist nicht leicht, den anderen zu zeigen, dass man bestimmte Bedürfnisse hat. Es wäre wohl wichtig, hier irgendeine Lösung zu finden.« Marcella lächelte und zeichnete einen kleinen Hund – was sich, wie ich glaubte, aus meiner ungesättigten Deutung während dieser Sitzung ergab. (Hätte ich mich für ein anderes Modell entschieden, hätte ich meinen können, sie spreche von einem konkreten äußeren Problem. Oder ich hätte eine gesättigte Deutung geben können in der Richtung, dass sie es auf mehr als zwei Sitzungen pro Woche abgesehen hatte.)

Einige Tage später sprach Marcella erneut von ihrer Schule und von den Toiletten. Das war in einer der letzten Sitzungen dieses Tages. Ich war müde und mir entging, dass die Patientin von meiner nicht ausreichenden Verfügbarkeit sprach (zu wenige Toiletten). Ich erwiderte: »Ich glaube, du willst mir sagen, zwei Sitzungen pro Woche seien zu wenig und es sei nicht leicht, mir deine Bedürfnisse zu zeigen.« Marcella blickte mich traurig an und sagte: »Ich schaute in der Schule aus dem Fenster und sah einen Mann mit einem Schnurrbart, der auf einen kleinen Hund mit einem großen Stock so lange einschlug, bis er tot war.« Meine gesättigte Deutung wurde also als etwas sehr Gewaltsames und Verletzendes empfunden, das nicht nur zu nichts führte, sondern gerade das tötete, was im Entstehen begriffen war (das Vertrauen).

Wir sollten also Erwiderungen auf unsere Deutungen als etwas betrachten, das für uns von enormem Interesse sein muss, als etwas, das zwar mit der Lebensgeschichte des Patienten und mit dessen Innenwelt zu tun hat, aber gewiss auch mit unserer aktuellen Beziehung zu ihm (vgl. Badoni 1996). Der Analytiker kann unentwegt und achtsam das Feld modifizieren, indem er es beobachtet und sein Deutungsverfahren entsprechend ändert (vgl. Ambrosiano 1997).

Was für eine verbale Erwiderung gilt, gilt selbstverständlich auch für eine »gespielte Erwiderung«. Wir können uns vorstellen, dass Marcella, wenn sie sieben Jahre alt gewesen wäre, ein Spiel mit denselben Inhalten gespielt hätte, wie sie in ihrer verbalen Erwiderung zum Vorschein kamen.

Das Spiel

Nach meinen bisherigen Ausführungen kann es kaum verwundern, dass mir der Titel eines kürzlich durchgeführten Symposions besonders glücklich gewählt erschien: »Das Spiel als Mittler zwischen der Innen- und Außenwelt.« Denn dieser Titel verortet das Spiel als Mittler zwischen der Welt der Fantasie – in meinem von Bion beeinflussten Dialekt: den Alpha-Elementen – und der Außenwelt – in meinem Dialekt: den Beziehungen zu anderen. Das Spiel ist jenes ludische Derivat, jener Träger eines Sinns, der die Alpha-Elemente kommunizierbar macht.

Ich bin überzeugt von der Einheitlichkeit seelischer Funktionszusammenhänge. Ihr zufolge gilt, was für Kinder Gültigkeit besitzt, ebenso auch für Jugendliche und Erwachsene (vgl. Ferro 1992). Genauso sehr bin ich davon überzeugt, dass Spielen, Zeichnungen, Ausagieren und Narrationen die Funktion zukommt, das zu vermitteln und erkennbar werden zu lassen, was in der Tiefe des Seelenlebens geschieht.

Im Übrigen glaube ich, dass ein »Spiel«, das konkret durch Verwendung von Charakteren, Gegenständen oder Tieren vor sich geht, absolut vergleichbar ist mit den eher abstrakten Erzählungen eines erwachsenen Patienten. An die Stelle des Spiels mit einer Tigerin tritt da beispielsweise der Bericht von einem Abendessen mit der Schwiegermutter.

Wichtig ist, wie der Analytiker an einem Spiel teilnimmt: Ob es sich um ein Spiel im wörtlichen Sinn oder um ein Spiel mit Worten handelt, er muss dafür Sorge tragen, dass das Spiel sich ohne vorschnellen Einschluss seines Sinns zu entfalten vermag.

Literatur

Aalberg, V. (1996): Psychoanalytic work with the adolescent: a clinical illustration. Adolescence 14, 1.

Abraham, K. (1999 [1920]): Zur narzisstischen Bewertung der Exkretionsvorgänge in Traum und Neurose. In: Psychoanalytische Studien. Gießen (Psychosozial-Verlag), S. 241.

Abraham, K. (1999 [1922]): Die Spinne als Traumsymbol. In: Psychoanalytische Studien. Gießen (Psychosozial-Verlag), S. 245.

Amati Mehler, J.; Argentieri, S. & Canestri, J. (1990): The Babel of the unconscious. I. J. Psycho-Anal. 70, 369.

Ambrosiano, L. (1997): Cristalizzazione, dissolvenza e trasformazioni. In: Gaburri, E. (Hg.): Emozione e interpretazione. Turin (Bollati Boringhieri).

Ammaniti, M.; Stern, D. N. (Hg.) (1994 [1991]): Psychoanalysis and Development: Representations and Narratives. New York (New York University Press).

Andersen, H. (2004 [1887]): Der Schatten. In: Der Schatten. Hans Christian Andersens Märchen. Göttingen (Steidl Gerhard).

Anderson, R. (1993): Some observations on the value of child analysis within the psychoanalytic world. Psychoanalysis in Europe 41.

Anderson, R. (1996): Training in psychoanalytical work with adolescents. Adolescence 14, 1.

Andrade de Azevedo, A. M. (1996): Interpretation: revelation or creation? Thesenpapier zum Symposium »Bion in Sao Paulo: Resonances«, Sao Paolo, 14. Oktober 1996.

Arlow, J. (1985): The structural hypothesis. In: Rothstein, A. (Hg.): Models of the mind. Their relationship to clinical work. New York (International University Press).

Arrigoni, M. R.; Barbieri, G. L. (1998): Narrazione e psichoanalisi. Mailand (Rafaello Cortino).

Artoni Schlesinger, C. (1997): Memorie delle mie »non memorie«. Cenni sulla vita mentale in un periodo di offuscamento della coscienza per una grave malattia. In: Algini, M. L. (Hg.): La depressioni nei bambini. Rom (Borla).

Badoni, M. (1994): La clandestinità nell'organizzazione sociale e nella relazione analitica. Aufzeichnungen vom nationalen Kongress der italienischen psychoanalytischen Gesellschaft in Rimini, 1994.

Badoni, M. (1997): Intreccio di immagini e costruzioni: l'ambiente di cura. Quad. Psichot. Infant. 36.

Barale, F. (1999 [1996]): Please, close your eyes (eye). Psa Q. 68, 425–454.

Barale, F.; Ferro, A. (1992): Negative therapeutic reactions and microfractures in analytic communication. In: Nissim Momigliano, l.; Robutti, A. (Hg.): Shared Experience: The Psychoanalytic Dialogue. London (Karnac), S. 143–166.

Barale, F.; Ferro, A. (1993): Sufrimiento mental en el analista y sueños de controtransferencia. Revista de Psicoanálisis de Madrid 17, 56–72.

Barale, F.; Ucelli, S. (1992): Il racconto della storia e lo strato roccioso della memoria. Gli Argonauti 52, 35–45.

Baranger, M. (1963): Malafede, identità e onnipotenza. In: Baranger, W.; Baranger, M. (1990): La situazione psicoanalitica come campo bipersonale. Mailand (Raffaello Cortina).

Baranger, M. (1992): La mente del analista: de la escucha a la interpretaciòn. Revista de Psicoanàlysis 49(2), S. 223.

Baranger, M.; Baranger, W. (1961–62): La situazione analitica come campo dinamico. In: Baranger, W.; Baranger, M. (1990): La situazione psicoanalitica come campo bipersonale. Mailand (Raffaello Cortino).

Baranger, M.; Baranger, W. (1964): L'insight nella situazione analitica.

In: Baranger, W.; Baranger, M. (1990): La situazione psicoanalitica come campo bipersonale. Mailand (Raffaello Cortino).

Baranger, M.; Baranger, W. (1969): Problemas del campo psicoanalítico. Buenos Aires (Kargieman).

Baranger, M.; Baranger, W. & Mom, J. (1983): Processo e non processo nel lavoro analitico. In: Baranger, W.; Baranger, M. (1990): La situazione psicoanalitica come campo bipersonale. Mailand (Raffaello Cortina).

Baranger, M.; Baranger, W. & Mom, J. (1988): The infantile psychic trauma from us to Freud: grave trauma, retroactivity and reconstruction. Int. J. Psycho-Anal. 69, 113–128.

Baranger, W. (1960): El sueño como medio analitico de comunicación. In: Baranger, M.; Baranger, W. (Hg.) (1969): Problemas del campo psicoanalítico. Buenos Aires (Kargieman).

Baranger, W.; Zac de Goldstein, R. & Goldstein, N. (1994): Artesanías psicoanalíticas. Buenos Aires (Kargieman).

Barbieri, G. L. (1998): Persönliche Mitteilung.

Barthes, R. (1969 [1964]): Elemente der Semiologie. Frankfurt (Suhrkamp).

Barberich, E. (1990): Sur la voie de l'interprétation dans le transfert: conséquences. Bulletin de la Fédération Européenne de Psychanalyse 34, 34–46.

Barberich, E. (1993): Some comments on the crisis around frequency. Psychoanalysis in Europe 41.

Bernstein, I. (1975): On the technique of child and adolescent analysis. JAPA 23.

Bezoari, M. (1997): Dimensioni della mente nel setting analitico di coppia tra l'individuale e il gruppale.

Bezoari, M.; Ferro, A. (1989): Ascolto, interpretazioni e funzioni trasformative nel dialogo analitico. Rivista di psichoanalisi 35, 1015–1051.

Bezoari, M.; Ferro, A. (1990a): Elementos de un modelo del campo analítico: los agregados funcionales. Revista de Psicoanálisis 5/6.

Bezoari, M.; Ferro, A. (1990b): Parole, immagini, affetti. L'avventura des senso nell'incontro analitico. In: Bartoli, G. (Hg.): In due dietro il lettino. Scritti in onore di Luciana Nissim Momigliano. Castrovillari (Teda Edizioni).

Bezoari, M.; Ferro, A. (1991a): A oscillacão dos significados afetos no trabalho da parelha analítica. Revista Brasileira de Psicoanálisis 26(3), 365–374.

Bezoari, M.; Ferro, A. (1991b): Percorsi nel campo bipersonale dell'analisi: dal gioco delle parti alle trasformazioni di coppia. Rivista di Psicoanalisi 35, 5–47.

Bezoari, M.; Ferro, A. (1992a): El sueño dentro de una teoria del campo: los agregados funcionales. Revista de Psicoanálisis 49(5/6), 957–977.

Bezoari, M.; Ferro, A. (1992b): I personaggi della seduta come aggregati funzionali del campo analitico. Notiziario SPI, 2. Beilage.

Bezoari, M.; Ferro, A. (1994a): Listening, interpreting and psychic change in the analytic dialogue. Forum Psa. 3, 35–41.

Bezoari, M.; Ferro, A. (1994b): Il posto del sogno all'interno di una storia del campo analitico. Rivista di Psicoanalisi 40(2), 251–272.

Bezoari, M.; Fiamminghi, A. M. (1995): Funzione analitica e funzione genitoriale: alcuni modelli a confronto. Ivista di Psicoanalisi 41(2), 211–235.

Bianchedi, E. T. (1995): Creative writers and Dream-Work-Alpha. In: Person, E.; Fonagy, P. & Figueira, S. (Hg.): On Freud's Creative Writers and Day-dreaming. London (Yale University Press).

Bianchedi, E. T. (1996): Interpretación: ¿Relación o creación? y/o ¿Evolución/intersectión/decisión/constructión? Arbeit, diskutiert beim Kongress »Bion in Sao Paulo: Resonances« in Sao Paolo, 14. November 1994.

Bion, W. R. (1992 [1962]): Lernen durch Erfahrung. Frankfurt/Main (Suhrkamp).

Bion, W. R. (1997 [1963]: Elemente der Psychoanalyse. Frankfurt/Main (Suhrkamp).

Bion, W. R. (1997 [1965]): Transformationen. Frankfurt/Main (Suhrkamp).

Bion, W. R. (2006 [1970]): Aufmerksamkeit und Deutung. Tübingen (edition diskord).

Bion, W. R. (1966): Catastrophic Change. Bulletin of the British Psychoanalytical Society 5.

Bion, W. R. (1975): A Key to a Memoir of the Future. Perthshire (Clunie Press).

Bion, W. R. (1978): Four discussions with W. R. Bion. Perthshire (Clunie Press).

Bion, W. R. (1980): Bion in New York and Sao Paulo. London (Karnac).

Bion, W. R. (2007 [1983]): Die italienischen Seminare. Tübingen (edition diskord).

Bion, W. R. (1987): Clinical Seminars and Four Papers. Abingdon (Fleetwood Press).

Bion, W. R. (1992): Cogitations. London (Karnac).

Bion, W. R. (1997): Taming Wild Thoughts. London (Karnac).

Bion Talamo, P. (1997 [1987]): Warum wir uns nicht Bionianer nennen können. Informationsschrift für Weiterbildungsteilnehmer und Kandidaten der DPV.

Bion Talamo, P. (1997): Persönliche Mitteilung.

Bléandonu, G. (1985): L'ecole de Melanie Klein. Paris (Le Centurion).

Bléandonu, G. (2008 [1990]). Wilfred R. Bion – Leben und Werk. Tübingen (edition diskord).

Bléandonu, G. (1998): Persönliche Mitteilung.

Bleger, J. (1989 [1966]): Psicoigiene e psicologia istituzionale. Loreto (Libreria Editrice Laurentana).

Boccanegra, L. (1997): La »poltrona vuota«: L'elaborazione controtransferale attraverso il gruppo di colleghi. In: Gaburri, E. (Hg.): Emozione e interpretazione. Turin (Bollati Boringhieri).

Bolognini, S. (1994): Condivisione e fraintendimento. Aufzeichnungen vom nationalen Kongress der italienischen psychoanalytischen Gesellschaft in Rimini, 1994.

Bolognini, S. (1997): Empatia e patologie gravi. In: Correale, A.; Rinaldi, R.: Quale psicoanalisi per le psicosi? Mailand (Raffaello Cortina).

Bonaminio, V. (1993): Del non interpretare. Rivista di Psicoanalisi 39, 3ff.

Bonaminio, V. (1996): Esiste ancora uno spazio per l'individualitá del paziente. Rivista di Psicoanalisi 42(1).

Bonaminio, V. (1998): Dall'analisi al sohno, das sogno all'analisi. Rivista di Psicoanalisi 44, 1ff.

Bonasia, E. (1994): »Quale bastoncino usa lei per misurare la nevrosi?«: il modello di campo analitico fra teorie pulsionali e teorie relazionali. Aufzeichnungen vom nationalen Kongress der italienischen psychoanalytischen Gesellschaft in Rimini, 1994.

Bonasia, E. (1997): Il controtransfert sessuale. Brief an das mailändische Zentrum für Psychoanalyse.

Bonfiglio, B. (1993): Gli aspetti relazionali nella teorizzazione psicoanalitica: le origini. Rivista di Psicoanalisi 39, 301–317.

Bonfiglio, B. (1994): Costruzione della relazionale analitica e uso dell'interpretazione. Rivista di Psicoanalisi 40(3), 433ff.

Bordi, S. (1990): Modelli a confronto in psicoanalisi. Prospettive psicoanalitiche nel lavoro instituzionale 8, 71–87.

Borges, J. L. (1992a [1962]): Der Garten der Pfade, die sich verzweigen. In: Labyrinthe. Erzählungen 1939–1944. München (dtv).

Borges, J. L. (1992b [1941]): Die Bibliothek von Babel. In: Fiktionen: Erzählungen 1939–1944. Frankfurt (Fischer).

Borgogno, F. (1994a): Eventi trasformativi del campo. Panel: »Notes magico-Predittività-Collasso del campo.« Aufzeichnungen vom nationalen Kongress der italienischen psychoanalytischen Gesellschaft in Rimini, 1994.

Borgogno, F. (1994b): Spoilt children. L'introduzione e l'estrazione parentale come fattore di distruttività. Richard e Piggle 2(2), 135ff.

Borgogno, F. (1997a): Parla il campo. Immagini e pensieri. In: Gaburri, E. (Hg.): Emozione e interpretazione. Turin (Bollati Boringhieri).

Borgogno, F. (1997b): I seminari milanesi di Franco Borgogno: Sándor Ferenczi. Quaderni del Centro milanese di psyicoanalisi Cesare Musatti 2.

Borgogno, F.; Viola, M. (1994): Pulsione di morte. Rivista di Psicoanalisi 40(3), 459–483.

Bott Spillius, E. (1983): Some developments of the work of Melanie Klein. I J. Psycho-Anal. 64, 321ff.

Bott Spillius, E. (2002 [1988]): Melanie Klein Heute. Stuttgart (Klett-Cotta).

Bott Spillius, E. (2003 [1998]): Einleitung zur englischen Ausgabe. In: Ferro, A. (2003 [1998]: Das bipersonale Feld. Gießen (Psychosozial-Verlag), S. 9–24.

Brenman, E. (1978 [1976]): Der Narzissmus des Psychoanalytikers – seine Auswirkung auf den Patienten. Bulletin der Europäischen Psychoanalytischen Föderation 13.

Brenman, E.; Pick, I. (2002 [1985]): Durcharbeiten in der Gegenübertragung. In: Bott Spillius, E. (Hg.) (2002): Melanie Klein heute. Bd. 2. Stuttgart (Klett-Cotta).

Britton, R. (1989): The missing link: parental sexuality in the Oedipus complex. In: Steiner, J. (Hg.): The Oedipus Complex Today. London (Karnac).

Cahn, M. (1996): Training in psychoanalytic work adolescents. Adolescence 14, 1ff.

Calvino, I. (1999 [1964]): Wo Spinnen ihre Nester bauen. München (dtv).

Calvino, I. (1986 [1979]): Wenn ein Reisender in einer Winternacht. München (dtv).

Calvino, I. (1984 [1980]): Kybernetik und Gespenster. Überlegungen zu Literatur und Gesellschaft. München (Carl Hanser).

Calvino, I. (1991 [1988]): Sechs Vorschläge für das nächste Jahrtausend. München (Carl Hanser).

Cancrini, T.; Giordo, G. (1995): Una nave nella tempesta, nel bottiglie nel mare: funzioni comuicative e creative del disegno infantile nel rapporto analitico. Mailand (Colloquio nazionale analisi infantile).

Carels, N. (1998): Der Doppelgänger als Spiegel und Agent psychischer Umformungen. Bulletin der Europäischen Psychoanalytischen Föderation 50.

Carloni, G. (1984): tatto, contatto e tattica. Rivista di Psicoanalisi 30, 191ff.

Catz de Katz, H. (1996): Some reflections on the analyst's daydreaming: the analytic field and its possible transformations. Conference draft paper, Bion 1997, Turin.

Cavazzoni, E. (1996): Gesang der Mondköpfe. Berlin (Wagenbach).
Chianese, D. (1997): Costruzioni e campo analitico. Rom (Borla).
Collini, S. (1996 [1995]): Einführung: die begrenzbare und die unbegrenzbare Interpretation. In: Eco, U. (Hg.): Zwischen Autor und Text: Interpretation und Überinterpretation. München (dtv).
Conforto, C. (1996): Nota sul transfert psichotico nella psicoanalisi di un paziente borderline. Rivista di Psicoanalisi 42(2), 299ff.
Conrad, J. (1975 [1907]): Der Geheimagent. Zürich (Diogenes).
Corrao, F. (1981): Il modello transformazionale del pensiero. Rivista di Psocoanalisi 3(4), 673ff.
Corrao, F. (1988 [1986]): Il concetto di campo come modello teoretico. In: Orme, Bd. 2. Mailand (Raffaello Cortina).
Corrao, F. (1998 [1987]): Il narrativo come categoria psicoanalitica. In: Orme, Bd. 1. Mailand (Raffaello Cortina).
Corrao, F. (1998 [1989]): Morfologia e trasformazione die modelli analitici. In: Orme, Bd. 1. Mailand (Raffaello Cortina).
Corrao, F. (1998 [1991]): Trasformazioni narrative. In: Orme, Bd. 1. Mailand (Raffaello Cortina).
Corrao, F. (1992): Modelli psicoanalitici: mito, passione, memoria. Rom-Bari (Laterza).
Correale, A.; Rinaldi, R. (1997): Quale psicoanalisi per le psicosi? Mailand (Raffaello Cortina).
Corrente, G. (1992): Trasformazioni del Campo↔Identità. Gruppo e Funzione Analitica 2.
Costa, A. (1979): L'insieme die paziente come oggetto interno. Il paziente come oggetto del gruppo di lavoro. Rivista di Psicoaanalisi 25, 117–126.
Costa, A. (1991): Controtransfert e campo affettivo dell'analista. In: Hautmann, G.; Vergine, A. (Hg.): Gli affetti nella psicoanalisi. Rom (Borla).
Culler, J. (1999 [1982]): Dekonstruktion. Derrida und die poststrukturalistische Literaturtheorie. Reinbek (rowohlt).
Decorbet, S.; Sacco, F. (Hg.) (1996 [1995]): Il disegno nel lavoro psicoanalitico con il bambino. Rom (Borla).
De Leon de Bernardi, B. (1988): Interpretaciòn, acercamiento analítico

y creatividad. Revista Uruguaya de Psicoanálisis (November 1988), 57–58.

De Leon de Bernardi, B. (1991): La teorias del analista y los cambios en la consideraciòn de la dinámica del proceso analítico. Revista de Psicoanálisis 47(1), 49–58.

De Levita, D. J. (1993): A few notes on frequency. Psychoanalysis in Europe 41.

De Man, P. (1983 [1971]): Blindness and insight. Essays in the Rhetoric of Contemporary Criticism. Minneapolis (University of Minnesota Press).

De Man, P. (1986): The Resistance to theory. Minneapolis (University of Minnesota Press).

De Martis, D. (1984): Realtà e fantasma nella relazione terapeutica. Rom (Il Pensiero Scientifico).

De Masi, F. (1984): Una psicosi di transfert: prospettive cliniche nel lavoro con pazienti borderline. Rivista di Psicoanalisi 30, 55–72.

De Masi, F. (1986): Strategie osichiche verso l'autoannientamento. Rivista di Psicoanalisi 42(4), 549ff.

Denisjuk, Y. N. (1979): Olografia. In: Enciclopedia Europea. Mailand (Garzati).

Derrida, J. (2002 [1988]): Limited Inc. (Hg. Peter Engelmann). Wien (Passagen Verlag).

De Simone, G. (1997 [1994]): Ending Analysis. Theory and Technique. London (Karnac).

De Simone, G.; Fornari, B. (1988): Melanie Klein e la scuola inglese. In: Semi, A. A. (Hg.): Trattato di Psicoanalisi. Bd. 1. Mailand (Rafaello Cortina).

De Toffoli, C. (1991): L'invenzione di un pensiero dal versante somatico della relazione transferale. Rivista di Psicoamalisi 37, 563–597.

Di Chiara, G. (1979): Il predicato analitico del paziente. Rivista di Psicoanalisi 25(1), 131–133.

Di Chiara, G. (1992 [1983]): The tale of the Green Hand: a projective identification. In: Nissim Momigliano, l.; Robutti, A. (Hg.): Shared Experience: The Psychoanalytic Dialogue. London (Karnac), S. 71–88.

Di Chiara, G. (1985): Una prospettiva psicoanalitica del dopo Freud: un posto per l'altro. Rivista di Psicoanalisi 31, 451ff.

Di Chiara, G. (1990): La stupita meraviglia, l'autismo e la competenza difensiva. Rivista di Psicoanalisi 36, 451ff.

Di Chiara, G. (1992): L'incontro, il racconto, il commiato. Tre fattori fundamentali dell'esperienza psicoanalitica. Englische Übersetzung: In: Nissim Momigliano, l.; Robutti, A. (Hg.): Shared Experience: The Psychoanalytic Dialogue. London (Karnac), S. 21–42.

Di Chiara, G. (1997): La formazione e le evoluzioni del campo psicoanalitico. In: Gaburri, E. (Hg.): Emozione e interpretazione. Turin (Bollati Bolinghieri).

Di Chiara, G.; Flegenheimer, F. (1982): Identificazione proiettiva. Rivista di psicoanalisi 31(2), 233ff.

Diderot, D. (1972 [1771]): Jacques der Fatalist und sein Herr. Ditzingen (Reclam).

Dostojewski, F. M. (1999 [1846]): Der Doppelgänger. München (dtv).

Eco, U. (1973 [1962]): Das offene Kunstwerk. Frankfurt/Main (Suhrkamp).

Eco, U. (1987 [1979]): Lector in fabula. Die Mitarbeit der Interpretation in erzählenden Texten. München (Hanser).

Eco, U. (1992 [1990]): Die Grenzen der Interpretation. München (Hanser).

Eco, U. (1996 [1995]): Zwischen Autor und Text: Interpretation und Überinterpretation. München (dtv).

Eizirik, C. L. (1993): Entre a escuta a interpretaçao: un estudio evolutivo da neutralidade psicoanalítica. Revista de Psicanálise 1(1).

Eizirik, C. L. (1996): Psychic reality and clinical technique. I. J. Psycho-Anal. 77(1), 37–41.

Einzirik, C. L. (1998): Masculinidade e feminilidade na virada do milênio: uma breve reflexão psicoanalitica. Revista de Psicanálise da Sociedade psicoanálitica de Porto Alegre 5(2), 165–171.

Esckelinen de Folch, T. (1988): Communication and containing in child analysis: towards terminability. I. J. Psycho-Anal 69(1), 105ff.

Etchegoyen, R. H. (1999 [1986]): The Fundamentals of psychoanalytical technique. London (Karnac).

Etchegoyen, R. H. (1996): Some views on psychic reality. I. J. Psycho-Anal 77(1), 1–14.

Eva, A. C. (1995): Sexualidade em psicánalise. Fòrum de Psicanálise (Sociedade Brasileira de Psicanalise de Sao Paolo).

Faimberg, H. (1988): The telescoping of generations: listenig to the Narcisstic Links between Generations. London/New York (Routledge).

Faimberg, H. (1989): Sans mémoir et sans désir: à qui s'adressait Bion? La Revue Française de Psychanalyse 53, 1453–1460.

Faria, C. G. (1998): Sexualidade e estrutura psíquica. Revista de Psicanálise da Sociedade psicoanálitica de Porto Alegre 5(2), 239–246.

Ferrara Mori, G. (1984): Qualità dell'esperienza analitica e terminabilità in psicoanalisi infantile. Rivista di Psicoanalisi 30, 368–382.

Ferro, A. (1985): Psicoanalisi e favole. Rivista di Psicoanalisi 31(2), 216–230.

Ferro, A. (1987): Il mondo alla rovescia. L'inversione del flusso delle identificazioni proiettive. Rivista di Psicoanalisi 33, 59–77.

Ferro, A. (1991a): La mente del analista en su trabajo: problemas, riergos, necessitades. Revista de Psicoanálisis 5/6.

Ferro, A. (1991b): From Raging Bull to Theseus: the long path of a transformation. I. J. Psycho-Anal. 72, 417–425.

Ferro, A. (1992): La tecnica nella psicoanalisi infantile. Mailand (Raffaello Cortina).

Ferro, A. (1993a): Il disegno e le parole come »disegno« all'interno di una teoria de campo. Richard e Piggle 1(1), 18ff.

Ferro, A. (1993b): Mundos posibles y capacidades negativas del analista en su trabajo. Anuario Iberico de Psicoanálisis 3, 14ff.

Ferro, A. (1993c): The impasse within a theory of the analytic field: possible vertices of observation. I. J. Psycho-Anal 74(5), 917–929.

Ferro, A. (1993d): Zwei Autoren auf der Suche nach Personen: Die Beziehung, das Feld, die Geschichte, Psyche 10, 951–972.

Ferro, A. (1993e): From hallucination to dream: from evacuation to the tolerability of pain in the analysis of a preadolescent. The Psychoanalytic Review 80(3), 389–404.

Ferro, A. (1994a): Del campo e die suoi eventi. Quaderni di Psicoterapia Infantile 30.

Ferro, A. (1994b): Gruppalità interne, di relazione e di campo nell'analisi duale. Gruppo e Funzione Analitica.

Ferro, A. (1994c): El dialogo analítico: Mundos posibles y transformaciones en el campo analítico. Revista de Psicoanálisis 4, 773ff.

Ferro, A. (1994d): Crierios sobre la analizabilidad y el final del análisis dentro de una teoria del campo. Revista de Psicoanálisis 3, 97ff.

Ferro, A. (1995a): Il narratore e la paura. In: Noziglia, M. (Hg.): Giocare e pensare. Mailand (Guerini e Associati).

Ferro, A. (1995b): Ricordare, ripetere trasformare. Vortrag bei der Konferenz der APA, Buenos Aires.

Ferro, A. (1995c): Giocare e pensare. In: Noziglia, M. (Hg.): Giocare e pensare. Mailand (Guerini e Associati).

Ferro, A. (1995d): L'oscillazione tra capacità negative e fatto prescelto nel campo analitico. Vortrag bei der Konferenz der APA, Buenos Aires.

Ferro, A. (1995e): Lo sviluppo del concetto di campo in Europa. Vortrag zu Ehren W. Barangers, Buenos Aires.

Ferro, A. (1996a): Los personajes del cuarto de análisis: Que realidad? Revista de Psicoanálisis de Mádrid 23, S. 133.

Ferro, A. (1996b): Sexualidade como gênero narrative. Aufsatz, vorgestellt beim Symposium *Bion en Sao Paolo: Resonances* am 14.11.1996.

Ferro, A. (1996c): Carla's panic attacks, insight and transformations: what comes out of the cracks: monsters or nascent thoughts? I. J. Psycho-Anal. 77, 997–1011.

Ferro, A. (1996d): Elogio da fileira C: a psicanalise como forma particular de literature. In: Uchoa Junqueira Filfo, L. C. (Hg.): Silêncios e Luzes: sobre a experiência psíquica do vazio e da forma. Sao Paula (Casa do Psicológo).

Ferro, A. (1996e): »Characters« and their precursors in depression: Experiences and transformations in the course of therapy. Journal of M. Klein and Object Relations.

Ferro, A. (1996f): Disegno e identificazioni proiettive. Vortrag bei einer Konferenz des psychoanalytischen Instituts Lissabon.

Ferro, A. (1996g): Entrevista com Antonino Ferro. Revista IDE, Sao Paolo.

Ferro, A. (1997a): Giocare per poter pensare. In: Canciani, D.; Sartori, P. (Hg.): Dire, fare, giocare. Rom (Borla).

Ferro, A. (1997b): La mente dell'analista tra capacità negative e fatto prescelto: la costruzione di storie. In: Rugi, G.; Gaburri, E. (Hg.): Il campo gruppale. Rom (Burla).

Ferro, A. (1997c): La sessualità come genere narrative o dialetto nella stanze d'analisi. Un vertice radicale. In: Bion, P.; Borgogno, F. & Merciai, S.: Lavorare con Bion. Rom (Borla).

Ferro, A. (1998a): The unity of the analysis underlying the similarities and differences in the analysis of children and adolescents. Europäische Psychoanalytische Föderation 50.

Ferro, A. (1998b): Le jeu: personages, récits, interprétations. Aufsatz, vorgestellt in Stockholm bei der 4. Konferenz der Europäischen Psychoanalytischen Föderation zur Kinder- und Jugendlichenpsychoanalyse. Paris (Sepea).

Ferro, A. (1998c): Il sogno della veglia: teoria e clinica. Rivista di Psicoanalisi 44(1).

Ferro, A (1998d): Antonino Ferro em Sao Paulo. In: De A. F. França, M. O.; Petricciani, M. (Hg.): Seminarios. Sao Paulo (Brasilianische Gesellschaft für Psychoanalyse).

Ferro, A. (1998e): Continente inedequado e violência das emoçoes: dinossauros e tartarugas. Vorgestellt bei der Konferenz im Zentrum für Psychoanalyse, San Paolo und Porto Alegre.

Ferro, A. (1998f): Análisis ne niños y adolescentes: el mismo análisis entre analogias y diferencias. Vortrag bei einer Summer school der Universität Madrid. Revista de Psicoanálisis de Mádrid.

Ferro, A. (1998g): Escutando, interpretando e a mudança psíquica no diálogo analítico. Vortrag bei einer Konferenz in Gramado/Porto Alegre, 12.11.1998.

Ferro, A. (1998h): O funcionamento da mente segundo Bion: pensamento onírico de vigília. Vortrag bei einer Konferenz in Gramado/Porto Alegre, 12.11.1998.

Ferro, A. (1998i): Ensino de Psicanálise para psichiatras em formação. Vortrag bei einer Konferenz in Gramado/Porto Alegre, 13.11.1998.

Ferro, A. (1998l): O conceito de Personagem na obra de Freud, Klein e Bion. Vortrag bei einer Konferenz in Gramado/Porto Alegre, 13.11.1998.

Ferro, A. (1998m): O diálogo analítico. Vortrag bei einer Konferenz in Gramado/Porto Alegre, 14.11.1998.

Ferro, A. (1999): Construction d'un histoire, déssin et jeu dans l'analyse d'enfants. Vortrag zu einem Seminar im Centro Cleparède, Paris, 17.01.1999.

Ferro, A. (2005 [1996]): Im analytischen Raum. Emotionen, Erzählungen, Transformationen. Gießen (Psychosozial-Verlag).

Ferro, A.; Meregnani, A. (1994): Listening and transformative funtions in the psychoanalytical dialogue. Bulletin der Europäischen Psychoanalytischen Föderation 42, 21–29.

Ferro, A.; Meregnani, A. (1995): Psicoanalisi, favole e narrazione. In: La dimensione estetica dell'esperienza. Mailand (Franco Angeli).

Ferro, A.; Meregnani, A. (1996): The inversion of flow of projective identifications in the analysis at work. Australian Journal of Psychotherapy 2, 41–53.

Ferro, A.; Pasquali, G.; Tognoli, M. & Viola, M. (1986a): L'uso del simbolismo nel setting e il processo di simbolizzazione nella reazione analitica. Rivista di Psicoanalisi 32(4), 539–553.

Ferro,A.;Pasquali,G.;Tognoli,M.&Viola,M.(1986b):Notesulprocessodi simbolizzazione del pensiero psicoanalitico. Rivista di Psicoanalisi 32(4), 521–538.

Ferruta, A. (1996): Altro. Note intorno a un caso di analisi con una paziente straniera. Vortrag im Mailänder Zentrum für Psychoanalyse, 18.04.1996.

Ferruta, A. (1997): Tra Corinto e Tebe. Il controtransfert all'incrocio tra riconoscimento e accecamento. Italienisch-französisches Kolloquium in Palermo.

Filippini, M.; Ponsi, M. (1993): Enactment. Rivista di Psicoanalisi 39, 501.

Flegenheimer, F. A. (1989): Language and psychoanalysis. Int. Rev. Psychoanal. 16, 337–384.

Folch Matheu, P. (1986): Identification, and its vicissitudes as observed in the neurosis. I.J. Psycho-Anal. 67(2), 209.

Fonagy, P.; Sandler, A. M. et al. (1995): On transference and ist interpretation. Psychoanalysis in Europe 45.

Fornari, F. (1975): Genitalità e cultura. Mailand (Feltrinelli).

Franca, M. (1978): Seminario clinico con Bion. IDE 5, 26–29.

Franca, M. (1996): To act, to hallucinate, to dream. Aufsatz, vorgestellt beim Symposium *Bion in Sao Paulo: Resonances*, 11.1996.

Freud, S. (1900): Die Traumdeutung. Gesammelte Werke, Bd. 2.

Freud, S. (1905): Drei Abhandlungen zur Sexualtheorie. Gesammelte Werke, Bd. 5.

Freud, S. (1909): Bemerkungen über einen Fall von Zwangsneurose. Gesammelte Werke, Bd. 7.

Freud, S. (1913): Märchenstoffe in Träumen. Gesammelte Werke, Bd. 10.

Freud, S. (1914): Aus der Geschichte einer infantilen Neurose (Der Wolfsmann). Gesammelte Werke, Bd. 12.

Freud, S. (1925): Notiz über den »Wunderblock«. Gesammelte Werke, Bd. 14.

Freud, S. (1937): Konstruktionen in der Analyse. Gesammelte Werke, Bd. 16.

Gaburri, E. (1987): Narrazione e interpretazione. In: Morpurgo, E.; Egidi, V. (Hg.): Psicoanalisi e narrazione. Ancona (Il Lavoro Editoriale).

Gaburri, E. (1992): Emozioni. Affetti. Personificazioni. In: Hautmann, G.; Vergine, A. (Hg.): Gli affetti nella psicoanalisi. Rom (Borla).

Gaburri, E. (Hg.) (1997): Emozione e interpretazione. Turin (Bollato Boringhieri).

Gaburri, E.; Ferro, A. (1988): Gli sviluppi kleiniani e Bion. In: Semi, A. (Hg.): Trattato di psicoanalisi. Bd. 1. Mailand (Raffaello Cortina Editore).

Gadda, C. E. (1958): I viaggi e la morte. Mailand (Garzanti).

Gadda, C. E. (1982): Il tempo e le opera. Mailand (Adelphi).

Gadda, C. E. (1992): Saggi, giornali, favole e altri scritti. Mailand (Garzanti).

Gagliardi Guidi, R. (1992): Le analisi che si interrompono. In: Nissim Momigliano, L.; Robutti, A. (Hg.): L'esperienza condivisa. Mailand (Raffaello Cortina Editore).

Giaconia, G.; Racalbuto, A. (1990): I percorsi del simbolo. Mailand (Raffaello Cortina Editore).

Giannakoulas, A. (1993): Illusione, immaginazione, delusione nella infanzia e nella adolescenza. Psichiatria dell'infanzia e dell'adolescenza 60, 31–44.

Gibeault, A. (1991): Interpretation and transference. Psychoanalysis in Europe 50.

Goijman, L.; Kancyper, L. (Hg.) (1998): Clínica Psicoanálítica de niños y adolescentes. Buenos Aires (Lumen).

Goldmann, L. (1964): Pour une sociologie du roman. Paris (Gallimard).

Gori, E. C. (1993): Parola e parola. Rivista di Psicoanalisi 39(2), 293–299.

Green, A. (1999 [1973]): The Fabric of Affect in the Psychoanalytical Discourse. London (Routledge Chapman & Hall).

Green, A. (1996): Has sexuality anything to do with psychoanalysis? I. J. Psycho-Anal. 76, 871.

Greimas, A. J. (1984 [1966]): Structural Semantics: An Attempt at a Method. Lincoln, NE (University of Nebraska Press).

Greimas, A. J. (1987 [1970]): On Meaning: Selected Writings in Semiotic Theory. Minneapolis, MN (University of Minnesota Press).

Guignard, F. (1986): Cadre et contretransfert en psychanalyse d'enfant. Bulletin der Europäischen Psychoanalytischen Föderation 29, 35–48.

Guignard, F. (1996): Epître à l'objet. Paris (PUF).

Guignard, F. (1997a): Au vif de l'enfantile. Lausanne (Delachaux et Niestlé).

Guignard, F. (1997b): L'interpretations des configurations oedipiennes en analyse d'enfants. Bulletin der Europäischen Psychoanalytischen Föderation 50.

Hamon, P. (1977): Semiologia, lessico e leggibilità del testo narrative. Parma (Pratiche).

Hautmann, G. (1977): Pensiero onirico e realtà psichica. Rivista di Psicoanalisi 23, 62–127.

Hautmann, G. (1981): Il mio debito con Bion: dalla psicoanalisi come teoria alla psicoanalisi come funzione della mente. Rivista di Psicoanalisi 27, 558–572.

Hautmann, G. (1996): Pellicola di pensiero: sensorealità, emozione, gruppalità, relazione nella veglia e nel sonno. In: Psicoanalisi e metodo, Bd. 1. Rom (Borla).

Heimann, P. (1955): A combination of defence mechanisms in paranoid states. In: Klein, M.; Heimann, P. & Money-Kyrle, R. (Hg.): New directions in Psychoanalysis: the significance of infant conflict in the pattern of adult behaviour. London (Tavistock).

Hesse, H. (1927): Der Steppenwolf. Berlin (S. Fischer).

Imbasciati, A. (1994): Fondamenti psicoanalitici della psicologia clinica. Turin (Utet).

Jakobson, R. (1963): Essais de linguistique générale. Paris (Les àditions de Minuit).

Joyce, J. (2006 [1937]): Ulysses. Frankfurt (Suhrkamp).

Joyce, J. (1939): Finnegan's Wake. In: Joyce, J. (2006): Werke in sechs Bänden. Frankfurt (Suhrkamp).

Junqueira de Mattos, J. A. (1995): Pre-Conception and transference. Vortrag auf dem 39. Kongress der IPA, San Francisco.

Käes, R.; Faimberg, H.; Enriquez, M. & Baranes, J. J. (1993): Transmission de la vie psychique entre generations. Paris (Dunod).

Kancyper, L. (1990): Narcicismo y pigmalionismo. Revista de Psicoanalisis 48(5/6), 1003.

Kancyper, L. (1997): La confrontacion generacional. Buenos Aires (Paidos).

Kernberg, O. (1998 [1992]): Wut und Hass. Über die Bedeutung von Aggression bei Persönlichkeitsstörungen und sexuellen Perversionen. Stuttgart (Klett-Cotta).

Kernberg, O. (1996): Interpretaçao: Revelaçao ou crioçao? Aufsatz, vorgestellt beim Symposium *Bion in Sao Paulo: Resonances.* Sao Paulo, November 1996.

Kernberg, O. (1993): Convergences and divergences in contemporary psychoanalytic technique. I. J. Psycho-Anal 74, 659.

Klein, M. (1975): Der Fall Richard. München (Kindler).

Klein, M. (2006 [1929]): Das Seelenleben des Kleinkindes und andere Beiträge zur Psychoanalyse. Stuttgart (Klett-Cotta).

Kluzer, G. P.; Usuelli, A. (1983): Suggestione e illusione nel percorso analitico. Psicoanalisis 19(3).

Ladame, F. (1980): L'adolescent en psychanalyse: résistances intérieurs et résistances extérieurs. Revue française de psychanalyse 3(4).

Ladame, F. (1992): Courtes remarques sur l'analyse des adolescents. Revue française de psychanalyse 3, 827–835.

Laufer, M. (1996): Prerequisites for psychoanalytic worl with adolescents. Adolescence 14(1).

Laufer, M (1997): The body in the psychopathology and psychoanalytic treatment of the child and the adolescent. Theoretical and technical implications. Psychoanalysis in Europe 50.

Lotman, J. (1970): Struktura chudozestennogo tesksta. Moskau (Iskusstvo).

Lukács, G. (1945): Balzac, Stendhal, Zola. Ein Sammelband. Budapest (o. V.).

Lukács, G. (1948): Karl Marx und Friedrich Engels als Literaturhistoriker. Berlin (o. V.)

Lukács, G. (1955): Der historische Roman. Berlin (o. V.).

Lussana, P. (1983): Sentirsi capito e sollevato: su Richard e il senso dell'analisi kleiniana, ricordando una visita a M. Klein. Rivista Psicoanalitica 29, 132–141.

Lussana, P. (1992 [1984]): Evoluzione della qualità funzioni della contenitore- seno nell'analisi de un tredicenne e nella Madonna con bambino del Caravaggio. In: L'adolescente, lo psicoanalista, l'artista, una visione binoculare dell'adolescenza. Rom (Borla).

Lussana, P. (1991): Dall'interpretazione kleiniana all'interpretazione bioniana attraverso l'osservazione L'adolescente, dell'infante. Vortrag beim AIPPI-Kongress, 2. Juni 1998.

Luzes, P. (1985): Vers une nouvelle théorie psychanalytique des émotions. Revue française de psychanalyse 49, 327–353.

Luzes, P. (1995): Seminar am Mailänder Zentrum für Psychoanalyse.

Luzes, P (1997): Cem Anos de Psicanalise. Lissabon (Ispa).

Mabilde, L. C. (1993): Conceito de Relacão de Objeto em Psicanálise. Revista de Psicanálise de SPPA.

Machtlinger, V. (1987): On being an analyst of children and adults. Psychoanalysis in Europe 29.

Mancia, M. (1994a): Dall'Edipo al sogno. Mailand (Raffaello Cortina Editore).

Mancia, M. (1994b): Il sogno e la sua plasticità nelle trasformazioni del campo analitico. Vortrag beim 10. nationalen SPI-Kongress, Rimini.

Mancia, M. (1995): Percorsi. Turin (Bollati Boringhieri).

Manfredi Turrilazzi, S. (1978): Interpretazione dell'agire e interpretazione come agire. Rivista di Psicoanalisi 24, 223–240.

Manfredi Turrilazzi, S. (1994): Le certezze perdute della psicoanalisi clinica. Mailand (Raffaello Cortina Editore).

Marascutto, M. (1996): Persönliche Mitteilung.

Marcus, M. (1980): Countertransference and the psychoanalytic process in children and adolescents. Psychoanalytic Study of the Child 35.

Markman, H. (1997): Play in the treatment of adolescents. Psychoanalytical Quarterly 66(2).

Marinetti, M. (1996): Impotenza, omnipotenza e narcisismo: alcuni problemi dell'analista con i pazienti gravi. In: Correale, A.; Rinaldi, R.: Quale psicoanalisi per le psicosi? Mailand (Raffaello Cortina Editore).

Marrone (1986): Seir autori in cerca di personnaggio. Wissenschaftliches Zentrum Turin.

Martin Cabre, L. (1994): Il contributo di Ferenczi al concetto di controtransfert. Vortrag beim 10. nationalen SPI-Kongress, Rimini.

Martyn, E. K. (1902): Fables by Robert Louis Stevenson with Six Etchings. London (Longmans Green).

Mc Dougall, J. (1995): The many Faces of Eros. New York (W. W. Norton).

Meltzer, D. (1995 [1967]): Der psychoanalytische Prozeß. Stuttgart (Klett-Cotta).

Meltzer, D. (1976): Temperatur und Distanz als technische Dimensionen der Deutung. O. O., o. V.

Meltzer, D. (1982a): Interventi in alluzinazione e bugia. Quaderni di Psicoterapia infantile 13.

Meltzer, D. (1982b): Una indagine sulle bugie: loro genesi e relazione con l'alluzinazione. Quaderni di Psicoterapia infantile 13.

Meltzer, D. (1982c):Verità della mente e bugia nella vita del sogno. Quaderni di Psicoterapia infantile 13.

Meltzer, D. (1995 [1984]): Traum-Leben. Eine Überprüfung der psychoanalytischen Theorie und Technik. Stuttgart (Klett-Cotta).

Meltzer, D. (2007 [1973]): Sexualität und psychische Struktur. Tübingen (edition diskord).

Meltzer, D. (2008 [1986]): Studies in Extended Metapsychology. A Clinical Application of Bion's ideas. London (Karnac).

Meltzer, D. (2005 [1992]): Das Claustrum. Tübingen (edition diskord).

Meltzer, D. (1996): Meltzer em Sao Paulo, Seminários clinicos. In: França, M. O.; Marra, E. (Hg.): Casa do Psicologo. Sao Paulo (o. V.).

Merini, A. (1995): Sogno e poesia. Mailand (La vita felice).

Meotti, A. (1987): Appunti su funzione alfa, dolore sensoriale, dolore mentale, pensiero. In: Neri, C.; Correale, A. & Fadda, P. (Hg.): Letture bioniane. Rom (Borla).

Meotti, A.; Meotti, F. (1983): Su alcuni aspetti dei processi risparativi. Rivista di Psicoanalisi 28, 227–242.

Meotti, A.; Meotti, F. (1996): Gruppo interno, identificazione multiple e trasmissione transgenerazionale: problemi di tecnica dell'interpretazione.

Meotti, F. (1988): Tecnica, transfert, realtà. Rivista di Psicoanalisi 34(1), 153–163.

Micati, L. (1990): Odio e destruttività in analisi. Funzione e utilità dell'odio dell'analista. Rivista di Psicoanalisi 36, 58–95.

Micati, L. (1993): Quanta realtà può essere tollerata? Rivista di Psicoanalisi 39(1), 153–163.

Miller (1980): Theory and practice. Clinical inquiry 6, 4.

Molinari Negrini, S. (1985): Funzione di testimonianza e interpretazione di transfert. Rivista di Psicoanalisi 30(3), 357–371.

Mori-Ferrara, G.; Mori, F. V. (1989): Una difficile attesa. Quaderni Psicoterapia infantile 18.

Morpurgo, E.; Egidi, V. (Hg.) (1987): Psicoanalisi e narrazione. Ancona (Il Lavoro Editoriale).

Munõz, M. L. (1998): Las mil caras del sufrimiento psíquico infantil y la respuesta del psicoanálisis. Aufsatz, vorgestellt bei den Cursos de Verano de la Fundación General Universidad complutende de Madrid, L'Escorial.

Musatti, C. (1949): Trattato di psicoanalisi. Turin (Paolo Boringhieri).

Neri, C. (1993): Campo e fantasie transgenerazionali. Rivista di Psicoanalisi 39(1), 43–64.

Neri, C. (1995): Gruppo. Rom (Borla).

Neri, C. (1997): Commutare-commuovere. Transiti dal gruppo all'individuo e viceversa. In: Gaburri, E. (Hg.): Emozione e interpretazione. Turin (Bollati Boringhieri).

Neri, C.; Correale, A. & Fadda, P. (Hg.): Letture bioniane. Rom (Borla).

Nicolò, A. M. (1997): Introduzione. Esiste una specificità della formazione al lavoro psicoanalitico con gli adolescenti? O.O. (Richard e Piggle).

Nicolò, A. M.; Norsa, D. (1991): Organizzazione degli affetti e significato dell'agire. In: Gli affetti della psicoanalisi. Rom (Borla).

Nissim Momigliano, L. (1979): Come si originano le interpretazioni dell'analista. Rivista di Psicoanalisi 29, 144–175.

Nissim Momigliano, L (1984): Due persone che parlano in una stanza (una ricerca sul dialogo analitico). Rivista di Psicoanalisi 30(1), 1–17.

Nissim Momigliano, L. (1991): The Psychoanalyst in the mirror: doubts, galore, bit few certainties. I. J. Psycho-Anal 72, 287–296.

Nissim Momigliano, L. (1992): Continuity and Charge in Psychoanalysis. Letters from Milan. London (Karnac).

Norman, J. (1993): Frequency in child and adolescent analysis. Bulletin der Europäischen Psychoanalytischen Föderation 41.

Norman, J. (1995): L'interprétation et ses conflicts: que faut il interpréter, quand et comment? Bulletin der Europäischen Psychoanalytischen Föderation 45.

Norsa, D.; Zavattini, G. C. (1997): Intimità e collusione. Teoria e tecnica della psicoterapia psicoanalitica di coppia. Mailand (Raffaello Cortina Editore).

Nosek, L. (1995): A aprensão teórica de realidade psiquíca: a metapsicologia freudiana. In: Fórum de Psicanálise. Sao Paulo (Brasilianische Gesellschaft für Psychoanalyse).

Ogden, T. H. (1994): Identificaçao projetiva e o terceiro subjugador. Revista de Psicanalise de SPPA 1(2).

Olmos, T. (1990): De la confusión e la simbolización. Adolescencia y proceso psicoanalítico. Vortrag beim APM.

Olmos, T. (1996): Adolescencia: en los limites de lo analizable. Revista de Psicoanálisis 24, Asociación Psicoanalitica de Madrid.

Olmos, T. (1998): Dolor mental en adolescencia y cura psicoanalítica. Vorgestellt bei den Curso de Verano de la Universidad Complutense de Madrid, L'Escorial.

Pagliuchi, V. L. (1998): Un incontro con Antonino Ferro. Vorgestellt in Sao Paulo bei der Società Brasiliana di Psicoanalisi.

Petrella, F. (1981): Una nuova rubrica. Gli Argonauti 10, 195.

Petrella, F. (1993): Turbamenti affetivi e alterazioni dell'esperienza. Mailand (Raffaello Cortina Editore).

Ponsi, M.; Filippini, S. (1996): Sull'uso del concetto di interazione. Rivista di Psicoanalisi 42(4), 567–594.

Preve, C. (1988): Il paziente come guardiano del setting. Vortrag beim Mailänder Zentrum für Psychoanalyse.

Propp, V. (1972 [1928]): Morphologie des Märchens. München (Hanser).

Racker, H. (1979): Studi sulla tecnica psicoanalitica. Rom (Armando).

Renik, O. (1993a): Countertransference enactment and the psychoanalytic process. In: Horowitz, M. J.; Kernberg, O. & Weinshel, E. M. (Hg.): Psychic structure and psychic change. London (Karnac).

Renik, O. (1993b): Analytic interaction: conceptualizing technique in the light of the analyst's irreducible subjectivity. Psychoanalytic Inquiry 16, 107–117.

Renik, O. (1998): The analyst's subjectivity and the analyst's objectivity. I. J. Psycho-Anal. 79(3).

Resnik, S. (1982): The Theatre of the Dream. London/New York (Tavistock).

Resnik, S. (1986): The Psychotic Crisis. British Journal of Psycotherapy 2/2007.

Resnik, S. (1998): Narcisismo e depressione nell'analisi di pazienti psicotoco. Seminario presso la Clinica Psichiatrica – Seminar an der Universität Pavia.

Riolo, F. (1982): Memoria e coscienza. Rivista di Psicoanalisi 28(3), 287–301.

Riolo, F. (1983): Sogno e teoria della conoscenza in psicoanalisi. Rivista di Psicoanalisi 29, 279–295.

Riolo, F. (1986): Dei soggetti del campo: un discorsi sui limitti. Gruppo e Funzione Analitica 2.

Riolo, F. (1989): Teoria delle trasformazioni. Tre seminari su Bion. Gruppo e Funzione Analitica 2.

Riolo, F. (1997): Il modello di campo in psicoanalisi. In: Gaburri, E. (Hg.): Emozione e interpretazione. Turin (Bollati Boringhieri).

Robutti, A. (1992a): Introduction. In: Nissim Momigliano, I.; Robutti, A. (Hg.): Shared Experience: The Psychoanalytic Dialogue. London (Karnac).

Robutti, A. (1992b): Cassandra, a myth for hypochondria. In: Nissim Momigliano, I.; Robutti, A. (Hg.): Shared Experience: The Psychoanalytic Dialogue. London (Karnac).

Rocha Barros, E. M. (1992): Escrita psicoanalitica e prática clinica. Rev. Bras. Psicanálise 26(1), 205–211.

Rocha Barros, E. M. (1994): A interpretaçao: seus presupostos teóricos. Revista de Psicanálise, SPPA 1(3), 57–72.

Rocha Barros, E. M. (1996): Addressing the psychic reality of the Borderline Child. I. J. Psycho-Anal. 77(1), 107–110.

Rocha Barros, E. M. (1997): O processo criativo e sues entraves à elaboraçao da situaçao edipiana. Revista de Psicanálise 4(2).

Rorty, R. (1989): Contingency, Irony, and Solidarity. Cambridge (Cambridge University Press).

Rosenfeld, H. (1987): Comunicazione e interpretazione. Turin (Bollati Boringhieri).

Rossi, P. L. (1994): Attività e passività dell'analista begli inizi difficili in psicoanalisi. Aufzeichnungen vom nationalen Kongress der italienischen psychoanalytischen Gesellschaft in Rimini, 1994.

Rothstein, A. (Hg.) (1985): Models of the Mind. Madison, CT (International Universities Press).

Sacco, F. (1995a): Bref parcours historique. In: Le dessin dans la séance psychanalytique avec l'enfant. Ramonville (Erès).

Sacco, F. (1995b): De l'agir à la mise en forme ou le destin du figurable. In: Le dessin dans la séance psychanalytique avec l'enfant. Ramonville (Erès).

Sandler, J. (1976): Countertransference and role responsiveness. Int. R. Psycho-Anal. 3, 43–47.

Sapienza, A. (1995): Sexualidade e psicanálise: mapeando vínculos emocionais primitivos atravers de un sonho. In: Fórum de Psicanálise. Sociedade Brasileira de Psicanálise de Sao Paulo.

Sarno, L. (1989): Sull'interpretabilità analitica e sulla ›technica‹ della fine analisi. Gruppo e Funzine Analitica 10(3), 15–28.

Schacht, L. (1991): Entre l'analyse d'enfant et l'analyse d'adulte: moments createurs de liens. Bulletin der Europäischen Psychoanalytischen Föderation 45.

Schön, A. (1997): Vuol dire. Turin (Bollati Boringhieri).

Semi, A. A. (1998): Sogno e storie. Vortrag beim 9. nationalen Kongress der SPI in Rom.

Siniavsky, M. (1979): Acerca de la identidad del analista de ninños su roptura y deserción. Psicanalisis 2(2).

Spence, D. P. (1982): Narrative Truth and Historical Truth. London/New York (W. W. Norton).

Speziale-Bagliacca, R. (1982): Sulle spalle di Freud. Rom (Astrolabio).

Speziale-Bagliacca, R. (1991): The capacity to contain: notes on ist function in psychic change. I. J. Psycho-Anal. 72, 27.

Speziale-Bagliacca, R. (1998): Colpa. Rom (Astrolabio).

Stevenson, R. L. (2001 [1883]): Die Schatzinsel. Düsseldorf (Patmos – Artemis und Winkler).

Stevenson, R. L. (1987 [1888]): Sui Sogni. In: Teatro della notte. Como (RED).

Stevenson, R. L. (1972 [1892]): A chapter on dreams. In: Across the Plains. Freeport, N. Y. (Books for Libraries Press).

Stevenson, R. L. (1896): Fables. New York (Scriber's Sons).

Tuckett, D. (1989): A brief view of Herbert Rosenfeld's contribution to the theory of psychoanalytical technique. I. J. Psycho-Anal 70(4), 619.

Tuckett, D. (1993): Some thoughts on the presentation and discussion of the clinical material of psychoanalysis. I. J. Psycho-Anal. 74(6), 1175.

Uchoa Junqueira Filho, L. C. (1995): Realidade Psícquica. In: Fórum de Psicanálise. Sociedade Brasileira de Psicanálise de Sao Paolo.

Vallino Macciò, D. (1990): Sulla consultazione: atmosfere emotive, sofferenza e sollievo nel bambino. Analysis 1.

Vallino Macciò, D. (1991): Il gioco delle parti nella rêverie dell'analista. Vortrag beim 9. nationalen Kongress der SPI in St. Vincent.

Vallino Macciò, D. (1992): Surviving, existing, living: reflections on the analyst's anxiety. In: Nissim Momigliano, L.; Robutti, A. (Hg.): Shared Experience: The Psychoanalytic Dialogue. London (Karnac), 89–120.

Vallino Macciò, D. (1993): Una storia, le storie, I sogni nell'analisi dei bambini. Vortrag beim mailändischen Zentrum für Psychoanalyse, 25. März.

Vallino Macciò, D. (1994): Una storia che... ha degli imprevedibili sviluppi. Quaderni di Psicoterapia Infantile 30.

Vallino Macciò, D. (1996): Come va adinire la storia? Vortrag beim 3. nationalen Kolloquium zur Kinderpsychoanalyse, Rom.

Vallino Macciò, D. (1997): Il campo psicoanalitico e il giardano segreto: una metafora per lo sviluppo del pensiero vivente. In: Gaburri, E. (Hg.): Emozione e interpretazione. Turin (Bollati Boringhieri).

Vallino Macciò, D. (1998): Raccontami una storia. Rom (Borla).

Vergine, A. (1990): Riflessioni generali sul tema del Congresso. Vortrag beim 9. nationalen Kongress der SPI in St. Vincent.

Vigneri, M. (1991): Affetti, regressione e transfert. In: Hautmann, G.; Vergine, A. (Hg.): Gli affetti nella psicoanalisi. Rom (Borla).

Waksman, J. (1985): La controtransferencia de l'analista de niños. Psicoanalisis 7.

Widlocher, D. (1998): Entrevista con Daniel Widlocher. Revista de Psicanalise 5(1).

Winnicott, D. W. (1971): Playing and Reality. London (Tavistock).

Zac de Goldstein, R. (1984): The dark continent and its emigrants. I. J. Psycho-Anal. 65(2), 179.

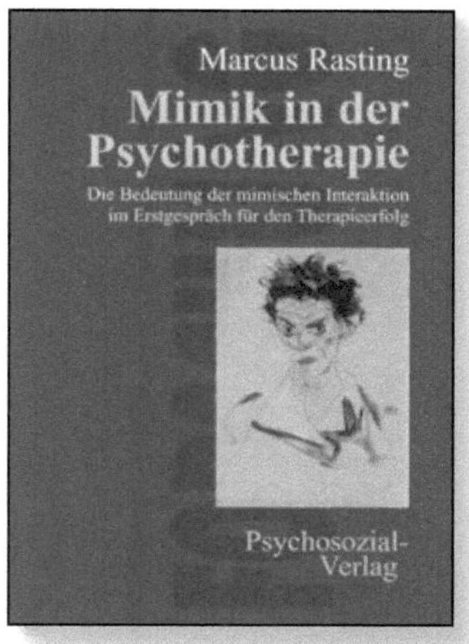

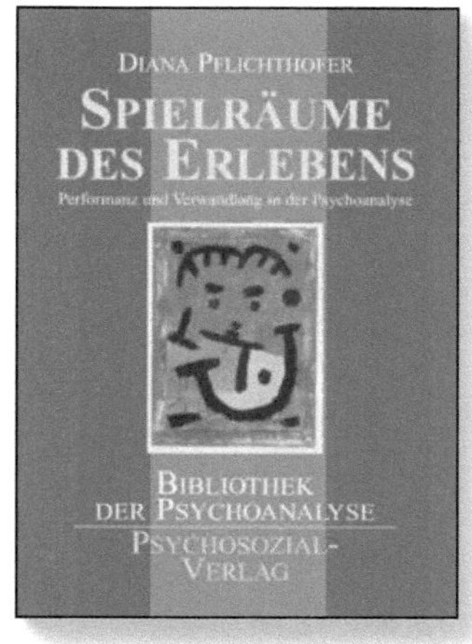

2008 · 127 Seiten · Broschur
ISBN 978-3-89806-785-0

Kann man aus der Mimik von Patient und Therapeut im Erstgespräch Vorhersagen über den Erfolg einer Psychotherapie ableiten? Das vorliegende Buch zeigt, dass zwischen Therapeut und Patient bereits im Erstgespräch ein intensiver nonverbaler Austausch stattfindet, der bereits wichtige Hinweise auf ein Gelingen der nachfolgenden Therapie gibt. Neben einem Überblick über den bisherigen Kenntnisstand zur nonverbalen Kommunikation in der Psychotherapie werden auch eigene Untersuchungen vorgestellt. In einem detailliert beschriebenen Einzelfall werden sowohl die untersuchten Prozesse im klinischen Kontext dargestellt als auch die Implikationen für das Konzept der therapeutischen Beziehung, die durch beide Interaktionspartner aktiv mitgestaltet wird, diskutiert.

2008 · 229 Seiten · Broschur
ISBN 978-3-89806-747-8

Sinnliches Erleben und Präsenzeffekte führen in der Theorie der Psychoanalyse eher ein Schattendasein, wenngleich sie in jeder Behandlungsstunde von Bedeutung sind. Wie kann die Psychoanalyse helfen, wenn ein Mensch den Kontakt zur sinnlichen Welt, zum sinnlich-emotionalen Erleben verloren hat? Ein zentrales Anliegen dieses hervorragenden und präzise geschriebenen Buches ist es, die Zusammenhänge von sprachlicher und leiblicher Dimension der Psychoanalyse in einer breiteren theoretischen Untersuchung zu erhellen.

Außerdem werden im Hinblick auf besondere Behandlungskonstellationen erste Anwendungsmuster aufgezeigt, so etwa bei traumatisierten Patienten, und diese zugleich als erweiterte Reflexionsräume für die Analytikerin verstanden.